DIAGNOSTICS INFIRMIERS

5e ÉDITION

DIAGNOSTICS INFIRMIERS

5e ÉDITION

LYNDA JUALL CARPENITO

ADAPTATION FRANÇAISE
MONIQUE LEFEBVRE

InterEditions

Traduction :
Suzie Toutant,
Annie Desbiens,
France Boudreault,
les traductions l'encrier
et Catherine Browne

Révision linguistique :
Suzie Toutant
et Jacqueline Leroux

Correction d'épreuves :
Pauline Coulombe-Côté

Conception, coordination graphique et couverture :
ERPI

Édition électronique :
Infographie G.L.

Adaptation et révision scientifique

Monique Lefebvre,
inf., B. Sc. Inf., M. Ed.
Professeure de soins infirmiers
au collège de Maisonneuve
Chargée de cours à
l'Université de Sherbrooke
Conseillère en formation
Membre de l'ANADI

Suzanne Fournier,
inf., M. Ed.
Membre de l'ANADIM

Suzanne Deschamps,
inf., M. Sc. Inf.
Infirmière clinicienne

Diffusion pour l'Europe :
InterÉditions
7, rue de l'Estrapade
75 005 Paris

Cet ouvrage est une version française de la cinquième édition de *Handbook of Nursing Diagnosis* de Lynda Juall Carpenito publiée et vendue à travers le monde avec l'autorisation de J. B. Lippincott Company.

Dépôt légal : 1er trimestre 1995
Bibliothèque nationale du Québec
Bibliothèque nationale du Canada

Imprimé au Canada

ISBN 2-7296-0535-5

3456789 IG 987
2896 ABCD VO7

Table des matières

Introduction 1

Partie I
Diagnostics infirmiers

Accident, risque élevé d' 21
  Risque élevé d'aspiration (fausse route) 25
  Risque élevé d'intoxication 28
  Risque élevé de suffocation 28
  Risque élevé de trauma 29

Adapter à un changement dans l'état de santé, incapacité de s' 29

Allaitement maternel efficace 30

Allaitement maternel inefficace 32

Allaitement maternel interrompu 35

Anxiété 36

Autodestruction, risque élevé d' 43
  Risque élevé d'automutilation 48
  Risque élevé de suicide 48

Bien-être, altération du 53
  Douleur 56
  Douleur chronique 63

Chagrin (deuil) 66
  Chagrin (deuil) dysfonctionnel 71
  Chagrin (deuil) par anticipation 73

Communication, altération de la 76
  Altération de la communication verbale 82

Concept de soi, perturbation du 84
  Perturbation chronique de l'estime de soi 88
  Perturbation de l'estime de soi 90
  Perturbation situationnelle de l'estime de soi 95
  Perturbation de l'identité personnelle 97
  Perturbation de l'image corporelle 97

Conflit décisionnel (préciser) 102

Connaissances, manque de (préciser) 107
Croissance et développement, perturbation 108
Débit cardiaque, diminution du (préciser) 118
Détresse spirituelle 119
Dynamique familiale, perturbation de la 122
Dysfonctionnement neurovasculaire périphérique, risque élevé de 126
Dysréflexie 131
Élimination intestinale, altération de l' 134
Constipation 135
Constipation colique 139
Diarrhée 142
Incontinence fécale 145
Pseudo-constipation 148
Élimination urinaire, altération de l' 150
Énurésie de croissance 156
Incontinence urinaire à l'effort 159
Incontinence urinaire complète 161
Incontinence urinaire fonctionnelle 166
Incontinence urinaire par réduction du temps d'alerte 168
Incontinence urinaire réflexe 171
Rétention urinaire 174
Exercice du rôle, perturbation dans l' 177
Exercice du rôle de l'aidant naturel, défaillance dans l' . . 179
Risque élevé de défaillance dans l'exercice du rôle de l'aidant naturel 184
Exercice du rôle parental, perturbation dans l' 187
Conflit face au rôle parental 191
Fatigue 196
Fonction respiratoire, risque élevé d'altération de la 200
Dégagement inefficace des voies respiratoires 203
Perturbation des échanges gazeux 205
Incapacité de maintenir une respiration spontanée . . 207
Mode de respiration inefficace 208
Intolérance au sevrage de la ventilation assistée 210
Habitudes de sommeil, perturbation des 217
Infection, risque élevé d' 220
Risque élevé de contagion 224
Interactions sociales, perturbation des 226
Intolérance à l'activité 230
Irrigation tissulaire, diminution de l' (préciser): cardiopulmonaire, cérébrale, gastro-intestinale, périphérique, rénale 237
Diminution de l'irrigation tissulaire périphérique . . . 238

Isolement social 243
Loisirs, manque de 247
Maintenir en santé, difficulté à se 249
Mécanismes de protection, altération des 261
Atteinte à l'intégrité de la muqueuse buccale 263
Atteinte à l'intégrité de la peau 267
Risque élevé d'atteinte à l'intégrité de la peau 269
Atteinte à l'intégrité des tissus 271
Mobilité physique, altération de la 276
Négligence de l'hémicorps (droit ou gauche) 282
Non-observance (préciser) 284
Nutrition, altération de la: déficit nutritionnel 288
Incapacité (partielle ou totale) d'avaler 292
Mode d'alimentation inefficace chez le nourrisson 296
Nutrition, altération de la: excès nutritionnel 299
Risque élevé d'excès nutritionnel 303
Opérations de la pensée, altération des 304
Organiser et entretenir le domicile, incapacité d' 311
Perception sensorielle, altération de la (préciser): auditive, gustative, kinesthésique, olfactive, tactile, visuelle 314
Perte d'espoir 318
Peur 325
Programme thérapeutique, prise en charge inefficace du 329
Réaction post-traumatique 333
Syndrome du traumatisme de viol 336
Recherche d'un meilleur niveau de santé (préciser les comportements) 339
Sentiment d'impuissance 343
Sexualité, perturbation de la 346
Dysfonctionnement sexuel 353
Stratégies d'adaptation familiale efficaces: potentiel de croissance 353
Stratégies d'adaptation familiale inefficaces: absence de soutien 354
Stratégies d'adaptation familiale inefficaces: soutien compromis 360
Stratégies d'adaptation individuelle inefficaces 361
Déni non constructif 367
Stratégies d'adaptation défensives 369
Syndrome d'immobilité 372

Syndrome d'inadaptation à un changement de milieu .. 376
Syndrome d'incapacité (partielle ou totale) de se prendre en charge 381
Incapacité (partielle ou totale) de s'alimenter 386
Incapacité (partielle ou totale) d'effectuer les activités indispensables au maintien à domicile 389
Incapacité (partielle ou totale) de se laver/d'effectuer ses soins d'hygiène 391
Incapacité (partielle ou totale) d'utiliser les toilettes 394
Incapacité (partielle ou totale) de se vêtir/de soigner son apparence 398
Température corporelle, risque élevé d'altération de la 400
Hyperthermie 403
Hypothermie 404
Thermorégulation inefficace 406
Violence, risque élevé de 409
Volume liquidien, déficit de 414
Volume liquidien, excès de 418

PARTIE II
DIAGNOSTICS INFIRMIERS ASSOCIÉS AUX PROBLÈMES MÉDICAUX, À LEUR ÉVALUATION ET À LEUR TRAITEMENT

Problèmes médicaux 425
Troubles cardiovasculaires, hématologiques et vasculaires périphériques 425
Troubles cardiovasculaires 425
Angine de poitrine 425
Endocardite, péricardite (rhumatismale, infectieuse) 426
Infarctus du myocarde (sans complications) 426
Insuffisance cardiaque avec œdème pulmonaire 428
Troubles hématologiques 429
Anémie 429
Anémie pernicieuse 429
Aplasie médullaire 430
Coagulation intravasculaire disséminée (CID) ... 430
Polyglobulie essentielle 431
Troubles vasculaires périphériques 431
Artériopathie oblitérante (athérosclérose, artériosclérose) 431
Hypertension 432

Syndrome de Raynaud 433
Thrombose veineuse profonde 433
Ulcères variqueux (syndrome postphlébitique) 434
Varices 434

Troubles respiratoires 434
Bronchopneumopathie chronique obstructive – BPCO (emphysème, bronchite chronique) ... 434
Embolie pulmonaire 435
Épanchement pleural 435
Pneumonie 436
Syndrome de détresse respiratoire aigüe de l'adulte (SDRA) 437

Troubles métaboliques et endocriniens 437
Cirrhose (cirrhose de Laënnec) 437
Diabète sucré 438
Hépatite (virale) 440
Hyperaldostéronisme primaire 441
Hyperthyroïdie (thyrotoxicose, maladie de Basedow-Graves) 441
Hypothyroïdie (myxœdème) 442
Maladie d'Addison 443
Obésité 443
Pancréatite 444
Syndrome de Cushing 444

Troubles gastro-intestinaux 445
Affections intestinales inflammatoires (diverticulose, diverticulite, entérite régionale, colite ulcéreuse) 445
Gastroentérite 446
Hémorroïdes et fissure anale (non chirurgicale) . 446
Troubles de l'œsophage (œsophagite, hernie hiatale) 447
Ulcère gastroduodénal 447

Troubles rénaux et urinaires 448
Infection des voies urinaires (cystite, pyélonéphrite, glomérulonéphrite) 448
Insuffisance rénale (aiguë) 448
Insuffisance rénale (chronique, urémie) 449
Urolithiase (calculs rénaux) 450
Vessie neurogène 450

Troubles neurologiques 451
Accident vasculaire cérébral 451
Démence présénile (maladie d'Alzheimer, maladie de Huntington) 453
Lésion de la moelle épinière 454
Perte de conscience 456
Troubles convulsifs (épilepsie) 457

Troubles du système nerveux (dégénérescence, démyélinisation, inflammation, myasthénie grave, sclérose en plaques, dystrophie musculaire, maladie de parkinson, syndrome de Guillain et Barré, sclérose latérale amyotrophique) ... 458
Tumeur cérébrale ... 459

Troubles sensoriels ... 461
Troubles de l'ouïe (infections, mastoïdite, lésion). 461
Troubles ophtalmiques (cataractes, décollement de la rétine, glaucome, inflammations) ... 461

Troubles tégumentaires ... 462
Escarres de décubitus ... 462
Infections cutanées (impétigo, zona, mycoses) ... 463
Lésions thermiques (brûlures, hypothermie grave) ... 464
Troubles dermatologiques (dermatite, psoriasis, eczéma) ... 466

Troubles musculosquelettiques et troubles du tissu conjonctif ... 466
Arthrose en poussée inflammatoire ... 466
Fractures ... 467
Fracture de la mâchoire ... 468
Lombalgie ... 469
Ostéomyélite ... 469
Ostéoporose ... 470

Maladies infectieuses et troubles immunitaires ... 470
Lupus érythémateux (systémique) ... 470
Maladies sexuellement transmissibles (maladies vénériennes, herpès) ... 471
Méningite et encéphalite ... 472
Syndrome immunodéficitaire acquis – sida (chez l'adulte) ... 473

Néoplasies ... 474
Cancer ... 474
Cancer rectocolique (diagnostics infirmiers supplémentaires) ... 478

Interventions chirurgicales ... 479

Généralités ... 479
Adénomectomie transuréthrale (hypertrophie bénigne ou cancer de la prostate, tumeur de la vessie) ... 480
Amputation (membre inférieur) ... 481
Amygdalectomie ... 482
Arthroplastie (mise en place d'une prothèse totale de la hanche, du genou ou de la cheville) ... 482
Arthroscopie, arthrotomie, ménisectomie, résection d'un oignon ... 483

Césarienne 484
Chirurgie anorectale 484
Chirurgie crânienne 485
Chirurgie de l'oreille (stapédectomie,
tympanoplastie, myringotomie,
mastoïdectomie tympanique) 486
Chirurgie ophtalmique 486
Chirurgie rénale (toute chirurgie rénale,
y compris la néphrostomie, la chirurgie
rénale extracorporelle et la néphrectomie) ... 487
Chirurgie thoracique 488
Cholécystectomie 489
Colostomie 490
Curage ganglionnaire cervical (laryngectomie) .. 491
Dilatation et curetage 491
Endartériectomie de la carotide 492
Énucléation 493
Extraction du cristallin 494
Fracture de la hanche et du fémur 494
Greffe de cornée (kératoplastie transfixiante) 495
Greffe rénale 496
Hystérectomie (vaginale, abdominale) 497
Iléostomie 498
Implantation d'aiguilles de césium 499
Laminectomie 500
Mastectomie 500
Pontage aortocoronarien 501
Pontage artériel dans un membre inférieur
(artère aortique, iliaque, fémorale,
poplitée) 502
Résection d'un anévrisme (aorte abdominale) ... 503
Urostomie 504
Vulvectomie radicale 505

Obstétrique et troubles gynécologiques 506

Obstétrique 506

Généralités 506
Avortement provoqué 509
Avortement spontané 510
Grossesse chez l'adolescente 510
Grossesse extra-utérine (grossesse ectopique) ... 511
Hémorragie utérine pendant la grossesse
(placenta prævia, décollement placentaire,
rupture de l'utérus, lésions non malignes,
môle hydatiforme) 511
Hypertension gravidique 512
Mastite (du postpartum) 512
Mort du fœtus ou du nouveau-né 513
Problèmes médicaux concomitants
(cardiopathie, diabète) 513
Vomissements gravidiques 515

Troubles gynécologiques 515
Endométriose 515
Infections de l'appareil reproducteur (vaginite, endométrite, cellulite pelvienne, péritonite) 516

Néonatologie 517
Cardiopathie congénitale 517
Hyperbilirubinémie (incompatibilité rhésus, incompatibilité sanguine ABO) 518
Myéloméningocèle 518
Nouveau-né à risque élevé 519
Postmaturité (nouveau-né hypotrophique, nouveau-né trop gros pour l'âge gestationnel) 521
Prématurité 521
Septicémie 522
Syndrome de détresse respiratoire 523
Troubles particuliers (infections congénitales: cytomégalovirus, rubéole, toxoplasmose, syphilis, herpès) 523

Pédiatrie et troubles de l'adolescence 525
Problèmes et besoins développementaux reliés à une maladie chronique (invalidité chronique, handicaps multiples, trouble du développement mental ou physique, maladie potentiellement mortelle) 525
Amygdalite 526
Asthme 526
Bec-de-lièvre simple et division palatine 527
Cardiopathie congénitale 527
Drépanocytose 528
Dystrophie musculaire 529
Hémophilie 530
Hydrocéphalie 530
Infection des voies respiratoires (inférieures) 531
Intoxication 531
Leucémie 532
Maladie cœliaque 533
Maladies transmissibles 534
Mauvais traitements envers l'enfant (syndrome de l'enfant battu, négligence envers l'enfant) 534
Méningite (bactérienne) 536
Mononucléose infectieuse (chez l'adolescent) 537
Mucoviscidose 537
Myéloméningocèle 538
Néphroblastome 539
Obésité 539
Ostéochondrite de la hanche 540
Ostéomyélite 541

Paralysie cérébrale 541
Parasitose 542
Polyarthrite rhumatoïde (juvénile)........................ 543
Retard staturopondéral (non organique)........................ 543
Rhumatisme articulaire aigu 544
Scoliose 545
Syndrome de Down 545
Syndrome de Reye 546
Syndrome immunodéficitaire acquis (chez l'enfant) 547
Traumatisme crânien 548
Troubles convulsifs 548
Troubles glomérulaires (glomérulonéphrite aiguë et chronique; syndrome néphrotique congénital, secondaire et idiopathique)........................ 549
Troubles psychiatriques 550

Troubles psychiatriques 551
Anorexie mentale 551
Anxiété et problèmes d'adaptation (phobies, états d'anxiété, états de stress post-traumatique, réactions d'adaptation) ... 552
Névrose obsessionnelle 552
Schizophrénie 553
Toxicomanie 553
Trouble bipolaire (manie) 554
Troubles affectifs (dépression) 555
Troubles comportementaux chez l'enfant (trouble du déficit de l'attention, difficultés d'apprentissage) 557
Troubles de la personnalité 557
Troubles paranoïaques 558
Troubles somatoformes (somatisation, hypochondrie, hystérie de conversion) 558

Épreuves diagnostiques et traitements 560
Alimentation entérale 560
Alimentation parentérale totale (suralimentation) 560
Angioplastie (transluminale percutanée, coronaire, périphérique) 561
Anticoagulothérapie 562
Artériogramme 562
Cathéter souple de type Silastic (Hickman) 563
Cathétérisme cardiaque 563
Cathétérisme veineux à long terme 564
Chimiothérapie 564
Corticothérapie 566
Dialyse péritonéale 566
Électrochocs 567
Hémodialyse 568
Implantation d'aiguilles de césium 569

Insertion d'un stimulateur cardiaque 570
Monitorage hémodynamique. 571
Plâtres 571
Pompe à ballonnet intra-aortique 572
Pontage artérioveineux externe 573
Radiothérapie (externe). 573
Surveillance électronique du fœtus (interne). 575
Trachéotomie 575
Traction 576
Ventilation assistée 577

Appendices

Appendice I – Formulaire d'évaluation initiale. 581
Appendice II – Diagnostics infirmiers approuvés par l'ANADI 587

Index. 591

INTRODUCTION

En 1973, l'Association nord-américaine du diagnostic infirmier (ANADI, à l'origine le Regroupement national pour la classification des diagnostics infirmiers ou National Group for the Classification of Nursing Diagnosis), publie sa première liste de diagnostics infirmiers. Depuis, on s'intéresse de plus en plus aux diagnostics infirmiers et à leur application en milieu clinique. Dans les années 70, les discussions ont porté surtout sur la nécessité d'élaborer un système de classification des diagnostics infirmiers. Maintenant que la taxinomie officielle est largement reconnue, il importe de promouvoir l'utilisation des diagnostics infirmiers. Chaque infirmière doit maintenant faire l'effort de formuler des diagnostics infirmiers précis pour les personnes qu'elle soigne et de les intégrer au plan de soins.

Lors de la neuvième conférence de l'ANADI, la définition suivante du diagnostic infirmier a été adoptée :

> Un diagnostic infirmier est l'énoncé d'un jugement clinique sur les réactions aux problèmes de santé présents ou potentiels, ou aux processus de vie, d'une personne, d'une famille ou d'une collectivité. Les diagnostics infirmiers servent de base pour choisir les interventions de soin visant l'atteinte des résultats dont l'infirmière est responsable.

En 1992, l'ANADI a remplacé le préambule « Risque de » par « Risque élevé de ». La présente édition tient compte de ce changement.

Le présent manuel ne vise pas à enseigner aux infirmières le diagnostic infirmier en tant que concept.

À ce sujet, et pour connaître les directives à suivre dans la pratique clinique, nous recommandons la lecture de l'ouvrage de base de Lynda Juall Carpenito : *Diagnostics infirmiers : Applications cliniques*, 5e éd., Montréal, Éditions du Renouveau Pédagogique Inc., 1995, 1200 pages.

Ce manuel se veut un complément des ouvrages déjà parus sur les diagnostics infirmiers, et ce, pour trois raisons.

- Il sert de guide de référence rapide sur chaque catégorie diagnostique en en donnant la définition, les caractéristiques ou facteurs de risque, et les facteurs d'influence.
- Il présente une liste de diagnostics infirmiers et de problèmes à traiter en collaboration qu'on peut associer aux principales affections médicales ou à leurs traitements.
- Il propose de façon succincte des résultats escomptés/critères d'évaluation et des interventions pour chaque diagnostic infirmier.

La partie I du manuel présente 115 diagnostics infirmiers, dont 102 sont entérinés par l'ANADI. La description de chaque diagnostic infirmier comprend les éléments suivants :

- **Définition.** Elle donne une signification claire et précise du diagnostic et aide à le distinguer des diagnostics similaires.
- **Caractéristiques ou facteurs de risque.** Dans un diagnostic infirmier actuel, les caractéristiques sont les manifestations cliniques du problème, c'est-à-dire les signes ou les symptômes (données objectives ou subjectives) qui permettent de confirmer un diagnostic infirmier. Les diagnostics infirmiers qui ont fait l'objet d'une étude de validation clinique comportent une liste de caractéristiques essentielles et de caractéristiques secondaires. Par *caractéristiques essentielles,* on entend les caractéristiques observées dans 80 à 100 % des cas lors du processus de validation d'un diagnostic. Quant aux *caractéristiques secondaires*, elles jouent le rôle d'indicateurs de soutien et ne sont présentes que dans 50 à 79 % des cas pour lesquels le diagnostic s'applique. Il faut noter que, même si elles ne se manifestent pas systématiquement, les caractéristiques secondaires ne sont pas moins importantes que les caractéristiques essentielles.

Pour les diagnostics de risque élevé, les facteurs de risque remplacent les caractéristiques.

- **Facteurs d'influence.** Dans les problèmes de soins infirmiers actuels, les facteurs d'influence sont des facteurs étiologiques ou déclenchants qui ont influé sur le changement dans l'état de santé ou sur l'apparition du problème. Ces facteurs peuvent être regroupés sous quatre catégories, selon qu'ils sont liés à la maladie, au traitement, au contexte ou à la croissance et au développement. Dans les diagnostics de risque élevé, les facteurs de risque tiennent lieu de facteur d'influence.

TYPES DE DIAGNOSTICS INFIRMIERS

Les problèmes de soins infirmiers se divisent en cinq catégories : les diagnostics actuels, les diagnostics de risque élevé, les diagnostics possibles, les diagnostics de recherche de mieux-être et les diagnostics de syndrome.

- **Diagnostic actuel.** Le diagnostic infirmier actuel est un état confirmé cliniquement par la présence de caractéristiques essentielles.
- **Diagnostic de risque élevé.** Le diagnostic infirmier de risque élevé se définit comme un jugement clinique selon lequel une personne, une famille ou une collectivité est plus susceptible de présenter un problème donné que d'autres personnes, familles ou collectivités dans la même situation.
- **Recherche de mieux-être.** L'ANADI définit le diagnostic infirmier de recherche de mieux-être comme un jugement clinique sur une personne, une famille ou une collectivité en transition entre un certain niveau de bien-être et un niveau de bien-être supérieur.
- **Diagnostic de syndrome.** Le diagnostic infirmier de syndrome englobe un ensemble de diagnostics actuels et de diagnostics de risque élevé qu'on peut extrapoler lorsqu'un événement ou une situation se produit.
- **Diagnostic infirmier possible.** Les diagnostics infirmiers possibles forment un type de diagnostic bien à part. Ils constituent des énoncés décrivant un problème que l'on soupçonne mais qu'on ne peut pas encore valider faute de données suffisantes.

TYPES D'ÉNONCÉS DIAGNOSTIQUES

Les diagnostics infirmiers décrivent l'état de santé d'une personne ou d'un groupe et les facteurs qui ont contribué au changement dans l'état de santé. Ils sont habituellement énoncés en une, deux ou trois parties.

Description d'un état de santé		Facteurs favorisants
↓		↓
Catégorie diagnostique	Reliée à	Facteurs d'influence ou de risque
↓	↓	↓
Peur	*Reliée à l'*	*Incertitude face à l'avenir secondaire à un diagnostic de cancer*

Diagnostics en une partie

Les diagnostics infirmiers de recherche de mieux-être ne contiennent qu'une seule partie, la catégorie diagnostique. Cette dernière commence par l'expression « potentiel d'amélioration », puis elle est suivie du niveau de mieux-être que la personne désire atteindre (*Potentiel d'amélioration du rôle de parent*, par exemple). Ces diagnostics ne sont pas formulés avec un facteur favorisant, car celui-ci apparaît implicitement dans l'énoncé.

Les diagnostics infirmiers de syndrome s'énoncent également en une partie, l'étiologie et les facteurs d'influence étant compris dans la catégorie (*Syndrome du traumatisme de viol*, par exemple).

Diagnostics en deux parties

Les diagnostics de risque élevé et les diagnostics possibles se formulent en deux parties. Les données qui servent à valider un diagnostic de risque élevé sont les facteurs de risque et ce sont eux qui forment la deuxième partie de l'énoncé.

Diagnostic de risque élevé   relié à   facteurs de risque

Les diagnostics infirmiers possibles sont des problèmes que l'on soupçonne en présence de certaines données. C'est un énoncé dont se sert l'infirmière pour signaler à ses collègues la présence éventuelle d'un problème. À la suite d'une collecte de données additionnelles, l'infirmière doit confirmer ou infirmer son hypothèse de diagnostic. Si elle confirme son hypothèse, elle formule un problème de soins infirmiers actuel ou un risque élevé de problème de soins infirmiers.

Voici des exemples de diagnostics en deux parties:

Risque élevé d'atteinte à l'intégrité de la peau relié à l'immobilité consécutive à une fracture de la hanche

Incapacité d'effectuer ses soins d'hygiène possible reliée à l'incapacité d'utiliser sa main gauche consécutive à une perfusion intraveineuse

Diagnostics en trois parties

Les diagnostics infirmiers actuels s'énoncent en trois parties.

Catégorie diagnostique + facteurs d'influence
+ caractéristiques déterminantes

La présence des caractéristiques déterminantes permet de confirmer un problème actuel. Les risques élevés de problèmes et les diagnostics infirmiers possibles n'ont pas de troisième partie, car un problème qui n'est pas encore présent ne peut pas avoir de signes et symptômes, c'est-à-dire de caractéristiques.

Voici des exemples de diagnostics en trois parties:

Anxiété reliée à la nature imprévisible des crises d'asthme, se manifestant par la phrase suivante: « J'ai peur de ne plus être capable de respirer. »

Incontinence urinaire par réduction du temps d'alerte reliée à une diminution de la capacité vésicale consécutive à des mictions fréquentes, se manifestant par l'incapacité de retenir la miction à la suite de l'envie d'uriner et par des mictions inhabituelles et inutiles signalées par la personne

Avant de formuler un diagnostic infirmier, on évalue l'état de santé et les modes fonctionnels de la personne. Le formulaire d'évaluation initiale fourni en annexe est conçu pour aider l'infirmière à recueillir des données en fonction des modes fonctionnels de santé. Les modes fonctionnels de santé et leurs diagnostics infirmiers correspondants sont présentés au tableau 1 (p. 13), à la fin de cette introduction. Si l'infirmière recueille suffisamment de données lui indiquant qu'un mode fonctionnel particulier est inefficace, elle doit consulter la liste des diagnostics infirmiers associés à ce mode, pour savoir si l'un d'eux comporte des caractéristiques correspondant aux données recueillies auprès du client.

GROUPES DE DIAGNOSTICS

La partie II de ce guide se divise en sept contextes de soins: (1) Problèmes médicaux, (2) Interventions chirurgicales, (3) Obstétrique et troubles gynécologiques, (4) Néonatologie, (5) Pédiatrie et troubles de l'adolescence, (6) Troubles psychiatriques, (7) Épreuves diagnostiques et traitements. Pour chacun de ces contextes de soins, il existe des ensembles de problèmes regroupant des diagnostics infirmiers et des problèmes à traiter en collaboration. Chaque ensemble comprend une série de problèmes à traiter en collaboration et de problèmes de soins infirmiers actuels qui sont susceptibles d'être présents dans une situation donnée. La liste de diagnostics infirmiers se rapportant aux divers contextes de soins est donnée pour faciliter la réalisation des étapes de collecte de données, de formulation du diagnostic infirmier et de vérification de l'atteinte des résultats, *mais elle ne peut en aucun cas remplacer ces étapes*. Aux diagnostics infirmiers accompagnant chaque problème médical s'ajoute une liste de problèmes actuels ou potentiels à traiter en collaboration.

L'infirmière pourra puiser dans chaque ensemble les diagnostics infirmiers et les problèmes à traiter en collaboration qui peuvent s'appliquer à un contexte de soins particulier. Notons toutefois qu'il est important de confirmer chaque diagnostic infirmier en s'assurant que les caractéristiques déterminantes du problème sont présentes. Tout diagnostic infirmier qui n'est pas cliniquement validé sur la base de caractéristiques n'a pas sa place. Cela peut même s'avérer dangereux, car il risque d'amoindrir l'efficacité et la validité du plan de soins infirmiers.

LE MODÈLE CLINIQUE BIFOCAL

Les infirmières sont habilitées à traiter les réactions d'une personne ou d'un groupe face à des situations. Selon le modèle clinique bifocal, ces réactions sont réparties en diagnostics infirmiers et en problèmes à traiter en collaboration. Quant aux interventions infirmières, elles sont de deux types: les interventions autonomes et les interventions de collaboration.

Les interventions autonomes sont les interventions que l'infirmière prescrit elle-même dans le but de prévenir les problèmes de soins infirmiers, ou d'y remédier, et de surveiller l'état de santé de la personne; elles servent aussi à résoudre des problèmes traités en collaboration et à en suivre l'évolution. Les interventions de collaboration sont les soins prescrits par le médecin ou un autre professionnel, et que l'infirmière se charge d'appliquer et de coordonner. La figure 1 illustre ce concept.

Les problèmes traités en collaboration sont des complications physiologiques dont l'infirmière doit déceler l'apparition ou l'aggravation. L'infirmière intervient alors en appliquant les ordonnances médicales et en effectuant des interventions autonomes pour réduire les complications.

L'infirmière peut appliquer des interventions autonomes aussi bien pour les problèmes traités en collaboration que pour les diagnostics infirmiers. Pour les diagnostics infirmiers, elle prescrit de façon autonome le traitement de référence visant à atteindre les résultats escomptés qu'elle aura formulés. Pour les problèmes traités en collaboration, elle suit l'évolution de l'état de la personne afin de déceler l'apparition ou la présence de complications physiologiques; elle intervient de façon autonome et exécute les ordonnances médicales. Les problèmes à traiter en collaboration se formulent de la façon suivante: Complication possible — (préciser).

Exemples:

Complication possible — Hémorragie

Complication possible — Insuffisance rénale

Les complications physiologiques que l'infirmière doit surveiller sont habituellement liées à une maladie, à un traumatisme, à un traitement ou à un examen diagnostique. Voici des exemples de problèmes à traiter en collaboration:

Situation	**Problèmes à traiter en collaboration**
Prise d'anticoagulants (traitement)	Complication possible — Hémorragie
Pneumonie (maladie)	Complication possible — Hypoxémie

Figure 1 Relation entre les interventions prescrites par l'infirmière et les interventions prescrites par le médecin ou un autre professionnel

Interventions prescrites par l'infirmière	Diagnostics infirmiers	Interventions prescrites par le médecin
• Changer la personne de position toutes les deux heures. • Masser légèrement les régions vulnérables. • Enseigner à la personne comment réduire la pression en position assise.	*Risque élevé d'atteinte à l'intégrité de la peau relié à l'immobilité consécutive à la fatigue*	Ne sont habituellement pas nécessaires.

Interventions prescrites par l'infirmière	Problèmes à traiter en collaboration	Interventions prescrites par le médecin
• Maintenir la diète absolue. • Surveiller : Hydratation, Signes vitaux, Ingesta et excréta, Densité urinaire. • Surveiller les électrolytes. • Maintenir la perfusion intraveineuse selon le débit prescrit. • Prodiguer des soins buccodentaires ou encourager la personne à les exécuter elle-même.	*Complication possible — Déséquilibre hydroélectrolytique*	• Perfusion intraveineuse (type, quantité) • Épreuves de laboratoire

Les objectifs servent à déterminer si les interventions prévues au plan de soins infirmiers ont réussi et étaient pertinentes. Si les objectifs ne sont pas atteints et que l'infirmière ne note aucune amélioration, elle doit réévaluer la situation. On trouvera à la figure 2 une série de questions à poser dans un tel cas. S'il lui est impossible de répondre à ces questions, c'est peut-être parce que la situation ne correspond pas à un diagnostic infirmier. Par exemple :

Diagnostic infirmier — *Risque élevé de déficit de volume liquidien relié aux effets du temps de céphaline prolongé consécutifs à la prise d'anticoagulants*

Résultat escompté — Le taux d'hémoglobine sera supérieur à 13.

Aucune des questions de la figure 2 ne s'applique à ce cas. L'infirmière devra alors exécuter des interventions déléguées, relevant d'une ordonnance médicale, si la personne présente des signes d'hémorragie. Cette situation n'est plus un diagnostic infirmier, mais un problème à traiter en collaboration que l'on formulera ainsi :

Complication possible — Hémorragie

Objectifs de soins — Surveiller et réduire les épisodes d'hémorragie.

Pour les problèmes à traiter en collaboration, les objectifs de l'infirmière portent sur les aspects du traitement dont elle est responsable, soit déceler le problème le plus tôt possible et le traiter. Pour les diagnostics infirmiers, il lui incombe d'appliquer des interventions infirmières autonomes visant l'atteinte des résultats escomptés, soit améliorer ou maintenir l'état de santé de la personne.

On trouve au tableau 1 (p. 13) des problèmes à traiter en collaboration que l'on rencontre fréquemment dans la pratique.

Figure 2 Questions d'évaluation

Le diagnostic est-il pertinent?

L'objectif a-t-il été établi mutuellement? Le client collabore-t-il?

A-t-on besoin de plus de temps pour que les interventions prévues au plan de soins donnent le résultat attendu?

Doit-on réviser l'objectif?

Doit-on réviser le plan d'interventions?

L'infirmière peut aussi prévenir certaines complications physiologiques, telles que les escarres de décubitus et les infections dues à l'insertion de lignes intraveineuses. Il est à noter que la prévention diffère de la détection. En effet, les infirmières ne préviennent pas un iléus paralytique, mais elles peuvent, en en détectant rapidement les premiers signes, prévenir une aggravation de l'état de la personne ou même la mort. Les médecins ne peuvent résoudre adéquatement les problèmes à traiter en collaboration sans les connaissances, la vigilance et le jugement de l'infirmière.

Il apparaît clairement que le type d'intervention contribue à distinguer le diagnostic infirmier du problème à traiter en collaboration, ainsi que le diagnostic infirmier actuel du problème de risque élevé ou possible. À chaque type de diagnostic infirmier correspondent des priorités de soins infirmiers particulières :

Type de diagnostic infirmier	**Priorités de soins infirmiers**
Diagnostic infirmier actuel (présent)	Atténuer ou éliminer les facteurs d'influence ou le problème. Promouvoir un niveau supérieur de bien-être. Surveiller l'état de la personne.
Diagnostic de risque élevé (peut survenir)	Prévenir l'apparition du problème. Observer la personne afin de déceler l'apparition du problème.
Diagnostic possible (peut être présent)	Recueillir des données supplémentaires pour confirmer ou infirmer la présence du problème.
Recherche de mieux-être	Enseigner comment atteindre un niveau plus élevé de bien-être.
Problème à traiter en collaboration	Observer la personne afin de déceler toute aggravation de son état.

Prendre les mesures nécessaires pour corriger toute aggravation de l'état de la personne à l'aide d'interventions autonomes et de collaboration.

Par exemple, quand elle pose un diagnostic d'*Atteinte à l'intégrité de la peau reliée à l'immobilité, se manifestant par une lésion épidermique de 2 cm sur le talon gauche*, l'infirmière oriente ses interventions vers la surveillance de l'évolution de la lésion et vers sa guérison. La surveillance est un mandat qu'elle se donne pour tous les diagnostics infirmiers. Ce mandat consiste à évaluer de façon suivie la situation pour que les interventions nécessaires soient prescrites en temps voulu. Toutefois, la surveillance ne constitue pas une intervention, car elle ne permet pas de changer ni d'améliorer le problème ciblé. Si les résultats escomptés nécessitent des traitements médicaux et que la priorité de l'infirmière est de suivre l'évolution de l'état de la personne, il s'agit d'un problème à traiter en collaboration, non d'un problème de soins infirmiers. Notons finalement que le diagnostic infirmier n'est pas plus ni moins important que le problème à traiter en collaboration. C'est l'état de la personne qui détermine la priorité à accorder à l'un ou à l'autre.

Comment poser un diagnostic

1. Recueillir des données subjectives et objectives en interrogeant la personne, sa famille et les autres professionnels de la santé, et en consultant les dossiers. (Se référer au formulaire d'évaluation initiale fourni en annexe.)
2. Formuler une hypothèse de problème ou de fonctionnement inefficace.
3. Prendre note du diagnostic médical et passer en revue les diagnostics infirmiers et les problèmes à traiter en collaboration qui y sont associés. Choisir les problèmes possibles.
4. Après avoir noté les complications physiologiques (ou problèmes à traiter en collaboration) dont il faut surveiller l'apparition ou l'évolution, les formuler de la façon suivante: Complication possible — (préciser).

5. Après avoir déterminé les modes fonctionnels de santé qui sont inefficaces ou qui risquent de le devenir, consulter la liste de diagnostics infirmiers correspondant à ces modes et choisir le diagnostic approprié (voir le tableau 1).
6. Si une hypothèse de diagnostic infirmier actuel a été formulée, procéder comme suit.
   a) Se poser la question suivante :

   Y a-t-il des signes et symptômes caractéristiques de ce diagnostic ? (Voir la partie 1, Diagnostics infirmiers, sous le diagnostic choisi.)

   b) Formuler le diagnostic infirmier actuel en trois parties :

   (1) Catégorie diagnostique reliée aux (2) facteurs déclenchants, se manifestant par les (3) signes et symptômes.
7. Si une hypothèse de diagnostic de risque élevé a été formulée, procéder comme suit.
   a) Se poser les questions suivantes :
   - Cette personne ou ce groupe est-il plus vulnérable que d'autres dans une situation semblable ou qui s'y apparente ?
   - Y a-t-il des facteurs de risque ? (Voir la partie 1, Diagnostics infirmiers, sous le diagnostic choisi.)

   b) Formuler le diagnostic de risque élevé en deux parties :

   (1) Catégorie diagnostique reliée aux (2) facteurs de risque.
8. Si les données de validation sont insuffisantes, poursuivre la collecte de données pour confirmer ou infirmer le diagnostic. Si la collecte de données additionnelles doit être effectuée plus tard ou par d'autres infirmières, écrire *possible* à côté de l'énoncé sur le plan de soins*.

* Les questions visant la collecte d'éléments d'évaluation essentiels ainsi que les critères d'évaluation et les interventions s'appliquant à chaque catégorie diagnostique sont donnés dans l'ouvrage de base de Lynda Juall Carpenito, *Diagnostics infirmiers : Applications cliniques*, 5e éd., Montréal, Éditions du Renouveau Pédagogique Inc., 1995, 1200 pages.

Tableau 1 Problèmes nécessitant des soins infirmers

DIAGNOSTICS INFIRMIERS*

1. **Perception et gestion de la santé**
   Accident, risque élevé d'
   Croissance et développement, perturbation de
   Intoxication, risque élevé d'
   Maintenir en santé, difficulté à se
   Non-observance
   Programme thérapeutique, prise en charge inefficace du
   Recherche d'un meilleur niveau de santé (préciser les comportements)
   Suffocation, risque élevé de
   Trauma, risque élevé de

2. **Nutrition et métabolisme**
   Allaitement maternel efficace
   Allaitement maternel inefficace
   Allaitement maternel interrompu
   Avaler, incapacité (partielle ou totale) d'
   † Contagion, risque élevé de
   Déficit nutritionnel
   Excès nutritionnel
   Excès nutritionnel, risque élevé d'
   Hyperthermie
   Hypothermie
   Infection, risque élevé d'
   Intégrité de la muqueuse buccale, atteinte à l'
   Intégrité de la peau, atteinte à l'
   Intégrité des tissus, atteinte à l'
   Mécanismes de protection, altération des
   Mode d'alimentation inefficace chez le nourrisson
   Température corporelle, risque élevé d'altération de la
   Thermorégulation inefficace
   Volume liquidien, déficit de
   Volume liquidien, excès de

3. **Élimination**
   Constipation
   Constipation colique
   Diarrhée
   † Élimination intestinale, altération de l'
   Élimination urinaire, altération de l'
   † Énurésie de croissance
   Incontinence fécale
   Incontinence urinaire à l'effort

...

* Les modes fonctionnels de santé sont tirés de Gordon, M. *Nursing diagnosis: Process and application*. New York, McGraw-Hill, 1982 (avec de légères modifications de l'auteure).

† Ces diagnostics ne figurent pas actuellement sur la liste de l'ANADI, mais l'auteure les a ajoutés par souci de clarté et pour des raisons pratiques.

Tableau 1 (*Suite*)

Incontinence urinaire complète
Incontinence urinaire fonctionnelle
Incontinence urinaire par réduction du temps d'alerte
Incontinence urinaire réflexe
Pseudo-constipation
Rétention urinaire

4. Activité et exercice

Alimenter, incapacité (partielle ou totale) de s'
Débit cardiaque, diminution du
Dégagement inefficace des voies respiratoires
Dysfonctionnement neurovasculaire périphérique, risque élevé de
Échanges gazeux, perturbation des
† Effectuer les activités indispensables au maintien à domicile, incapacité (partielle ou totale) d'
† Fonction respiratoire, risque élevé d'altération de la
Intolérance à l'activité
Irrigation tissulaire, diminution de l'(préciser) : cardiopulmonaire, cérébrale, gastro-intestinale, périphérique, rénale
Laver/effectuer ses soins d'hygiène, incapacité (partielle ou totale) de se
Loisirs, manque de
Maintenir une respiration spontanée, incapacité de
Mobilité physique, altération de la
Mode de respiration inefficace
Organiser et entretenir le domicile, incapacité (partielle ou totale) d'
Sevrage de la ventilation assistée, intolérance au
Syndrome d'immobilité
† Syndrome d'incapacité (partielle ou totale) de se prendre en charge
Utiliser les toilettes, incapacité (partielle ou totale) d'
Vêtir/soigner son apparence, incapacité (partielle ou totale) de se

5. Sommeil et repos

Habitudes de sommeil, perturbation des

6. Cognition et perception

Aspiration (fausse route), risque élevé d'
† Bien-être, altération du
Conflit décisionnel
Connaissances, manque de (préciser)
Douleur
Douleur chronique
Dysréflexie
Hémicorps, négligence de l'

...

† Ces diagnostics ne figurent pas actuellement sur la liste de l'ANADI, mais l'auteure les a ajoutés par souci de clarté et pour des raisons pratiques.

Tableau 1 (*Suite*)

Opérations de la pensée, altération des
Perception sensorielle, altération de la (préciser) : auditive, gustative, kinesthésique, olfactive, tactile, visuelle

7. Perception de soi et concept de soi

Anxiété
† Concept de soi, perturbation du
Estime de soi, perturbation chronique de l'
Estime de soi, perturbation de l'
Estime de soi, perturbation situationnelle de l'
Fatigue
Identité personnelle, perturbation de l'
Image corporelle, perturbation de l'
Perte d'espoir
Peur
Sentiment d'impuissance

8. Relation et rôle

† Chagrin (deuil)
Chagrin (deuil) dysfonctionnel
Chagrin (deuil) par anticipation
† Communication, altération de la
Communication verbale, altération de la
Conflit face au rôle parental
Dynamique familiale, perturbation dans la
Exercice du rôle, perturbation dans l'
Exercice du rôle parental, perturbation dans l'
Interactions sociales, perturbation des
Isolement social

9. Sexualité et reproduction

Dysfonctionnement sexuel
Sexualité, perturbation de la

10. Adaptation et tolérance au stress

Adapter à un changement dans l'état de santé, incapacité de s'
† Autodestruction, risque élevé d'
Automutilation, risque élevé d'
Déni non constructif
Exercice du rôle de l'aidant naturel, défaillance dans l'
Réaction post-traumatique
Stratégies d'adaptation défensives
Stratégies d'adaptation familiale efficaces : potentiel de croissance
Stratégies d'adaptation familiale inefficaces : absence de soutien
Stratégies d'adaptation familiale inefficaces : soutien compromis

...

† Ces diagnostics ne figurent pas actuellement sur la liste de l'ANADI, mais l'auteure les a ajoutés par souci de clarté et pour des raisons pratiques.

Tableau 1 (*Suite*)

Stratégies d'adaptation individuelle inefficaces
†Suicide, risque élevé de
Syndrome d'inadaptation à un changement de milieu
Syndrome du traumatisme de viol
Violence envers soi ou envers les autres, risque élevé de

11. Valeurs et croyances
Détresse spirituelle

PROBLÈMES À TRAITER EN COLLABORATION

1. **Troubles gastro-intestinaux, hépatiques ou biliaires: Complications possibles**
   CP – Ascite
   CP – Éviscération
   CP – Hémorragie gastro-intestinale
   CP – Hépatosplénomégalie
   CP – Hyperbilirubinémie
   CP – Iléus paralytique
   CP – Insuffisance hépatique
   CP – Syndrome hépatorénal
   CP – Ulcère de Curling

2. **Troubles métaboliques, immunitaires ou hématopoïétiques: Complications possibles**
   CP – Acidocétose
   CP – Alcalose
   CP – Anémie
   CP – Bilan azoté négatif
   CP – Crise drépanocytaire
   CP – Déficit immunitaire
   CP – Déséquilibres électrolytiques
   CP – Hyperthermie (grave)
   CP – Hypoglycémie ou hyperglycémie
   CP – Hypothermie (grave)
   CP – Hypothyroïdie ou hyperthyroïdie
   CP – Insuffisance surrénalienne
   CP – Réaction allergique
   CP – Septicémie
   CP – Thrombopénie

3. **Troubles neurosensoriels: Complications possibles**
   CP – Accident vasculaire cérébral
   CP – Augmentation de la pression intracrânienne
   CP – Augmentation de la pression intraoculaire
   CP – Compression de la moelle épinière
   CP – Crises convulsives
   CP – Décollement de la rétine
   CP – Dysréflexie autonome

...

† Ces diagnostics ne figurent pas actuellement sur la liste de l'ANADI, mais l'auteure les a ajoutés par souci de clarté et pour des raisons pratiques.

CP – Hydrocéphalie
CP – Lésion d'un nerf crânien
CP – Méningite
CP – Microcéphalie
CP – Neuropathies
CP – Parésie, paresthésies ou paralysie
CP – Syndrome malin des neuroleptiques
CP – Ulcère cornéen

4. Troubles cardiovasculaires: Complications possibles

CP – Angine
CP – Choc cardiogénique
CP – Choc hypovolémique
CP – Choc septique
CP – Choc spinal
CP – Coagulation intravasculaire disséminée
CP – Diminution du débit cardiaque
CP – Dysrythmies
CP – Embolie
CP – Embolie gazeuse
CP – Endocardite
CP – Hypertension
CP – Insuffisance cardiaque
CP – Insuffisance vasculaire périphérique
CP – Malformation cardiaque congénitale
CP – Tamponade cardiaque
CP – Thromboembolie ou thrombose veineuse profonde
CP – Ulcère ischémique

5. Troubles respiratoires: Complications possibles

CP – Atélectasie ou pneumonie
CP – Constriction trachéobronchique
CP – Embolie pulmonaire
CP – Épanchement pleural
CP – Hypoxémie
CP – Nécrose trachéale
CP – Œdème du larynx
CP – Pneumothorax
CP – Toxicité de l'oxygène

6. Troubles rénaux ou urinaires: Complications possibles

CP – Calculs rénaux
CP – Insuffisance rénale
CP – Perforation de la vessie
CP – Rétention urinaire aiguë

7. Troubles de l'appareil reproducteur: Complications possibles

CP – Dystocie
CP – Hémorragie pendant l'accouchement
CP – Hémorragie puerpérale
CP – Hémorragie prénatale

...

Tableau 1 (*Suite*)

CP – Hyperménorrhée
CP – Hypertension gravidique
CP – Infection des voies urinaires
CP – Maladie sexuellement transmissible
CP – Polyménorrhée
CP – Souffrance fœtale
CP – Travail prématuré

8. Troubles musculosquelettiques : Complications possibles

CP – Fracture pathologique
CP – Luxation
CP – Ostéoporose
CP – Syndrome compartimental

9. Effets indésirables liés au traitement médicamenteux : Complications possibles

CP – Effets indésirables des antiarythmiques
CP – Effets indésirables des antidépresseurs
CP – Effets indésirables des anticoagulants
CP – Effets indésirables des anticonvulsivants
CP – Effets indésirables des antidépresseurs
CP – Effets indésirables des antihypertenseurs
- CP – Effets indésirables de l'enzyme de conversion de l'angiotensine
- CP – Effets indésirables des bêtabloquants
- CP – Effets indésirables des inhibiteurs calciques

CP – Effets indésirables des antinéoplasiques
CP – Effets indésirables des anxiolytiques
CP – Effets indésirables des corticostéroïdes
CP – Effets indésirables des neuroleptiques

PARTIE I

Diagnostics infirmiers

ACCIDENT, RISQUE ÉLEVÉ D'

Aspiration (fausse route), risque élevé d'
Intoxication, risque élevé d'
Suffocation, risque élevé de
Trauma, risque élevé de

DÉFINITION

Risque élevé d'accident : Situation où une personne court un risque d'accident à cause d'une déficience physiologique, d'un trouble de la perception ou de l'ignorance des dangers que pose le milieu compte tenu de son âge.

Note de l'auteure

Réflexions sur le diagnostic

L'auteure a subdivisé le *Risque élevé d'accident* en quatre catégories : aspiration (fausse route), intoxication, suffocation et trauma. Si l'infirmière décidait d'aller chercher les interventions qui s'appliquent à l'une ou l'autre de ces catégories, elle pourrait formuler le diagnostic correspondant : *Risque élevé d'aspiration (fausse route), Risque élevé d'intoxication, Risque élevé de suffocation* ou *Risque élevé de trauma.*

Les interventions infirmières visant à résoudre le diagnostic de *Risque élevé d'accident* ont pour but de protéger la personne des accidents et de lui enseigner les précautions à prendre pour réduire les risques de blessure. Lorsque l'infirmière prodigue un enseignement sur les mesures de sécurité à prendre (au centre local de services communautaires [CLSC], à une consultation externe, à la sortie du centre hospitalier) mais qu'elle ne les applique pas elle-même, elle formule son diagnostic de la façon suivante : *Risque élevé d'accident relié à un manque de connaissances sur les mesures de sécurité à prendre.*

FACTEURS DE RISQUE

Présence de dangers inhérents au milieu

- Ignorance des dangers inhérents au milieu
- Antécédents d'accidents
- Ignorance des mesures préventives
- Mobilité restreinte
- Déficits sensoriels

Voir aussi Facteurs d'influence.

FACTEURS D'INFLUENCE

Facteurs liés à la maladie

Altération de la fonction neurologique

- Hypoxie tissulaire
- Séquelles d'un traumatisme crânien
- Syncope
- Confusion
- Vertige

Altération de la mobilité

- Démarche instable
- Perte d'un membre

Altération de la fonction sensorielle

- Vue
- Ouïe
- Toucher
- Odorat

Douleur

Fatigue

Hypotension orthostatique

Insuffisance vertébrobasilaire

Spondylolyse cervicale

Troubles vestibulaires

Syncope par hyperexcitabilité du sinus carotidien

Convulsions

Hypoglycémie

Déséquilibre électrolytique

Amputation

Arthrite

Accident vasculaire cérébral (AVC)

Maladie de Parkinson

Insuffisance cardiaque

Dysrythmies

Dépression

Facteurs liés au traitement

Médicaments

- Sédatifs
- Vasodilatateurs
- Hypoglycémiants
- Diurétiques

- Antihypertenseurs
- Phénothiazines
- Psychotropes

Plâtre, béquilles, canne ou déambulateur

Facteurs liés au contexte (*intrinsèques ou extrinsèques*)

Manque de connaissances

Déshydratation

Alitement prolongé

Stress

Syndrome vasovagal

Erreurs de jugement

Alcool

Poison (plante, substance toxique)

Risques liés au domicile

- Trottoirs dangereux
- Mauvais éclairage
- Escaliers dangereux
- Planchers glissants
- Produits toxiques laissés à la portée des enfants
- Jouets dangereux
- Salle de bains dangereuse (baignoire, cuvette trop basse)
- Fils électriques défectueux

Risques liés à l'automobile

- Non-utilisation ou mauvaise utilisation des ceintures de sécurité et des sièges d'enfant
- Défectuosité mécanique

Risques d'incendie

- Mauvais rangement de produits à base de pétrole
- Usage du tabac au lit
- Fuites de gaz

Milieu inconnu (centre hospitalier, centre d'accueil)

Chaussures mal ajustées

Distraction de la personne responsable des soins

Mauvaise utilisation des aides techniques (béquilles, canne, déambulateur, fauteuil roulant)

Dangers inhérents à un milieu donné (domicile, école, centre hospitalier)

Antécédents d'accidents

Facteurs liés à la croissance et au développement

Bébé, enfant

Risque de suffocation (berceau dangereux, oreiller dans le berceau, sac de plastique, absence de surveillance dans la baignoire ou la piscine, jouets ou aliments avec lesquels l'enfant peut s'étouffer)

Usage dangereux d'une bicyclette, d'ustensiles ou d'appareils de cuisine, de matériel de sport ou d'outils de jardinage

Plantes, nettoyants ou médicaments toxiques laissés à portée de l'enfant

Feu (allumettes, foyer, cuisinière)

Chutes

Adolescent

Automobile

Bicyclette

Alcool

Drogues

Sports (d'équipe, aquatiques, etc.)

Adulte

Drogues

Automobile

Alcool

Personne âgée

Déficiences motrices et sensorielles

Médicaments (surdosage accidentel, sédatifs)

Troubles cognitifs

Résultats escomptés/Critères d'évaluation

- La personne décrira les facteurs qui augmentent les risques d'accident pour elle.
- La personne prendra des mesures pour prévenir les accidents (par exemple, enlever les tapis sans ancrages ou les ancrer).
- La personne appliquera les mesures préventives nécessaires (par exemple, porter des lunettes de soleil pour réduire les risques d'éblouissement).

Interventions infirmières

1. Faire visiter l'étage à chaque nouvel arrivant, lui expliquer le système d'appel et s'assurer qu'il est capable de l'utiliser.

2. Observer étroitement la personne au cours de ses premières nuits au centre hospitalier afin d'évaluer s'il y a des éléments de sécurité à améliorer.
3. Laisser une veilleuse la nuit.
4. Conseiller à la personne de demander de l'aide pendant la nuit au besoin.
5. Abaisser le lit au plus bas niveau possible durant la nuit.
6. Montrer à la personne comment bien utiliser ses béquilles, sa canne, son déambulateur ou sa prothèse.
7. Conseiller à la personne de porter des chaussures bien ajustées avec des semelles antidérapantes.
8. Vérifier les effets secondaires des médicaments qui peuvent provoquer des vertiges.
9. Conseiller à la personne les mesures suivantes.
   a) Enlever les tapis qui ne sont pas fixés au plancher, désencombrer les planchers et ne pas les cirer.
   b) Apposer des surfaces antidérapantes dans le fond de la baignoire ou de la douche.
   c) Installer des barres d'appui dans la salle de bains.
   d) Installer des rampes dans les couloirs et les escaliers.
   e) Enlever tous les objets saillants (crochets, tablettes, abat-jour, etc.) sur les murs de l'escalier.
10. Protéger l'enfant des accidents en adaptant son environnement selon son stade de développement.

Risque élevé d'aspiration (fausse route)

DÉFINITION

Risque élevé d'aspiration (fausse route): Situation où une personne risque d'inhaler des sécrétions, des solides ou des liquides dans la trachée et les bronches.

FACTEURS DE RISQUE

Voir Facteurs d'influence.

FACTEURS D'INFLUENCE

Facteurs liés à la maladie

Faible niveau de conscience ou inconscience

Traumatisme crânien

Convulsions

Consommation d'alcool, de médicaments ou de drogues

Démence présénile

Inhibition des réflexes tussigène ou pharyngé

Augmentation de la pression intragastrique (diminution de la motilité intestinale, vidange gastrique lente)

- Position gynécologique
- Obstruction intestinale
- Obésité
- Iléus
- Distension de l'utérus
- Pylorisme
- Ascite

Incapacité d'avaler

- Achalasie
- Sclérodermie
- Hernie hiatale
- Sclérose en plaques
- Dystrophie musculaire
- Myasthénie grave
- Syndrome de Guillain et Barré
- Sténose de l'œsophage

Incapacité de mastiquer

Paraplégie ou hémiplégie

Accident vasculaire cérébral (AVC)

Maladie de Parkinson

Maladie invalidante

Catatonie

Fistules œsophagotrachéales

Facteurs liés au traitement

Intervention chirurgicale ou traumatisme au visage, à la bouche ou au cou

Trachéotomie ou intubation endotrachéale

Intubation gastro-intestinale

Alimentation entérale

Administration de médicaments

Anesthésie

Embrochage des mâchoires

Décubitus ventral imposé

Facteurs liés au contexte (*intrinsèques ou extrinsèques*)

Incapacité totale ou partielle de lever le haut du corps
Consommation d'alcool pendant les repas

Facteurs liés à la croissance et au développement

Prématuré

Inhibition des réflexes de succion ou de déglutition

Nouveau-né

Perte de tonus musculaire du sphincter œsophagien inférieur

Personne âgée

Mauvaise dentition

Résultats escomptés/Critères d'évaluation

- La personne n'aspirera aucune substance.
- La personne appliquera des mesures de prévention de l'aspiration.

Interventions infirmières

Personnes affaiblies ou souffrant d'un trouble sensoriel ou d'une dysfonction neurovégétative

1. Installer la personne en décubitus latéral, à moins de contre-indication (blessure, lésion, etc.).
2. Vérifier si la langue ne s'est pas déplacée vers l'arrière, ce qui obstruerait les voies respiratoires.
3. Maintenir la tête du lit en position élevée, à moins de contre-indication (hypertension artérielle ou lésion).
4. Dégager la bouche et la gorge des sécrétions au moyen d'un mouchoir ou par une légère aspiration.
5. Vérifier fréquemment si la bouche et la gorge sont bien dégagées.

Personnes porteuses d'une canule de trachéotomie ou d'une sonde endotrachéale

1. Gonfler le manchon de la canule trachéale:
   a) pendant que la personne est sous ventilation assistée;

b) pendant et après les repas ;

c) pendant l'alimentation par sonde et une heure après ;

d) pendant que la personne est sous ventilation en pression positive intermittente.

2. Aspirer les sécrétions toutes les heures ou toutes les deux heures et au besoin.

Personnes porteuses d'une sonde gastro-intestinale ou d'une sonde d'alimentation par gavage

1. Vérifier si la sonde ne s'est pas déplacée depuis la dernière vérification.
2. Aspirer le résidu gastrique avant chaque gavage.
3. Relever la tête du lit pendant le gavage (30 à 45 minutes) et la maintenir dans cette position pendant l'heure qui suit pour prévenir le reflux.
4. Administrer l'alimentation entérale par intermittence afin de permettre à l'estomac de se vider entre les gavages.

Risque élevé d'intoxication

DÉFINITION

Risque élevé d'intoxication: Situation où une personne présente un risque élevé d'exposition accidentelle à des drogues ou à des substances dangereuses ou d'ingestion accidentelle de ces substances.

FACTEURS DE RISQUE

Voir les Facteurs d'influence énumérés au diagnostic *Risque élevé d'accident*, p. 22.

Risque élevé de suffocation

DÉFINITION

Risque élevé de suffocation: Situation où une personne présente un risque élevé d'asphyxie ou d'étouffement accidentel.

FACTEURS DE RISQUE

Voir les Facteurs d'influence énumérés au diagnostic *Risque élevé d'accident*, p. 22.

Risque élevé de trauma

DÉFINITION

Risque élevé de trauma: Situation où une personne présente un risque élevé de lésion accidentelle aux tissus (plaie, brûlure, fracture, etc.).

FACTEURS DE RISQUE

Voir les Facteurs d'influence énumérés au diagnostic *Risque élevé d'accident*, p. 22.

ADAPTER À UN CHANGEMENT DANS L'ÉTAT DE SANTÉ, INCAPACITÉ DE S'

DÉFINITION

Incapacité de s'adapter à un changement dans l'état de santé: Incapacité de modifier son mode de vie ou ses comportements en fonction d'un changement dans l'état de santé.

Note de l'auteure

Réflexions sur le diagnostic

Ce diagnostic présente des difficultés à cause de son manque de précision, car la plupart des diagnostics infirmiers supposent une difficulté d'adaptation. Sur le plan clinique, un diagnostic trop général est inutilisable. Comme les réactions à la maladie et à l'invalidité varient beaucoup, il est important que l'infirmière clarifie ces réactions pour les traiter efficacement. On peut réagir à un changement dans l'état de santé par le *Chagrin (deuil)*, l'*Anxiété*, la *Peur*, ou des *Stratégies d'adaptation inefficaces.*

Si la personne cherche à gérer les changements qu'entraîne une maladie ou une invalidité et qu'elle y parvient difficilement, le diagnostic de *Prise en charge inefficace du programme thérapeutique* est plus pertinent. Pour ces raisons, nous recommandons de ne pas utiliser le diagnostic d'*Incapacité de s'adapter à un changement dans l'état de santé.*

CARACTÉRISTIQUES

essentielles (*doivent être présentes*)

Incapacité d'accepter le changement dans l'état de santé (signalée par la personne)

Incapacité ou difficulté à résoudre des problèmes ou à fixer des objectifs

secondaires (*peuvent être présentes*)

Aucun désir d'autonomie

Période prolongée de choc, de doute ou de colère face au changement dans l'état de santé

Incapacité d'envisager l'avenir

ALLAITEMENT MATERNEL EFFICACE

DÉFINITION

Allaitement maternel efficace: Situation où la mère et le nourrisson maîtrisent suffisamment bien le processus d'allaitement et en tirent satisfaction.

Note de l'auteure

Réflexions sur le diagnostic

Ce diagnostic est l'un des nouveaux diagnostics de recherche de mieux-être de l'ANADI. Les diagnostics de recherche de mieux-être sont définis comme

« un jugement clinique sur une personne, une famille ou une collectivité qui sont en train de passer d'un certain degré de mieux-être à un mieux-être amélioré » (Lignes directrices de l'ANADI*). Pourtant, la définition de l'*Allaitement maternel efficace* n'évoque pas la recherche d'un allaitement amélioré, mais plutôt le fait que la mère et le nourrisson « maîtrisent suffisamment bien le processus d'allaitement et en tirent satisfaction ».

Lorsqu'elle dispense des soins à une femme qui allaite, l'infirmière est susceptible de rencontrer les situations suivantes :

Allaitement maternel inefficace

Risque élevé d'allaitement maternel inefficace

Recherche d'un meilleur allaitement maternel

L'énoncé *Allaitement maternel efficace* ne constitue pas un diagnostic infirmier, car il représente le jugement que porte une infirmière sur le résultat de ses interventions et les mesures qu'a prises la mère pour résoudre un problème d'allaitement inefficace ou de risque élevé d'allaitement inefficace. Cette évaluation est fondée sur des critères décrits comme caractéristiques. Or, ces caractéristiques ne servent pas à décrire la recherche d'un meilleur allaitement ; ce sont plutôt des critères d'évaluation ou des résultats escomptés.

Si l'infirmière dispense des soins infirmiers à une mère qui obtient de la satisfaction à allaiter mais qui désire en savoir encore plus afin d'améliorer le processus d'allaitement (le cas se présente le plus souvent lorsque l'infirmière travaille dans le domaine de la santé communautaire ou en pratique privée), alors le diagnostic de *Recherche d'un meilleur allaitement maternel* serait approprié. Ainsi, le point de convergence des interventions infirmières ne serait pas la prévention d'un allaitement maternel inefficace, mais la promotion d'un meilleur allaitement maternel.

Le diagnostic d'*Allaitement maternel efficace* n'est pas utile dans sa formulation actuelle ; on choisira de préférence les diagnostics d'*Allaitement maternel*

---

* *NANDA Guidelines : Taxonomy I revised*, St. Louis, North American Nursing Diagnosis Association, 1990.

inefficace ou de *Risque élevé d'allaitement maternel inefficace*. Si l'infirmière veut formuler un diagnostic de recherche de mieux-être, elle peut employer celui de *Recherche d'un meilleur allaitement maternel.* Étant donné que ce diagnostic ne figure pas sur la liste de l'ANADI, les infirmières qui l'utilisent devraient écrire à l'Association pour lui faire part de leur expérience.

CARACTÉRISTIQUES

essentielles (*doivent être présentes*)

Capacité de la mère de placer le bébé de façon à ce qu'il puisse saisir facilement le sein

Satisfaction du bébé après l'allaitement

Succion régulière et continue au sein

Poids du bébé normal pour son âge

Communication efficace entre la mère et le bébé (signaux du bébé, interprétation et réponse de la mère)

secondaires (*peuvent être présentes*)

Signes et/ou symptômes de libération d'ocytocine (réflexe d'émission du lait)

Élimination adéquate du bébé, compte tenu de son âge

Vif désir de s'allaiter manifesté par le bébé

Verbalisation par la mère de la satisfaction qu'elle tire du processus d'allaitement

ALLAITEMENT MATERNEL INEFFICACE

DÉFINITION

Allaitement maternel inefficace : Situation où la mère et le bébé ont de la difficulté à maîtriser le processus d'allaitement ou n'en tirent pas satisfaction.

CARACTÉRISTIQUES

essentielle (*doit être présente*)

Allaitement insatisfaisant

secondaires (*peuvent être présentes*)

Manque de lait, réel ou ressenti

Incapacité pour le bébé de saisir correctement le sein

Aucun signe observable de libération d'ocytocine

Signes observables d'apport lacté inadéquat chez le bébé

Impossibilité pour le bébé de téter de façon ininterrompue ou assez longtemps

Vidage insuffisant de chaque sein après l'allaitement

Douleur au mamelon persistant après la première semaine d'allaitement

Malaise et pleurs du bébé dans l'heure qui suit l'allaitement ; échec des autres mesures pour le consoler

Refus de saisir le sein ou résistance manifestée par des pleurs et un raidissement

FACTEURS D'INFLUENCE

Facteurs liés à la maladie

Anomalie mammaire

Anomalie chez le bébé, mauvais réflexe de succion, fissure labiale ou palatine

Prématurité

Chirurgie mammaire antérieure

Facteurs liés au contexte (*intrinsèques ou extrinsèques*)

Fatigue de la mère

Anxiété de la mère

Ambivalence de la mère

Naissance multiple

Apport nutritionnel insuffisant

Apport liquidien insuffisant

Échec antérieur de l'allaitement au sein

Manque de soutien du conjoint ou de la famille

Manque de connaissances

Interruption de l'allaitement au sein : maladie de la mère ou de l'enfant

Résultats escomptés/Critères d'évaluation

- La mère prendra une décision éclairée sur la façon dont elle allaitera son bébé (au sein ou au biberon).
- La mère nommera les activités qui entravent ou favorisent l'allaitement au sein.

Interventions infirmières

1. Évaluer les connaissances de la mère, fournir les explications nécessaires et dissiper les mythes.
2. Évoquer les avantages et les inconvénients de l'allaitement au sein.
3. Rester auprès de la mère et lui donner des conseils pendant les premières tétées.
   a) Aider la mère à s'installer confortablement.
   b) Montrer à la mère les différentes positions qu'elle peut prendre pour allaiter.
   c) Montrer à la mère comment provoquer le réflexe des points cardinaux, et lui expliquer comment ce réflexe peut aider le bébé à saisir correctement le sein.
   d) S'assurer que le bébé a une partie de l'aréole dans la bouche et non uniquement le mamelon.
4. En ce qui a trait à la durée des tétées, conseiller à la mère de commencer par 10 minutes chaque sein, puis d'augmenter graduellement la durée pendant 3 à 5 jours.
5. Recommander à la mère d'offrir les deux seins pendant la tétée, en alternant l'ordre de présentation.
6. Si la mère souffre d'engorgement, lui recommander de porter jour et nuit un soutien-gorge à soutien ferme et adapté à la taille de la poitrine, et d'appliquer des compresses chaudes sur les seins pendant 15 à 20 minutes avant l'allaitement.
7. Si elle a des douleurs au mamelon, lui faire les recommandations suivantes.
   a) Donner des tétées plus fréquentes, mais plus courtes (5 à 10 minutes par sein). Commencer par le sein qui n'est pas douloureux. Faire adopter au bébé des positions qui auront pour effet de modifier sa prise. Laisser sécher les seins après chaque tétée.
   b) S'assurer que les coussinets d'allaitement sont toujours secs.
   c) Attendre que les seins soient secs pour appliquer une crème, au besoin.

d) En dernier recours, utiliser une téterelle et l'enlever dès qu'il y a émission de lait.

8. Au besoin, offrir un tire-lait ou expliquer à la mère comment elle peut s'en procurer un.
9. Inviter la mère à exprimer ses sentiments.
10. Discuter des sentiments et des problèmes prévisibles. L'aîné est parfois jaloux du contact entre la mère et le nouveau-né. Tout en allaitant, la mère peut lui faire la lecture.
11. Insister sur l'importance du repos.
    a) Encourager la mère à accorder la priorité à ses besoins et à ceux du bébé.
    b) Conseiller à la mère de restreindre les visites de la parenté pendant les quatre premières semaines.
12. Faire les demandes de consultation nécessaires (conseillère en lactation, ligue La Lèche).

ALLAITEMENT MATERNEL INTERROMPU

DÉFINITION

Allaitement maternel interrompu: Interruption du processus d'allaitement parce que la mère ne peut pas allaiter ou que l'allaitement au sein est contre-indiqué.

Note de l'auteure

Réflexions sur le diagnostic

Ce diagnostic ne représente pas une réaction, mais une situation. L'infirmière n'intervient pas pour traiter l'interruption de l'allaitement maternel, mais ses effets, lesquels peuvent être variés. Par exemple, si la poursuite de l'allaitement au sein ou l'emploi d'un tire-lait sont contre-indiqués, l'infirmière pourra intervenir pour traiter la déception qui s'ensuit en utilisant le diagnostic infirmier de *Chagrin (deuil)*. Si l'allaitement se poursuit grâce à l'expression et la conservation du lait maternel, à l'enseignement et au soutien, le diagnostic qui convient est celui de *Risque élevé d'allaitement maternel inefficace relié à des problèmes de continuité consécutifs au travail de la mère*, par exemple. Si l'allaitement est difficile, on peut formuler le diagnostic ainsi : *Allaitement maternel inefficace relié à une interruption consécutive à (préciser) et au manque de connaissances.*

CARACTÉRISTIQUES

essentielle (*doit être présente*)

Le bébé n'est pas nourri exclusivement au sein.

secondaires (*peuvent être présentes*)

Désir de la mère d'entretenir la lactation et de fournir (actuellement ou plus tard) son lait pour nourrir le bébé

Séparation de la mère et du bébé

Manque de connaissances sur l'expression et la conservation du lait maternel

FACTEURS D'INFLUENCE

Maladie de la mère ou du bébé

Prématurité

Travail de la mère

Contre-indications à l'allaitement maternel (par exemple : médicaments, ictère franc lié à l'allaitement maternel)

Nécessité de sevrer abruptement le bébé

ANXIÉTÉ

DÉFINITION

Anxiété : Sentiment de malaise (d'appréhension), individuel ou collectif, d'origine généralement indéterminée ou inconnue, se manifestant par une activation du système nerveux autonome.

Note de l'auteure

Réflexions sur le diagnostic

Plusieurs chercheures se sont penchées sur les diagnostics infirmiers d'*Anxiété* et de *Peur* (Jones et Jacob, 1984; Taylor-Loughran, O'Brien, Lachapelle et Rangel, 1989; Yokom, 1984). La distinction entre les deux repose essentiellement sur la possibilité de préciser la source du danger : dans l'anxiété, la source est généralement indéfinissable ou inconnue, tandis qu'elle est identifiable dans la peur (ANADI, 1989). Toutefois, cette distinction ne s'est pas avérée utile sur le plan clinique (Taylor-Loughran, O'Brien, Lachapelle et Rangel, 1989).

L'anxiété est un vague sentiment d'appréhension et d'inquiétude que la personne éprouve quand son système de valeurs ou son système de défense sont menacés*. La personne est parfois en mesure de définir la situation qu'elle vit (cancer, opération, etc.), mais son intégrité psychologique est en fait menacée par le malaise et l'appréhension qui sont inextricablement liés à cette situation. Autrement dit, la situation est à l'origine du danger, mais elle ne constitue pas le danger. La notion de peur, en revanche, désigne l'appréhension d'un danger précis (peur des avions, de l'altitude, des serpents) qui déclenche une réaction du système de défense. Quand le danger est écarté, la peur se dissipe*.

L'anxiété et la peur ont des effets similaires sur le système nerveux sympathique : excitation cardiovasculaire, dilatation des pupilles, sueur, tremblements, sécheresse de la bouche. Leurs effets sur le système parasympathique diffèrent : l'anxiété entraîne une augmentation de l'activité gastro-intestinale, tandis que la peur la diminue. Du point de vue du comportement, la peur accentue la vigilance et la concentration, et la personne réagit par la fuite ou la lutte, ou essaie de minimiser le danger. En revanche, l'anxiété fait monter la nervosité et provoque l'agitation, l'insomnie, l'inquiétude, le

* R. May, *The meaning of anxiety*, New York, W. W. Norton, 1987.

désarroi et un sentiment d'impuissance face à une situation qui ne se prête facilement ni à la fuite, ni à la lutte.

Du point de vue clinique, l'anxiété et la peur peuvent coexister. Ainsi, la personne qui doit subir une intervention chirurgicale peut avoir peur de la douleur et être angoissée par la possibilité d'un diagnostic de cancer. D'après Yokom (1984), « on peut soulager la peur en faisant disparaître son objet ou en rassurant la personne. On réduit l'anxiété quand on la reconnaît et qu'on est convaincu qu'on a plus à gagner à l'affronter qu'à la fuir. »

CARACTÉRISTIQUES

essentielles (*doivent être présentes*)

L'anxiété se manifeste par des symptômes d'ordre physiologique, émotionnel et cognitif. Ceux-ci varient selon le degré d'anxiété.

d'ordre physiologique

Augmentation de la fréquence cardiaque

Augmentation de la pression artérielle

Augmentation de la fréquence respiratoire

Diaphorèse

Dilatation des pupilles

Tremblement de la voix, modification de la tonalité vocale

Tremblements

Palpitations

Nausées, vomissements

Pollakiurie

Diarrhée

Insomnie

Fatigue et faiblesse

Bouffées vasomotrices ou pâleur

Sécheresse de la bouche

Douleurs et courbatures (notamment au thorax, au dos, à la nuque)

Agitation

Lipothymie, étourdissements

Paresthésie

Éclairs de chaleur ou de froid

d'ordre émotionnel

Sentiments

- Inquiétude
- Nervosité
- Manque de confiance en soi
- Tension, crispation
- Crainte d'un malheur imminent
- Sentiment d'impuissance
- Peur
- Incapacité de se prendre en main
- Incapacité de se détendre
- Sentiment d'irréalité

Comportements

- Irritabilité, impatience
- Pleurs
- Tressaillements
- Repli sur soi
- Passivité
- Dénigrement de soi
- Éclats de colère
- Tendance à blâmer autrui
- Critiques de soi et d'autrui

d'ordre cognitif

Incapacité de se concentrer

Insensibilité au milieu environnant

Tendance à l'oubli

Rumination

Orientation vers le passé plutôt que le présent ou l'avenir

Blocage de la pensée (problèmes de mémoire)

Accroissement de la tension mentale

FACTEURS D'INFLUENCE

Facteur lié à la maladie

Tout facteur qui nuit à la satisfaction des besoins physiologiques de base: alimentation, respiration, bien-être, sécurité

Facteurs liés au contexte (*intrinsèques ou extrinsèques*)

Danger (réel ou perçu) menaçant le concept de soi

- Perte de statut ou de prestige
- Échec (ou succès)
- Dilemmes d'ordre éthique
- Non-reconnaissance par les autres
- Perte de biens ayant une grande valeur affective

Perte (réelle ou perçue) de personnes clés

- Décès
- Séparation temporaire ou permanente
- Divorce
- Déménagement
- Pressions culturelles

Danger (réel ou perçu) menaçant l'intégrité physique

- Agonie
- Interventions effractives
- Voies de fait
- Maladie

Modification (réelle ou perçue) de l'environnement

- Hospitalisation
- Retraite
- Risque d'accident
- Déménagement
- Exposition à des polluants

Changement (réel ou perçu) dans le statut socioéconomique

- Chômage
- Promotion
- Nouvel emploi

Transmission de l'anxiété éprouvée

Facteurs liés à la croissance et développement (*impossibilité d'accomplir ou de réussir une tâche développementale*)

Nourrisson, enfant

Séparation

Mutilation

Relations avec les pairs

Réussites

Adolescent

Développement sexuel

Relations avec les pairs

Quête d'autonomie

Adulte

Grossesse

Éducation des enfants

Cheminement de carrière
Effets du vieillissement
Retraite

Personne âgée

Perte des capacités sensorielles ou motrices
Difficultés financières

Résultats escomptés/Critères d'évaluation

- La personne décrira son anxiété et ses stratégies d'adaptation.
- La personne dira qu'elle se sent mieux, tant physiquement que psychologiquement.
- La personne combattra l'anxiété par des mécanismes d'adaptation efficaces, ce qui se manifestera par (préciser).

Interventions infirmières

1. Évaluer le degré d'anxiété : anxiété légère, modérée, grave, panique.
2. Rassurer et réconforter la personne.
   a) Rester auprès d'elle.
   b) S'abstenir de lui faire faire des choix et ne pas lui demander de prendre des décisions.
   c) Parler lentement et calmement, en s'exprimant par des phrases courtes et simples.
   d) Être consciente de ses propres inquiétudes de façon à éviter le renforcement réciproque de l'anxiété.
   e) Communiquer de la compréhension et de l'empathie par sa présence tranquille, par le toucher et en autorisant l'épanchement (larmes et paroles), etc.
3. Supprimer les facteurs d'excitation (par exemple : amener la personne dans une pièce plus calme) ; veiller à ce qu'elle ne soit pas trop souvent en contact avec d'autres personnes anxieuses (malades ou membres de la famille).

4. Aider la personne à reconnaître son anxiété et à faire face à ses problèmes quand l'anxiété a suffisamment diminué pour permettre l'apprentissage.
   a) Inciter la personne à se rappeler des épisodes d'anxiété semblables et à les analyser.
   b) Si ses stratégies d'adaptation sont inefficaces, rechercher avec elle d'autres possibilités de comportement.
5. Aider la personne à intégrer sa colère.
   a) Reconnaître la présence de la colère (sentiments de frustration, d'anxiété ou d'impuissance, irritabilité, éclats verbaux, etc.).
   b) Reconnaître ses propres réactions au comportement du client; être consciente de ce que l'on ressent quand on travaille avec quelqu'un qui est en colère.
   c) Aider la personne à faire le lien entre les sentiments de frustration et les comportements subséquents.
   d) Établir des limites claires; expliquer à la personne exactement ce qu'on attend d'elle en lui disant, par exemple: « Je ne peux pas vous permettre de crier ainsi ou de lancer des objets. »
   e) En nommant un comportement inacceptable, proposer une autre possibilité (se retirer dans une pièce tranquille, faire de l'exercice physique, converser en tête-à-tête, etc.).
   f) Mettre au point des stratégies de modification du comportement; en discuter avec l'ensemble du personnel soignant pour assurer l'uniformité.
   g) Avoir des échanges avec la personne quand elle ne se montre pas exigeante ou manipulatrice.
6. Aider l'enfant à intégrer sa colère.
   a) L'encourager à verbaliser sa colère en lui disant, par exemple: « Comment t'es-tu senti quand on t'a fait l'injection? » « Qu'as-tu ressenti quand Marie n'a pas voulu jouer avec toi? »
   b) Lui faire savoir que la colère est acceptable en lui disant, par exemple: « Il m'arrive aussi de me fâcher quand je suis frustrée. »
   c) L'encourager à exprimer sa colère de façon acceptable (par exemple: parler fort, frapper un jouet, aller courir dehors).

7. En présence d'anxiété chronique et de mécanismes d'adaptation inefficaces, diriger la personne vers un psychiatre pour un traitement à long terme.

AUTODESTRUCTION*, RISQUE ÉLEVÉ D'

Automutilation, risque élevé d'
Suicide*, risque élevé de

DÉFINITION

Risque élevé d'autodestruction: Situation où une personne risque de se faire du tort volontairement en ayant recours à l'autodestruction, à l'automutilation ou au suicide.

Note de l'auteure

Réflexions sur le diagnostic

Le diagnostic de *Risque élevé d'autodestruction* constitue un diagnostic infirmier très général qui peut comprendre le *Risque élevé d'automutilation* et le *Risque élevé de suicide.* Quoique, au départ, ces diagnostics puissent sembler identiques, c'est l'intention qui permet de les distinguer. Le *Risque élevé d'automutilation* constitue une tentative pathologique pour soulager le stress (soulagement temporaire), tandis que le *Risque élevé de suicide* représente la volonté de mourir (soulagement permanent du stress*). Le diagnostic de *Risque élevé d'autodestruction* est également utile en tant que premier diagnostic, lorsque l'on ne possède pas suffisamment de données pour faire la distinction entre les divers diagnostics.

* Casscadden, 1992, communication personnelle.

* Ce diagnostic ne figure pas actuellement sur la liste de l'ANADI, mais l'auteure l'a ajouté par souci de clarté et pour des raisons pratiques.

FACTEURS DE RISQUE

Expression du désir ou de l'intention de se faire du mal

Expression du désir de mourir ou de se suicider

Tentatives antérieures d'autodestruction

- Maladie dépressive
- Hallucinations ou idées délirantes
- Agitation
- Désespoir
- Douleur morale
- Hostilité
- Image de soi négative
- Toxicomanie
- Difficulté à maîtriser ses impulsions
- Impuissance
- Absence de réseau de soutien

FACTEURS D'INFLUENCE

Le *Risque élevé d'autodestruction* peut être la conséquence de situations, de conflits ou de problèmes de santé divers. En voici les causes les plus fréquentes.

Facteurs liés à la maladie

Phase terminale d'une maladie

Maladie chronique

Douleur chronique

Toxicomanie

Déficience mentale (d'origine organique ou traumatique)

Trouble psychiatrique

- Schizophrénie
- Syndrome post-traumatique
- Trouble somatoforme (hypochondrie, somatisation)
- Maladie à forme bipolaire
- Trouble de la personnalité
- Crise d'adolescence

Facteurs liés au traitement

Résultats insatisfaisants d'un traitement (médical, chirurgical ou psychologique)

Prise de médicaments sur ordonnance ou en vente libre

Tout traitement à long terme

- Chimiothérapie ou radiothérapie
- Dialyse
- Injections d'insuline

Facteurs liés au contexte (*intrinsèques ou extrinsèques*)

Neurasthénie

Mécanismes d'adaptation inefficaces

Conflits conjugaux ou familiaux

Problème de toxicomanie dans la famille

Mauvais traitements infligés à un enfant

Perte réelle ou perçue

- Perte financière, chômage
- Départ d'une personne du domicile
- Statut social, prestige
- Menaces d'abandon
- Décès d'une personne clé
- Séparation, divorce

Désir de vengeance à la suite d'une attaque réelle ou perçue (blessure physique ou d'amour-propre)

Perturbation du concept de soi (voir *Perturbation du concept de soi*, p. 86.)

Facteurs liés à la croissance et au développement

Adolescent

Famille dysfonctionnelle

Pressions des pairs

Perturbation du concept de soi

Perte importante

Mauvais traitements subis dans l'enfance

Personne âgée

Retraite

Isolement social

Perte importante

Résultats escomptés/Critères d'évaluation

- La personne reconnaîtra ses tendances autodestructrices.
- La personne admettra avoir un comportement autodestructeur, s'il y a lieu.
- La personne s'engagera à réprimer son impulsivité.
- La personne reconnaîtra les facteurs déclenchants.
- La personne apprendra à reconnaître et à tolérer les sentiments désagréables.
- La personne remplacera l'autodestruction par des stratégies moins nocives, qui ne lui feront pas de mal.

Interventions infirmières

1. Montrer à la personne qu'elle est digne d'intérêt en prouvant par nos paroles et par nos gestes qu'on ne la juge pas.
   a) Faire de l'écoute active ou lui tenir compagnie si elle ne veut pas parler.
   b) Cataloguer le comportement, et non la personne.
2. Aider la personne à retrouver l'espoir et à envisager des solutions de remplacement.
3. Orienter la personne dans la réalité, s'il y a lieu. Lui signaler toute mauvaise interprétation de ses sens sans minimiser ses peurs et sans marquer de désapprobation.
4. Aider la personne à restructurer sa manière de penser ou ses sentiments.
   a) Aider la personne à reconnaître les liens étroits qui existent entre sa pensée, ses sentiments et son comportement.
   b) Aider la personne à évaluer les avantages et les inconvénients de l'autodestruction.
   c) Inciter la personne à rechercher les facteurs déclenchants.
   d) Aider la personne à adopter de nouveaux comportements.
5. Faire ressortir les stratégies d'adaptation efficaces auxquelles la personne a déjà eu recours.
6. Inciter la personne à utiliser des techniques d'affirmation positive, de méditation et de relaxation, et lui enseigner des exercices visant à rehausser l'estime de soi.
7. Conseiller à la personne d'inscrire dans son journal personnel les facteurs déclenchants, ses pensées, ses sentiments, les solutions de remplacement essayées ainsi qu'une évaluation de leur efficacité.
8. Amener la personne à prendre conscience de son corps pour lui permettre de déceler les facteurs

déclenchants et de déterminer les stades précèdant l'autodestruction.

9. Rédiger une entente de soins avec la personne.
10. Demander à la personne de jouer un rôle dans lequel elle résout des problèmes de relation et des situations proches de ses propres conflits.
11. Réduire les stimuli excessifs.
12. Intervenir dès les premiers stades d'une crise pour aider la personne à retrouver son sang-froid et ainsi prévenir une escalade qui obligerait le personnel soignant à utiliser des contentions.
13. Conseiller à la personne d'utiliser des solutions de remplacement.
    a) Expliquer à la personne qu'il y a toujours d'autres solutions.
    b) Lui faire comprendre que l'autodestruction est un choix, et non une fatalité.
    c) Lui laisser le temps d'exprimer verbalement ses pensées et ses sentiments.
    d) Lui fournir des exutoires physiques acceptables.
14. Organiser un réseau de soutien dans le milieu naturel de la personne, au besoin.
    a) Prodiguer de l'enseignement à la famille à partir des questions suivantes :
    - Comment exprimer ses sentiments d'une manière constructive ?
    - Comment reconnaître les stades qui précèdent les actes d'autodestruction ?
    - Quelles mesures prendre pour aider la personne ?
    - Comment faire face aux actes d'autodestruction et à leurs conséquences ?

    b) Donner le numéro de téléphone d'un service d'écoute d'urgence fonctionnant toute la nuit.
    c) Adresser la personne aux services suivants :
    - Orientation professionnelle ou counseling de loisir,
    - Foyer de transition,
    - Services communautaires.

Risque élevé d'automutilation

DÉFINITION

Risque élevé d'automutilation : Situation où une personne risque de commettre délibérément un acte de violence contre elle-même qui entraîne un dommage immédiat aux tissus, sans intention de se donner la mort.

FACTEURS DE RISQUE

Expression du désir ou de l'intention de s'infliger des blessures

Antécédents de tentatives de blessures envers soi-même

- Coupures
- Taillades
- Coup de couteau
- Égratignures
- Perforations avec une aiguille ou un autre instrument

FACTEURS D'INFLUENCE

Voir le diagnostic *Risque élevé d'autodestruction,* p. 43.

Risque élevé de suicide*

DÉFINITION

Risque élevé de suicide : Situation où une personne est susceptible de s'enlever directement la vie.

Note de l'auteure

Réflexions sur le diagnostic

Le diagnostic de *Risque élevé de suicide* ne figure pas sur la liste de l'ANADI, mais nous l'avons ajouté par souci de clarté. Le diagnostic de *Risque élevé de violence envers soi* fait partie des diagnostics de

* Ce diagnostic ne figure pas actuellement sur la liste de l'ANADI, mais l'auteure l'a ajouté par souci de clarté et pour des raisons pratiques.

l'ANADI, sous la rubrique *Risque élevé de violence.* La violence est définie comme une force brutale et contraignante. Or, on le sait, le suicide n'est pas nécessairement violent (une surdose de barbituriques, par exemple, peut entraîner une mort très douce). L'utilisation du mot «violence» dans ce diagnostic peut malheureusement empêcher l'infirmière de déceler un *Risque élevé de suicide* parce qu'elle croit une personne incapable de violence.

Le diagnostic de *Risque élevé de suicide* s'applique à une personne qui court un risque élevé de s'enlever la vie et qui doit être protégée. Lorsqu'elle intervient pour résoudre ce diagnostic, l'infirmière doit s'assurer que le risque est bien réel, négocier une entente de soins avec la personne et la protéger. Elle doit également traiter les problèmes de soins infirmiers sous-jacents, comme l'état dépressif, les *Stratégies d'adaptation individuelle inefficaces* ou la *Perte d'espoir.*

FACTEURS DE RISQUE

Idées suicidaires

Précédentes tentatives de suicide

Symptômes

- Stress important
- Dépression
- Hallucinations, idées délirantes
- Absence de réseau de soutien
- Faible estime de soi
- Désespoir
- Agitation extrême
- Difficulté à se dominer
- Hostilité
- Toxicomanie
- Sentiment d'impuissance

FACTEURS D'INFLUENCE

Facteurs liés à la maladie

Phase terminale d'une maladie

Alcoolisme

Maladie chronique (diabète, hypertension, etc.)

Trouble mental organique

Douleur chronique

Facteurs liés au traitement

Dialyse

Injection d'insuline ou tout traitement permanent en cours

Chimiothérapie, radiothérapie

Prise de médicaments sur ordonnance ou en vente libre

Facteurs liés au contexte (*intrinsèques ou extrinsèques*)

Conflits avec les parents ou le conjoint

Chômage

Divorce ou séparation

Perte ou risque de perte financière

Problèmes d'alcoolisme ou de toxicomanie dans la famille

Désir de rejoindre une personne aimée qui est décédée

Stratégies d'adaptation inefficaces

État dépressif

Mort d'une personne clé

Perte du statut social, du prestige

Départ d'une personne clé du domicile

Mauvais traitements subis dans l'enfance

Menace d'abandon par une personne clé

Facteurs liés à la croissance et au développement

Adolescent

Séparation d'avec la famille

Pression des pairs

Changements de rôle

Crise d'identité

Perte du soutien d'une personne clé

Problèmes familiaux ou sentimentaux

Adulte

Conflit conjugal

Difficulté à exercer le rôle de parent

Perte d'un membre de la famille

Changement de rôle

Personne âgée
Retraite
Isolement social
Perte du conjoint

Résultats escomptés/Critères d'évaluation
- La personne ne se suicidera pas.
- La personne acceptera l'aide des personnes clés et des services communautaires.
- La personne utilisera des stratégies d'adaptation efficaces pour maîtriser le stress.

Interventions infirmières

1. Évaluer le risque actuel :
   a) Élevé,
   b) Modéré,
   c) Faible.
2. Évaluer les risques à long terme :
   a) Mode de vie,
   b) Létalité du projet de suicide,
   c) Stratégies d'adaptation habituelles.
3. Appliquer des mesures de sécurité en fonction du niveau de risque.

   Soins immédiats aux personnes à risque élevé

   a) Enlever les verres, les limes à ongles, les ciseaux, le dissolvant de vernis à ongles, les miroirs, les aiguilles, les rasoirs, les cannettes de boisson gazeuse, les sacs en plastique, les briquets, les appareils électriques, les ceintures, les cintres, les couteaux, les pinces à épiler, l'alcool, les armes.

   b) Servir les repas dans un endroit où l'on peut garder la personne sous surveillance, de préférence dans l'unité de soins ou dans sa chambre.

   c) Lorsqu'on donne des comprimés à la personne, s'assurer qu'elle les avale tous.

d) Désigner un membre du personnel pour surveiller la personne. Veiller à ce qu'il puisse être relayé.

e) Veiller à ce que la personne ne sorte pas de l'unité de soins, à moins qu'elle n'ait à subir des examens ; auquel cas, elle devra être accompagnée par un membre du personnel.

f) Informer les visiteurs des objets interdits.

g) Obliger la personne à porter une chemise d'hôpital pour éviter qu'elle ne s'enfuie.

h) Fouiller la chambre régulièrement, selon le règlement de l'établissement.

i) Placer la personne en isolement de protection et utiliser des contentions, au besoin (ce sujet est traité au diagnostic *Risque élevé de violence*, p. 409).

j) Avertir la police si la personne s'enfuit de l'établissement.

4. Informer tous les membres du personnel verbalement et par écrit que la personne a des tendances autodestructrices.
5. Établir une entente de non-suicide avec la personne (et avec sa famille si elle n'est pas hospitalisée) et rédiger cette entente par écrit.
6. Inciter la personne à exprimer sa colère et son hostilité d'une façon acceptable.
7. Ne pas laisser la personne ruminer sur le suicide ou sur ses tentatives précédentes.
8. Aider la personne à reconnaître les facteurs prédisposants : « Que s'est-il passé avant que ces idées ne vous viennent à l'esprit ? »
9. L'aider à analyser les facteurs de stress dans sa vie et les stratégies d'adaptation efficaces qu'elle utilisait auparavant.
10. Rechercher avec la personne des solutions de remplacement.
11. Anticiper les situations de stress qui risquent de se présenter et aider la personne à prévoir des solutions de remplacement.
12. Faire participer la personne à l'élaboration des objectifs de traitement et à l'évaluation de ses progrès.

13. Expliquer aux personnes clés comment reconnaître une augmentation des risques de suicide : changement de comportement, signes verbaux et non verbaux, repli sur soi, signes d'un état dépressif.
14. Donner à la personne le numéro de téléphone d'un service d'écoute téléphonique d'urgence ouvert toute la nuit.
15. L'adresser à un psychiatre pour un suivi permanent.

BIEN-ÊTRE*, ALTÉRATION DU

Douleur
Douleur chronique

DÉFINITION

Altération du bien-être : Sensation désagréable ressentie à la suite d'un stimulus nocif.

Note de l'auteure

Réflexions sur le diagnostic

Le diagnostic *Altération du bien-être* peut décrire diverses sensations désagréables, notamment les démangeaisons (prurit), la lourdeur articulaire et musculaire engendrée par l'immobilité, la faim occasionnée par le jeûne, les nausées et les vomissements. En présence de nausées et de vomissements, l'infirmière doit vérifier s'il s'agit d'une *Altération du bien-être* ou d'un *Risque élevé d'altération de la nutrition : déficit nutritionnel.* Quand il s'agit de brefs épisodes de nausées et de vomissements faisant suite à une opération, on écrira : *Altération du bien-être reliée aux effets de l'anesthésie ou des analgésiques.*

* Ce diagnostic ne figure pas actuellement sur la liste de l'ANADI, mais l'auteure l'a ajouté par souci de clarté et pour des raisons pratiques.

Par contre, quand les nausées et les vomissements sont susceptibles de limiter l'apport alimentaire, on dira plutôt: *Risque élevé d'altération de la nutrition: déficit nutritionnel relié aux nausées et aux vomissements consécutifs à (préciser).*

Le diagnostic *Altération du bien-être* peut également décrire plusieurs sensations désagréables reliées à une maladie ou à un traitement comme la radiothérapie.

CARACTÉRISTIQUES

essentielle (*doit être présente*)

Malaise (manifesté ou signalé par la personne)

secondaires (*peuvent être présentes*)

Réaction du système nerveux autonome en cas de douleur aiguë

- Augmentation de la pression artérielle
- Diaphorèse
- Mydriase
- Accélération du pouls
- Augmentation de la fréquence respiratoire

Position recroquevillée

Masque de douleur

Larmes, gémissements

Sensation de lourdeur abdominale

Irritation cutanée

FACTEURS D'INFLUENCE (*les plus courants*)

Facteurs liés à la maladie

Trouble de l'appareil locomoteur

- Fracture
- Atteinte de la moelle épinière
- Contracture
- Spasme
- Arthrite

Trouble splanchnique

- Problème cardiaque
- Problème hépatique
- Problème pulmonaire
- Problème rénal
- Problème intestinal

Cancer

Trouble vasculaire
- Angiospasme
- Phlébite
- Occlusion
- Vasodilatation (céphalée)

Inflammation
- Nerfs
- Bourses séreuses
- Muscles
- Tendons
- Articulations

Maladie contagieuse (rubéole, varicelle)

Facteurs liés au traitement

Traumatisme (intervention chirurgicale, accident)

Examen diagnostique
- Examen effractif (urographie intraveineuse, par exemple)
- Ponction veineuse

Médicaments

Radiothérapie

Chimiothérapie

Facteurs liés au contexte (*intrinsèques ou extrinsèques*)

Immobilité ou adoption d'une mauvaise position

Suractivité

Pression continue (plâtre serré, port d'un bandage ACE)

Grossesse, accouchement, suites d'un accouchement

Réaction allergique

Produits chimiques irritants

Stress

Facteurs liés à la croissance et au développement

Nouveau-né

Colique

Bébé

Percée dentaire

Otalgie

Enfant

Douleur abdominale récurrente

Douleurs de croissance

Adolescent

Maux de tête

Douleur thoracique

Dysménorrhée

Douleur

DÉFINITION

Douleur : Situation où une personne subit et signale une souffrance intense ou une sensation de malaise.

Note de l'auteure

Réflexions sur le diagnostic

Ce diagnostic s'applique à toute personne qui souffre. Dans certains cas, la douleur aiguë est à l'origine d'une autre réaction justifiant un diagnostic infirmier : par exemple, *Anxiété reliée à des épisodes de douleur thoracique et à un pronostic incertain,* ou encore *Altération de la mobilité physique reliée à la douleur engendrée par une incision chirurgicale.*

CARACTÉRISTIQUES

Donnée subjective

Description des caractéristiques de la douleur (verbalement ou d'après un code)

Données objectives

Comportements de défense ou d'autoprotection

Repli sur soi

Baisse de concentration (altération de la perception temporelle, retrait social, altération des opérations de la pensée)

Comportements de diversion (gémissements, larmes, va-et-vient dans la pièce, quête de compagnie ou d'activités, agitation)

Masque de douleur (yeux ternes, air abattu, visage figé ou tics, grimaces)

Altération du tonus musculaire (pouvant aller de la flaccidité à la rigidité)

Réactions du système nerveux autonome (diaphorèse, changement dans la pression artérielle et le pouls, dilatation des pupilles, augmentation ou diminution de la fréquence respiratoire) absentes dans la douleur chronique et stable

FACTEURS D'INFLUENCE

Voir le diagnostic *Altération du bien-être*, p. 53.

Résultats escomptés/Critères d'évaluation

- La personne reconnaîtra que les autres comprennent qu'elle souffre.
- La personne aura été soulagée de la douleur, ce qui se manifestera par (préciser).

(Selon l'âge et les capacités de l'enfant)

- L'enfant expliquera d'où vient sa douleur.
- L'enfant reconnaîtra les facteurs d'aggravation ou d'atténuation de la douleur.
- L'enfant dira quelles mesures de soulagement de la douleur le réconfortent le plus.

Interventions infirmières

Douleur chez l'adulte

1. Fournir les explications nécessaires.
   a) Expliquer à la personne les causes de la douleur, si possible.
   b) Lui dire combien de temps durera la douleur, si possible.
   c) Donner des explications détaillées sur les examens diagnostiques et les interventions, en lui précisant, par exemple, les sensations désagréables qu'elle ressentira et la durée approximative de l'examen ou de l'intervention (« Pendant l'urographie intraveineuse, vous ressentirez peut-être une bouffée de chaleur dans tout le corps ; cela ne durera qu'un moment. »)
2. Pour diminuer la peur de la dépendance aux traitements, donner des informations exactes et précises.

3. Faire savoir à la personne que l'on comprend et accepte sa réaction à la douleur.
   a) Reconnaître qu'elle souffre.
   b) L'écouter attentivement quand elle parle de sa douleur.
   c) Lui faire comprendre qu'on lui pose des questions pour mieux comprendre sa douleur, et non parce que l'on doute qu'elle soit réelle.
4. Vérifier si les membres de la famille entretiennent des idées erronées sur la douleur ou son traitement.
5. Discuter des facteurs d'aggravation ou d'atténuation de la douleur (par exemple, la douleur est aggravée par la fatigue, soulagée par les diversions).
   a) Prendre à part les membres de la famille et les encourager à exprimer leurs inquiétudes (certains peuvent avoir peur que la personne n'utilise sa douleur pour manipuler son entourage, par exemple).
   b) Déterminer si les membres de la famille doutent du caractère réel de la douleur ; si tel est le cas, leur expliquer les effets de ce doute sur la douleur et sur la qualité des relations interpersonnelles.
   c) Inciter la famille à accorder aussi de l'attention à la personne quand elle ne manifeste pas de douleur.
6. Prendre des mesures pour que la personne puisse se reposer pendant la journée et profite de périodes de sommeil ininterrompues la nuit (il est important qu'elle se repose aux heures où la douleur est moins forte).
7. Expliquer à la personne et à sa famille les effets thérapeutiques de la diversion et d'autres méthodes de soulagement de la douleur.
8. Enseigner une technique simple de diversion à employer en cas de douleur aiguë (compter à voix basse ou compter mentalement les objets représentés dans une image ou les motifs du papier peint, se concentrer sur le rythme de sa respiration, écouter de la musique et augmenter le volume quand la douleur augmente, par exemple).

9. Expliquer à la personne et à sa famille les différentes méthodes non effractives qui permettent de soulager la douleur et ce qui les rend efficaces.

   a) Relaxation
   - Enseigner les techniques qui atténuent la douleur en réduisant la tension des muscles squelettiques.
   - Favoriser la détente par une friction du dos, un massage ou un bain chaud.
   - Demander à la personne de ne pratiquer qu'une seule technique de relaxation à la fois (respirer lentement et de façon rythmée, ou séquence: respirer profondément, serrer les poings, bâiller, par exemple).

   b) Stimulation cutanée
   - Expliquer les différentes méthodes de stimulation de la peau et leurs effets sur la douleur.
   - Expliquer chacune des méthodes suivantes et les précautions qu'elles exigent:
     - Bouillotte,
     - Coussin chauffant électrique,
     - Bain chaud,
     - Compresse d'eau chaude,
     - Chaleur du soleil d'été,
     - Pellicule de plastique appliquée sur la zone douloureuse (genou ou coude, par exemple) pour conserver la chaleur corporelle.
   - Expliquer chacune des méthodes suivantes et les précautions qu'elles exigent:
     - Application d'une serviette imbibée d'eau froide,
     - Immersion dans l'eau froide (une petite partie du corps seulement),
     - Sac de glace,
     - Enveloppement de colloïde froid,
     - Massage avec de la glace.
   - Expliquer les effets thérapeutiques des préparations au menthol, des frictions et des massages du dos.

10. Administrer les analgésiques prescrits de façon à assurer un maximum de soulagement.

11. Revoir la personne une demi-heure après l'administration d'un analgésique pour en évaluer l'efficacité.

12. Rectifier les notions erronées (danger de dépendance aux traitements, doutes quant à l'existence de la douleur, par exemple) en fournissant des renseignements exacts et précis à la personne qui souffre et à sa famille.
13. Prendre à part les membres de la famille et leur donner la possibilité d'exprimer leurs craintes, leur colère et leur frustration ; reconnaître que la situation est difficile.
14. Inviter la personne à parler de la douleur qu'elle a ressentie.

Douleur chez l'enfant

1. Recueillir des données sur la douleur de l'enfant.
   a) Demander à l'enfant, si possible, quelle est selon lui la cause de sa douleur.
   b) Demander à l'enfant de montrer l'endroit où il a mal.
   c) Pour évaluer la douleur de l'enfant âgé de moins de cinq ans, employer une échelle visuelle qui comprend cinq visages aux expressions diverses : expression heureuse = 1, larmes = 5.
   d) À partir de cinq ans, demander à l'enfant d'évaluer sa douleur en utilisant une échelle de 0 à 5 : absence de douleur = 0, douleur intolérable = 5.
   e) Demander à l'enfant ou aux parents ce qui accentue la douleur et ce qui la soulage.
   f) Déterminer si la douleur est accentuée par la peur, la solitude ou l'anxiété.
2. Établir un sentiment de sécurité chez l'enfant en lui donnant des explications franches et la possibilité de faire des choix.
   a) Dire la vérité. Préciser notamment :
      - l'intensité de la douleur,
      - la durée,
      - les mesures qui pourront la soulager.
   b) Ne pas formuler de menaces. (« Tiens-toi tranquille, sinon tu ne pourras pas retourner chez toi. »)
   c) Expliquer clairement à l'enfant et répéter souvent que la douleur n'est pas une punition qu'on lui inflige.

d) Expliquer aux parents que l'enfant peut avoir tendance à pleurer davantage quand ils sont présents, mais que leur présence est nécessaire pour gagner sa confiance.

e) Expliquer à l'enfant que l'intervention est nécessaire pour sa guérison et qu'il ne doit pas bouger pour qu'elle se termine au plus vite.

f) Expliquer aux parents qu'il est important de dire la vérité. Leur recommander notamment :
- de dire à l'enfant quand ils vont partir et quand ils vont revenir ;
- de dire à l'enfant qu'ils ne peuvent pas supprimer sa douleur, mais qu'ils resteront auprès de lui (à moins que cela ne leur soit interdit).

g) Donner aux parents la possibilité d'exprimer leur sentiment d'impuissance face aux souffrances de leur enfant.

3. Préparer l'enfant lorsqu'il doit subir une intervention douloureuse.

a) Discuter de l'intervention avec les parents ; leur demander ce qu'ils ont dit à l'enfant.

b) Expliquer l'intervention en employant les mots adaptés à l'âge et à la maturité de l'enfant.

c) Décrire à l'enfant les sensations désagréables qu'il va éprouver (toucher, goût, vue, odorat, etc.).

d) Inviter l'enfant à poser des questions avant et pendant l'intervention ; lui demander de raconter comment il imagine l'intervention à venir et pourquoi.

e) Si l'enfant a plus de trois ans et demi, on peut lui dire par exemple :

« Je m'attends à ce que tu restes immobile, et ça me fera plaisir de savoir que tu es capable d'y parvenir. »

« Tu peux pleurer ou serrer ma main si tu as mal. »

f) Prendre les dispositions nécessaires pour que les parents assistent à l'intervention, surtout si l'enfant a moins de 10 ans.

4. Proposer à l'enfant de lui montrer une méthode de diversion qu'il pourra utiliser pendant l'intervention (il ne faut pas chercher à distraire l'enfant sans l'avoir averti qu'il va ressentir de la douleur, car il perdra confiance).
   a) Raconter une histoire avec une marionnette.
   b) Demander à l'enfant de nommer ou de compter les objets représentés dans une image.
   c) Demander à l'enfant de regarder une image et d'y repérer des éléments (« Où est le chien ? »).
   d) Demander à l'enfant de parler de son animal préféré.
   e) Demander à l'enfant de compter le nombre de fois que l'on cligne des yeux.
5. Assurer l'intimité de l'enfant tout au long de l'intervention douloureuse ; la faire dans une salle de traitement plutôt que dans le lit de l'enfant.
6. Aider l'enfant à atténuer les répercussions de la douleur.
   a) L'avertir quand l'intervention est terminée.
   b) S'il s'agit d'un très jeune enfant, lui montrer que l'intervention est terminée en le prenant dans ses bras.
   c) L'inciter à dire ce qu'il a ressenti (en dessinant ou en jouant avec une poupée).
   d) Lui proposer de refaire l'intervention sur une poupée en employant le même matériel.
   e) Le féliciter pour son courage et la façon dont il s'est comporté, quelle qu'ait été sa conduite (à moins qu'il n'ait été violent).
   f) Lui donner un souvenir de l'intervention (sparadrap, badge, macaron).
   g) Lui proposer de noter dans un carnet les dates et les heures des expériences douloureuses et prévoir une récompense chaque fois qu'il atteint un objectif comportemental (une étoile dorée chaque fois qu'il reste immobile pendant une injection ou une ponction veineuse, par exemple).

Douleur chronique

DÉFINITION

Douleur chronique: Souffrance persistante ou intermittente depuis plus de six mois.

CARACTÉRISTIQUES

essentielle (*doit être présente*)

La personne dit que la douleur est présente depuis plus de six mois (dans certains cas, aucune autre donnée n'est disponible).

secondaires (*peuvent être présentes*)

Malaise

Colère, frustration ou neurasthénie causées par la douleur

Masque de douleur

Anorexie, perte pondérale

Insomnie

Mouvements d'autoprotection

Spasmes musculaires

Rougeur, œdème, sensation de chaleur

Changements dans la couleur de la zone douloureuse

Réflexes anormaux

FACTEURS D'INFLUENCE

Voir le diagnostic *Altération du bien-être,* p. 54.

Résultats escomptés/Critères d'évaluation

- La personne constatera que les autres reconnaissent sa souffrance.
- La personne appliquera des mesures de soulagement non effractives.
- La personne dira que la douleur a diminué et qu'elle-même est plus active, ce qui se manifestera par (préciser).

Interventions infirmières

1. Évaluer la douleur ; en déterminer l'intensité à son paroxysme et à son minimum.
2. Aider la personne à surmonter sa peur de la dépendance aux traitements en lui fournissant des informations exactes et précises.
3. Faire savoir à la personne que l'on comprend et accepte sa réaction à la douleur.
   a) Reconnaître qu'elle souffre.
   b) L'écouter attentivement quand elle parle de sa douleur.
   c) Lui expliquer qu'on lui pose des questions pour mieux comprendre sa douleur, et non parce que l'on doute qu'elle soit réelle.
4. Vérifier si les membres de la famille entretiennent des idées erronées sur la douleur ou son traitement.
5. Discuter des facteurs d'aggravation ou d'atténuation de la douleur (par exemple, la douleur est aggravée par la fatigue, soulagée par les diversions).
   a) Prendre à part les membres de la famille et les encourager à exprimer leurs inquiétudes (certains peuvent avoir peur que la personne n'utilise sa douleur pour manipuler son entourage).
   b) Déterminer si les membres de la famille doutent de l'existence de la douleur. Si tel est le cas, leur expliquer les effets de ce doute sur la douleur et sur la qualité des relations interpersonnelles.
   c) Inciter la famille à accorder aussi de l'attention à la personne quand elle ne manifeste pas de douleur.
6. Prendre des mesures pour que la personne puisse se reposer pendant la journée et qu'elle ait des périodes de sommeil ininterrompues la nuit (il est important qu'elle se repose aux heures où la douleur est moins forte).

7. Expliquer à la personne et à sa famille les effets thérapeutiques de la diversion et d'autres méthodes de soulagement de la douleur.
8. Expliquer à la personne et à sa famille les différentes méthodes non effractives qui permettent de soulager la douleur et ce qui les rend efficaces.
   a) Relaxation
   - Enseigner les techniques qui atténuent la douleur en réduisant la tension des muscles squelettiques.
   - Favoriser la détente par une friction du dos, un massage ou un bain chaud.
   - Demander à la personne de ne pratiquer qu'une seule technique de relaxation à la fois (respirer lentement et de façon rythmée, ou séquence : respirer profondément, serrer les poings, bâiller, par exemple).

   b) Stimulation cutanée
   - Expliquer les différentes méthodes de stimulation de la peau et leurs effets sur la douleur.
   - Expliquer chacune des méthodes suivantes et les précautions qu'elles exigent :
     – Bouillotte,
     – Coussin chauffant électrique,
     – Bain chaud,
     – Compresse d'eau chaude,
     – Chaleur du soleil d'été,
     – Pellicule de plastique appliquée sur la zone douloureuse (genou ou coude, par exemple) pour conserver la chaleur corporelle.
   - Expliquer chacune des méthodes suivantes et les précautions qu'elles exigent :
     – Application d'une serviette imbibée d'eau froide,
     – Immersion dans l'eau froide (une petite partie du corps seulement),
     – Sac de glace,
     – Enveloppement de colloïde froid,
     – Massage avec de la glace
   - Expliquer les effets thérapeutiques des préparations au menthol, des frictions et des massages du dos.
9. Administrer les analgésiques prescrits de façon à assurer un maximum de soulagement.

10. Revoir la personne une demi-heure après l'administration d'un analgésique pour en évaluer l'efficacité.
11. Rectifier les notions erronées (danger de dépendance aux traitements, doutes quant à l'existence de la douleur, par exemple) en fournissant des renseignements exacts et précis à la personne qui souffre et à sa famille.
12. Demander à la personne et à sa famille quels sont les effets de la douleur sur sa vie :
    a) Fonctionnement (rendement au travail, obligations familiales),
    b) Interactions sociales,
    c) Situation financière,
    d) Activités de la vie quotidienne (sommeil, alimentation, activités, vie sexuelle),
    e) Cognition et humeur (capacité de concentration, moral),
    f) Dynamique familiale (réaction des membres de la famille).
13. Expliquer le lien entre la douleur chronique et la neurasthénie.
14. Discuter avec la personne et sa famille des formes de traitement disponibles (thérapie familiale, thérapie de groupe, modification du comportement, rétroaction biologique, hypnose, acupuncture, programme d'exercices).

CHAGRIN (DEUIL)*

Chagrin (deuil) dysfonctionnel
Chagrin (deuil) par anticipation

DÉFINITION

Chagrin (deuil) : Réaction humaine naturelle (psychologique et physiologique) d'une personne ou d'une

* Ce diagnostic ne figure pas actuellement sur la liste de l'ANADI, mais l'auteure l'a ajouté par souci de clarté et pour des raisons pratiques.

famille à une perte réelle ou ressentie (personne, objet, fonction, statut, relation).

Note de l'auteure

Réflexions sur le diagnostic

Les diagnostics de *Chagrin (deuil)*, de *Chagrin (deuil) par anticipation* et de *Chagrin (deuil) dysfonctionnel* sont les trois réactions possibles d'une personne ou d'une famille face à une perte. Chez l'être humain, une période de peine accompagne habituellement une perte. Durant cette période, qui est de durée variable, la personne effectue un travail de deuil, c'est-à-dire un cheminement par étapes devant la mener à la résolution du chagrin.

Le diagnostic *Chagrin (deuil) par anticipation* décrit la réaction d'une personne qui a commencé son deuil avant la perte, tandis que le diagnostic *Chagrin (deuil) dysfonctionnel* concerne l'inadaptation d'une personne qui ne passe pas par le processus de deuil ou qui reste en deuil trop longtemps. Quel que soit le type de chagrin, l'infirmière doit aider la personne à traverser le processus de deuil. Pour le diagnostic de *Chagrin (deuil) dysfonctionnel*, elle doit de plus chercher à réduire les réactions excessives, prolongées et problématiques.

CARACTÉRISTIQUES

essentielles (*doivent être présentes*)

Perte réelle, ressentie ou anticipée (personne, objet, fonction, statut, relation), signalée par la personne

Reconnaissance de la gravité ou de l'importance de la perte par la personne

secondaires (*peuvent être présentes*)

Déni

Culpabilité

Colère

Désespoir

Dévalorisation

Idées suicidaires

Larmes

Tristesse

Idées délirantes

Phobies

Comportements indiquant la recherche et un désir ardent de l'objet perdu

Incapacité de se concentrer

Hallucinations visuelles, auditives ou tactiles ayant pour objet la personne décédée

FACTEURS D'INFLUENCE

Facteurs liés à la maladie

Perte d'une fonction ou d'un membre (réelle ou potentielle) reliée à un traumatisme ou à un trouble : neurologique ; cardiovasculaire ; sensoriel ; musculosquelettique ; digestif ; respiratoire ; rénal

Facteurs liés au traitement

Dialyse

Opération (mastectomie, colostomie, hystérectomie, etc.)

Facteurs liés au contexte (*intrinsèques ou extrinsèques*)

Négation de la perte par les autres

Obtention de compensations (bénéfices secondaires)

Douleur chronique

Phase terminale d'une maladie

Mort

Changements dans le mode de vie
- Naissance d'un enfant
- Séparation
- Divorce
- Perte d'emploi
- Mariage
- Départ d'un enfant (études à l'extérieur, mariage, etc.)

Obligation d'être « fort » pour combler les attentes des autres

Nature de la relation (avec la personne que l'on perd)

Pertes ou crises répétées

Réseau de soutien social inadéquat

Accouchement d'un enfant mort-né, avortement provoqué ou spontané

Facteurs liés à la croissance et au développement

Pertes liées au vieillissement

- Amis
- Fonction
- Emploi
- Chez-soi

Pertes symboliques

- Rejet social consécutif à un deuil, à un handicap ou à une maladie visible
- Perte des espoirs et des rêves
- Perte d'autonomie

Résultats escomptés/Critères d'évaluation

- La personne exprimera son chagrin.
- La personne verbalisera ce que représente la mort ou la perte pour elle.
- La personne parlera de son chagrin avec les personnes clés dans sa vie (enfants, conjoint).

Interventions infirmières

1. Gagner la confiance de la personne.
2. Offrir un soutien à la personne et à la famille.
3. Expliquer les réactions provoquées par la perte :
   a) Choc et incrédulité,
   b) Prise de conscience de la perte,
   c) Récupération,
   d) Manifestations somatiques.
4. Faire un retour sur les expériences passées.
5. Déceler et mettre en valeur les forces de chaque membre de la famille.
6. Inciter les membres de la famille à évaluer leurs sentiments et à se soutenir mutuellement.
7. Aider la famille à traverser chaque étape du processus de deuil.
   a) Face au déni
   - Expliquer aux autres membres de la famille pourquoi l'un d'eux nie la perte.

- Ne pas forcer la personne à dépasser l'étape du déni sans y être préparée émotionnellement.

b) Face à l'isolement
- Accorder des moments d'intimité à la personne.
- Encourager la personne et sa famille à reprendre graduellement leur vie sociale (groupe de soutien, groupe religieux, etc.).

c) Face à la mélancolie
- Évaluer la gravité de la mélancolie et intervenir en conséquence.
- Faire preuve d'empathie et montrer à la personne qu'on comprend son chagrin. («Ce doit être très difficile.»)

d) Face à la colère
- Expliquer à la famille que la colère est une façon d'essayer d'avoir de l'emprise sur son milieu quand on se sent impuissant face à la perte subie.
- Encourager les membres de la famille à verbaliser leur colère.

e) Face à la culpabilité
- Inciter la personne à chercher les côtés positifs de sa relation avec la personne défunte.
- Ne pas relever les propos de la personne exprimant la culpabilité et ne pas tomber avec elle dans le piège des regrets.

f) Face à la peur
- Concentrer son attention sur le présent et créer une atmosphère sécurisante.

g) Face au rejet
- Expliquer aux membres de la famille la signification de cette réaction.

8. Aider l'enfant à traverser chaque étape du processus de deuil.

a) Encourager les parents et le personnel à dire la vérité à l'enfant et à lui donner des explications qu'il peut comprendre.

b) Demander aux parents et aux proches de bien entourer les enfants pendant le processus de deuil.

c) Explorer avec l'enfant sa conception de la mort en tenant compte de son stade développemental.

d) Corriger toutes les idées préconçues sur la mort, la maladie et les rituels (funérailles, etc.).

e) Préparer l'enfant aux réactions de deuil des autres.

f) Si l'enfant assiste aux funérailles ou se rend au salon funéraire, lui expliquer d'abord en détail le déroulement de l'événement, les rites qui s'y rattachent et le comportement que les personnes en deuil doivent adopter (la famille peut planifier une courte visite de l'enfant, de préférence avant que les visiteurs n'arrivent).

g) Permettre à l'enfant d'exprimer ses craintes.

h) Laisser l'enfant dans sa famille lors du processus de deuil.

i) Donner des explications précises sur la maladie ou la mort du frère ou de la sœur de l'enfant.

9. Reconnaître les facteurs qui prédisposent une personne au *Chagrin (deuil) dysfonctionnel*:

a) Absence d'émotions,

b) Relations conflictuelles avec la personne décédée,

c) Utilisation de stratégies d'adaptation inefficaces dans le passé.

10. Expliquer à la personne et à sa famille quels sont les signes de résolution du chagrin.
11. Rechercher des organismes ou des services susceptibles d'aider la personne à traverser le processus de deuil.

Chagrin (deuil) dysfonctionnel

DÉFINITION

Chagrin (deuil) dysfonctionnel: Situation où une personne ou un groupe n'arrive pas à résoudre son deuil et présente des comportements néfastes.

Note de l'auteure

Réflexions sur le diagnostic

Face à une perte, chacun réagit de façon personnelle. Les réactions face à une perte grave ne devraient pas être considérées comme dysfonctionnelles sans une évaluation plus approfondie de leur gravité réelle. Le *Chagrin (deuil) dysfonctionnel* se reconnaît par la présence de caractéristiques de manière soutenue ou prolongée. Il faut attendre quelques mois et parfois même un an après la perte pour confirmer ce diagnostic. Lorsqu'une infirmière soupçonne qu'une personne risque de ne pas reprendre une vie normale après la perte, il est plus approprié de formuler le diagnostic de *Risque élevé de chagrin (deuil) dysfonctionnel.*

CARACTÉRISTIQUES

essentielles (*doivent être présentes*)

Incapacité de s'adapter à la perte

Déni prolongé et mélancolie

Réaction émotionnelle retardée

Incapacité de mener une vie normale

secondaires (*peuvent être présentes*)

Isolement social ou repli sur soi

Inaptitude à créer de nouveaux liens ou à se créer de nouveaux intérêts

Incapacité de refaire sa vie après la perte

FACTEURS D'INFLUENCE

Voir le diagnostic *Chagrin (deuil)*, p. 68.

Résultats escomptés/Critères d'évaluation

- La personne acceptera la perte.
- La personne décrira les sentiments normaux qu'engendre une perte.
- La personne saura où trouver de l'aide et entreprendra des démarches en ce sens.

Interventions infirmières

1. Expliquer à la personne et à la famille les étapes normales du processus de deuil*:
   a) Acceptation de la perte,
   b) Douleur,
   c) Adaptation à la perte,
   d) Création de nouveaux liens.
2. Encourager les membres de la famille à décrire comment ils perçoivent la situation et y réagissent.
3. Si le déni persiste, voir *Déni non constructif*, p. 367.
4. Parler de la perte en termes réalistes.
5. Expliquer les aspects positifs et négatifs de la perte.
6. Évaluer les risques de suicide. (Voir *Risque élevé de suicide*, p. 51.)
7. Inviter les membres de la famille à exprimer leurs sentiments de culpabilité et d'ambivalence. Leur confirmer que ce sont des réactions normales.
8. Corriger toutes les fausses idées.
9. Insister sur les stratégies d'adaptation efficaces utilisées dans le passé.
10. Parler des services communautaires où la famille peut partager son expérience avec d'autres.
11. Diriger la famille vers un thérapeute au besoin.

Chagrin (deuil) par anticipation

DÉFINITION

Chagrin (deuil) par anticipation: Réaction d'une personne ou d'un groupe à une perte avant qu'elle ne se produise.

---

* J. Worden, *Grief counseling and grief therapy: A handbook for the mental health practitioner*, New York, Springer, 1982.

CARACTÉRISTIQUES

essentielle (*doit être présente*)

Expression de détresse face au risque de perte

secondaires (*peuvent être présentes*)

Déni

Culpabilité

Colère

Tristesse

Altération des habitudes alimentaires

Altération des habitudes de sommeil

Altération des rapports sociaux

Altération des modes de communication

Diminution de la libido

FACTEURS D'INFLUENCE

Voir le diagnostic *Chagrin (deuil)*, p. 68.

Résultats escomptés/Critères d'évaluation

- La personne exprimera son chagrin.
- La personne participera à la prise des décisions concernant l'avenir.
- La personne parlera de ses problèmes avec les personnes clés dans sa vie.

Interventions infirmières

1. Inviter la personne à exprimer ses inquiétudes.
2. Favoriser l'intégrité de la personne et de la famille en reconnaissant leurs forces.
3. Préparer la personne et la famille aux réactions de chagrin.
4. Favoriser la solidarité de la famille.

5. Aider la famille à retrouver l'espoir.
   a) Fournir des informations exactes et précises.
   b) Résister à la tentation de donner de faux espoirs.
   c) Aborder sans réticence les inquiétudes de la famille.
6. Aider la famille à traverser chaque étape du processus de deuil.
   a) Face au déni
      - Amener la personne à prendre conscience de sa perte petit à petit (lorsqu'on la sent prête à faire une telle prise de conscience).

   b) Face à l'isolement
      - Toujours écouter la personne et la famille et fixer une heure régulière de rencontre.
      - Donner à la personne et à sa famille l'occasion d'explorer leurs émotions.

   c) Face à la mélancolie
      - Commencer par résoudre les problèmes simples et progresser graduellement vers des stratégies visant l'acceptation de la perte.
      - Valoriser la personne par des renforcements positifs.

   d) Face à la colère
      - Permettre à la personne de pleurer pour libérer la tension.
      - Inviter les personnes clés dans la vie de la personne en deuil et les professionnels de la santé à lui apporter leur soutien.

   e) Face à la culpabilité
      - Permettre à la personne de pleurer.
      - Chercher des moyens de résoudre le sentiment de culpabilité.

   f) Face à la peur
      - Aider la personne et sa famille à prendre conscience de leur peur.
      - Découvrir les attitudes de chacun face à la perte ou à la mort.
      - Observer les stratégies d'adaptation de la personne et de la famille.

g) Face au rejet
- Encourager la personne à verbaliser ses sentiments de rejet pour réduire sa tension émotionnelle.
- L'amener à reconnaître que l'expression de la colère peut entraîner le rejet.

7. Avertir la personne que les sédatifs et les tranquillisants peuvent inhiber ou retarder les réactions émotionnelles à la perte.
8. Décrire les signes de réaction dysfonctionnelle et veiller à ce que la personne reçoive l'aide nécessaire.
9. Inciter tous les membres de la famille à faire un examen rétrospectif de leur vie.
   a) Leur recommander fortement d'avoir recours à leur réseau de soutien social.
   b) Analyser les expériences passées et leur donner un nouveau sens.

COMMUNICATION*, ALTÉRATION DE LA

Communication verbale, altération de la

DÉFINITION

Altération de la communication: Difficulté ou risque élevé de difficulté à émettre ou à recevoir des messages (difficulté à exprimer ses pensées, ses idées ou ses désirs).

* Ce diagnostic élaboré par Rosalinda Alfaro-Lefevre ne figure pas actuellement sur la liste de l'ANADI, mais l'auteure l'a ajouté par souci de clarté et pour des raisons pratiques.

Note de l'auteure

Réflexions sur le diagnostic

Les diagnostics *Altération de la communication* et *Altération de la communication verbale* s'appliquent à des personnes qui souhaitent communiquer, mais parviennent mal à le faire. Le diagnostic *Altération de la communication* ne peut s'appliquer aux personnes qui ont de la difficulté à communiquer parce qu'elles souffrent d'une maladie mentale ou qu'elles ne peuvent plus faire face à un problème. Pour trouver le diagnostic le plus pertinent dans la situation, l'infirmière se questionnera sur le point de convergence de ses interventions. Si elle doit intervenir pour réduire les hallucinations, la peur ou l'anxiété, il vaut mieux qu'elle formule les diagnostics de *Peur* ou d'*Anxiété*.

CARACTÉRISTIQUES

essentielle (*doit être présente*)

Silence ou caractère incongru des propos ou des réponses

secondaires (*peuvent être présentes*)

Discordance entre les messages verbaux et non verbaux

Bégaiement

Bredouillement

Difficulté à trouver le mot juste

Voix faible ou inaudible

Déficience visuelle

Baisse de l'ouïe

Surdité ou inattention aux bruits ou aux voix

Confusion

Emploi du langage gestuel

Incapacité de comprendre ou de se faire comprendre (signalée par la personne)

Incapacité de parler la langue dominante du pays

FACTEURS D'INFLUENCE

Facteurs liés à la maladie

Atteinte cérébrale
- Aphasie motrice ou de réception
- Accident vasculaire cérébral (AVC)
- Souffrance cérébrale (par exemple: traumatisme au cours de l'accouchement, traumatisme crânien)
- Dépression du système nerveux central (SNC) ou augmentation de la pression intracrânienne
- Tumeur (à la tête, au cou ou à la moelle épinière)
- Trouble mental
- Hypoxie chronique ou diminution de la circulation sanguine au cerveau

Atteinte neurologique
- Tétraplégie
- Maladie du système nerveux (par exemple: myasthénie, sclérose en plaques, dystrophie musculaire)
- Paralysie des cordes vocales
- Atteinte du nerf auditif

Trouble respiratoire (par exemple: dyspnée)

Déficience auditive (surdité totale ou partielle)

Œdème ou infection du larynx

Difformité de la bouche
- Fissure labiale ou fente palatine
- Malocclusion ou fracture de la mâchoire
- Dents manquantes
- Dysarthrie

Facteurs liés au traitement

Intubation endotrachéale

Trachéostomie, trachéotomie ou laryngectomie

Intervention chirurgicale à la tête, au visage, au cou ou à la bouche

Douleur (surtout à la bouche ou à la gorge)

Médicaments (par exemple: dépresseurs du SNC, anesthésiants)

Facteurs liés au contexte (*intrinsèques ou extrinsèques*)

Communication inopportune: moment ou termes mal choisis

Absence de réactions de la part d'autrui

Refus d'écouter les commentaires d'autrui

Colère, anxiété, douleur ou fatigue

Impossibilité de se procurer un appareil auditif ou mauvais fonctionnement de l'appareil

Trouble de la parole

- Bégaiement
- Zézaiement
- Problèmes de voix
- Ankyloglosse (adhérence vicieuse de la langue)

Barrière linguistique (langue ou dialecte mal connu)

Manque d'intimité ou risques d'indiscrétions

Absence d'un système de soutien

Perte de la mémoire d'évocation récente

Facteur lié à la croissance et au développement

Personne âgée

Baisse de l'acuité auditive

Résultats escomptés/Critères d'évaluation

- La personne portera un appareil auditif (au besoin).
- Elle utilisera de nouveaux moyens de communication pour recevoir des messages (par exemple, communication écrite, langage gestuel, paroles articulées avec soin dans l'oreille qui entend le mieux).
- Elle aura amélioré sa capacité de communiquer.
- Elle comprendra de mieux en mieux ce qu'on lui dit.
- Elle dira se sentir moins frustrée lorsqu'elle doit communiquer.

Interventions infirmières

1. Appliquer des mesures visant à aider la personne à mieux entendre et à mieux comprendre.

   a) Se mettre en face de la personne pour lui parler, et articuler les mots.

b) Réduire le bruit au maximum.
  - Veiller à ce qu'une seule personne parle à la fois.
  - Éliminer les bruits de fond (fermer la porte, éteindre la radio ou la télévision).

c) Si la personne ne paraît pas comprendre ce que l'on dit, répéter la phrase, puis la reformuler.

d) Utiliser le toucher et les gestes pour appuyer la parole.

e) Si la personne ne comprend que le langage gestuel, obtenir le plus souvent possible la présence d'un interprète.

f) Si la personne fait partie d'un groupe (si elle suit des séances d'information sur le diabète, par exemple), la faire asseoir à l'avant, près du formateur, ou la faire accompagner par l'interprète.

g) Aborder la personne du côté de son oreille qui entend le mieux (si elle entend mieux de l'oreille gauche, arriver par la gauche).

h) Si la personne peut lire sur les lèvres, la regarder dans les yeux et lui parler lentement et distinctement.

i) S'assurer que l'appareil auditif fonctionne correctement.

2. Fournir à la personne de nouveaux moyens de communication.

a) Employer crayon et papier, lettres de l'alphabet, gestes, clignements des yeux, hochements de la tête, clochette.

b) Faire des fiches illustrant par des images ou des mots les phrases les plus souvent employées («Humectez mes lèvres», «Déplacez mon pied», «Donnez-moi un verre d'eau», «J'ai besoin du bassin hygiénique», par exemple).

c) Inciter la personne à désigner les objets du doigt et à communiquer par des gestes et des mimiques.

d) Consulter un orthophoniste pour savoir où l'on peut se procurer des fiches déjà faites.

3. Créer un climat de calme.

a) Parler lentement, sans hausser la voix, et faire des phrases courtes.

b) Encourager la personne à prendre son temps pour parler et à articuler avec soin.
c) Réduire les sources de distraction.
d) Reporter la conversation à plus tard quand la personne est fatiguée.

4. Appliquer des méthodes visant à améliorer la compréhension.
a) Se placer en face de la personne et la regarder dans les yeux, si possible.
b) Donner des directives simples, une étape à la fois.
c) En groupe, veiller à ce qu'une seule personne parle à la fois.
d) Inciter la personne à communiquer par des gestes et des mimiques.
e) Veiller à ce que les mots coïncident avec les gestes ; utiliser des images.
f) Ne jamais terminer la conversation sur une note d'incompréhension (au besoin, revenir à un point qui a été bien compris, par exemple).
g) Associer toujours les mêmes mots aux mêmes actions.

5. Prendre les moyens nécessaires pour comprendre la personne quand elle parle.
a) Si elle parle lentement, prendre le temps nécessaire pour l'écouter jusqu'au bout.
b) Reformuler le message à voix haute pour confirmer qu'on a bien compris.
c) Répondre à toute tentative de communication, même si elle est inintelligible, en disant par exemple : « Je ne comprends pas ce que vous dites, pouvez-vous répéter ? »
d) Ne pas relever les erreurs ni les grossièretés.
e) Ne pas faire semblant de comprendre quand tel n'est pas le cas.
f) Laisser à la personne le temps de chercher ses mots, éviter de lui souffler les mots et ne les lui fournir qu'à l'occasion.

6. Enseigner à la personne des méthodes visant à améliorer l'élocution.
a) Demander à la personne de parler moins vite et d'articuler chaque mot ; donner l'exemple à cet égard.

b) Recommander à la personne de faire des phrases courtes.

c) Conseiller à la personne de parler plus lentement ou de prendre une grande respiration avant de parler.

d) Encourager la personne à prendre son temps et à se concentrer sur l'énonciation des mots.

e) Si la communication verbale est difficile, demander à la personne d'écrire son message ou de faire un dessin.

f) Poser des questions auxquelles la personne peut répondre par oui ou non.

g) Mettre l'accent sur le présent. Éviter les sujets abstraits, touffus ou chargés d'émotion.

7. Parler ouvertement de la frustration qu'engendre l'incapacité de communiquer et expliquer que tout le monde doit se montrer patient.

8. Donner à la personne la possibilité de faire des choix: «Voulez-vous boire quelque chose? Préférez-vous un jus d'orange ou un jus de pruneaux?»

9. Enseigner des méthodes de communication adaptées aux personnes clés dans la vie du patient.

10. Si l'on ne dispose pas d'un interprète, demander à quelqu'un qui parle la langue de la personne de lui rendre visite quotidiennement. (De nombreux centres hospitaliers et services sociaux disposent d'une «banque d'interprètes» où l'on trouve les noms et les numéros de téléphone de personnes qui veulent bien servir d'interprètes.)

Altération de la communication verbale

DÉFINITION

Altération de la communication verbale: Situation où une personne qui entend bien a toutefois de la difficulté à parler ou risque d'en avoir.

CARACTÉRISTIQUES

essentielles (*doivent être présentes*)

Incapacité de parler même si l'on entend bien

et/ou

Problème d'articulation ou de praxie

secondaire (*peut être présente*)

Dyspnée

FACTEURS D'INFLUENCE

Voir le diagnostic *Altération de la communication*, p. 78.

Résultats escomptés/Critères d'évaluation

- La personne saura mieux s'exprimer.
- Elle dira qu'elle se sent moins frustrée de communiquer.

Interventions infirmières

1. Utiliser une méthode qui permettra à la personne de communiquer ses besoins de base.
2. Fournir à la personne de nouveaux moyens de communication.
   a) Employer crayon et papier, lettres de l'alphabet, gestes, clignements des yeux, hochements de tête, clochette.
   b) Faire des fiches illustrant par des images ou des mots les phrases les plus souvent employées (« Humectez mes lèvres », « Déplacez mon pied », « Donnez-moi un verre d'eau », « J'ai besoin du bassin hygiénique », par exemple).
   c) Inciter la personne à désigner les objets du doigt et à communiquer par des gestes et des mimiques.
   d) Consulter un orthophoniste pour savoir où l'on peut se procurer des fiches déjà faites.
3. Si la personne souffre de dysarthrie, prendre les mesures suivantes.
   a) Réduire les bruits de fond.

b) Inviter la personne à faire l'effort de parler moins vite et plus fort, en lui conseillant, par exemple, de prendre une respiration profonde entre chaque phrase.

c) Lui demander de répéter les mots qu'on a mal compris.

d) Si la personne est fatiguée, lui poser des questions auxquelles elle pourra répondre de façon concise.

e) Si la parole n'est pas intelligible, conseiller le recours aux gestes, aux messages écrits et aux fiches de communication.

4. Ne pas parler à la personne comme à un enfant car, la plupart du temps, sa faculté de comprendre est intacte.
5. Vérifier si la personne présente des signes de frustration ou de repli sur soi ; anticiper ses besoins, et lui poser des questions auxquelles elle pourra répondre par oui ou par non.
6. Noter au plan de soins la méthode de communication employée.
7. Enseigner des méthodes de communication aux personnes clés dans la vie du client.
8. Inciter les membres de la famille à exprimer leurs sentiments touchant les problèmes de communication.
9. Adresser la personne à un orthophoniste au début du programme thérapeutique.

CONCEPT DE SOI*, PERTURBATION DU

Estime de soi, perturbation chronique de l'
Estime de soi, perturbation de l'
Estime de soi, perturbation situationnelle de l'
Identité personnelle, perturbation de l'
Image corporelle, perturbation de l'

* Ce diagnostic ne figure pas actuellement sur la liste de l'ANADI, mais l'auteure l'a ajouté par souci de clarté et pour des raisons pratiques.

DÉFINITION

Perturbation du concept de soi : Situation dans laquelle la façon dont une personne se sent, se voit ou pense est perturbée ou risque de l'être. Le concept de soi englobe l'image corporelle, l'idéal du moi, l'estime de soi, l'exercice de son rôle et l'identité personnelle.

Note de l'auteure

Réflexions sur le diagnostic

Le concept de soi est la perception qu'une personne à d'elle-même ; cette notion englobe l'image corporelle, l'idéal du moi, l'estime de soi, l'exercice de son rôle et l'identité personnelle. Le concept de soi évolue et change constamment ; il est influencé par l'interaction de la personne avec son milieu et son entourage, ainsi que par la façon dont les autres la perçoivent.

Le diagnostic *Perturbation du concept de soi* représente une vaste catégorie diagnostique qui englobe des diagnostics infirmiers plus précis. Au début, il peut arriver que l'infirmière n'ait pas suffisamment de données cliniques pour valider un diagnostic infirmier aussi précis que *Perturbation chronique de l'estime de soi* ou *Perturbation de l'image corporelle* ; elle peut alors formuler le diagnostic *Perturbation du concept de soi* en attendant d'obtenir les données qui pourront justifier la formulation d'un diagnostic plus précis.

CARACTÉRISTIQUES

Étant donné que le diagnostic *Perturbation du concept de soi* implique un changement dans une ou plusieurs de ses cinq composantes (image corporelle, idéal du moi, estime de soi, exercice de son rôle, identité personnelle), et que les causes possibles sont très diverses, il n'y a pas de caractéristiques « typiques » à ce problème. Voici néanmoins quelques caractéristiques possibles :

- Refus de toucher ou de regarder une partie de son corps
- Refus de se regarder dans un miroir

- Réticence à discuter de son handicap, de sa déformation ou de son défigurement
- Refus de faire les efforts nécessaires pour se réadapter
- Tentative infructueuse de prise en charge de son propre traitement
- Déni de sa déformation ou de son défigurement
- Dépendance croissante envers les autres
- Manifestations de chagrin : pleurs, désespoir, colère
- Refus de participer à ses propres soins ou de se prendre en charge (laisser-aller)
- Comportement autodestructeur (abus d'alcool, de médicaments ou de drogues)
- Hostilité à l'égard des personnes en bonne santé
- Refus des contacts sociaux
- Changement dans la façon habituelle de prendre ses responsabilités
- Changement dans l'aptitude à évaluer la relation spatiale entre le corps et l'environnement

FACTEURS D'INFLUENCE

Tout problème de santé, toute difficulté ou tout conflit peut perturber le concept de soi. Voici néanmoins quelques facteurs courants :

Facteurs liés à la maladie

Maladie chronique ou en phase terminale

Perte d'une ou de plusieurs parties du corps

Perte d'une ou de plusieurs fonctions corporelles

Traumatisme grave

Apparition d'une maladie psychiatrique

Apparition d'une atteinte mentale (accident vasculaire cérébral)

Facteurs liés au traitement

Hospitalisation : maladie chronique ou en phase terminale

Intervention chirurgicale

Facteurs liés au contexte (*intrinsèques ou extrinsèques*)

Divorce, séparation, décès d'une personne clé

Chômage ou incapacité de travail

Douleur

Obésité

Grossesse
Avortement (spontané ou provoqué)
Immobilité ou dysfonctionnement
Obligation d'aller vivre dans un centre d'accueil

Facteurs liés à la croissance et au développement

Bébé et enfant d'âge préscolaire
Carence affective

Jeune adulte
Influence des pairs
Puberté

Adulte d'âge mûr
Signes de vieillissement (grisonnement ou calvitie, etc.)
Perturbations hormonales (ménopause)

Personne âgée
Pertes (décès des amis et des proches, déficits fonctionnels, appauvrissement, retraite)

Autres facteurs

Conflit de valeurs par rapport à certains mouvements sociaux (mouvement féministe, révolution sexuelle, etc.)

Résultats escomptés/Critères d'évaluation

- La personne évaluera sa situation personnelle de façon réaliste et sans déformer la réalité.
- La personne dira et montrera qu'elle a une meilleure opinion d'elle-même.
- La personne utilisera des stratégies d'adaptation saines et efficaces.

Interventions infirmières

1. Inciter la personne à exprimer ses sentiments, et surtout à dire comment elle se sent par rapport à elle-même, ce qu'elle pense d'elle et comment elle se voit.
2. L'inviter à poser des questions sur son problème de santé, le traitement et le pronostic ainsi que sur ses progrès.

3. Lui donner des informations exactes et répéter les explications déjà fournies.
4. Corriger les idées fausses qu'elle entretient peut-être sur elle-même, ses soins ou le personnel soignant.
5. Éviter de la critiquer.
6. Veiller à ce qu'elle puisse s'isoler sans danger et la protéger.
7. Au besoin, consulter les diagnostics *Perturbation de l'estime de soi*, p. 94, ou *Perturbation de l'image corporelle*, p. 99, pour connaître les interventions qui s'appliquent dans ces cas.
8. Informer la personne sur les services communautaires susceptibles de l'aider (centre de santé mentale, groupes d'entraide, etc.)

Perturbation chronique de l'estime de soi

DÉFINITION

Perturbation chronique de l'estime de soi : Situation où une personne entretient depuis longtemps des sentiments négatifs à l'égard d'elle-même et de ses capacités.

CARACTÉRISTIQUES

essentielles* (***présentes dans 80 à 100 % des cas***)

Ces caractéristiques doivent exister depuis longtemps.

Propos dévalorisants envers soi-même

Expression de sentiments de honte ou de culpabilité

Sentiment d'être incapable de faire face aux événements

Rejet, par de fausses raisons, de toutes les solutions proposées ; rejet des commentaires positifs et amplification des commentaires négatifs sur sa personne

Réticence à essayer de nouvelles choses

* J. Norris et M. Kunes-Connell, « Self-esteem disturbance : A clinical validation study », dans A. McLane (dir.), *Classification of nursing diagnoses : Proceedings of the seventh conference*, St. Louis, C. V. Mosby, 1987.

secondaires (*présentes dans 50 à 79 % des cas*)

Échecs fréquents dans la vie professionnelle et personnelle
Docilité exagérée et caractère influençable
Piètre apparence (regard, attitude, mouvements)
Manque d'assurance ou passivité
Besoin exagéré d'être rassuré

FACTEURS D'INFLUENCE

Voir le diagnostic *Perturbation du concept de soi*, p. 86.

Résultats escomptés/Critères d'évaluation

- La personne sera moins exigeante envers elle-même et aura des attentes plus réalistes.
- La personne dira qu'elle accepte ses limites.
- La personne cessera de se critiquer.
- La personne énumérera ses qualités.
- La personne cessera d'avoir des comportements autodestructeurs.
- La personne dira qu'elle n'a plus de symptômes d'état dépressif.
- La personne commencera à s'affirmer (dans ses paroles et dans ses gestes).

Interventions infirmières

1. Aider la personne à réduire son anxiété.
2. Renforcer son sentiment d'identité.
   a) Se montrer attentive.
   b) Respecter l'espace vital de la personne.
   c) S'assurer que l'on comprend bien ce qu'elle dit ou vit. (« Est-ce bien ce que vous voulez dire ? »)
3. Encourager la personne quand elle essaie d'accomplir une tâche.
4. L'aider à dire ce qu'elle pense et ce qu'elle ressent.
5. L'inciter à rencontrer ou à contacter ses amis et les personnes clés dans sa vie (lettres, appels téléphoniques).

6. Se poser comme modèle dans ses contacts avec la personne.
7. L'inciter à participer à des activités, surtout si celles-ci font appel à ses points forts.
8. Ne pas la laisser s'isoler (voir les interventions proposées au diagnostic *Isolement social*, p. 246).
9. Sanctionner les comportements négatifs comme l'agressivité, la malpropreté, la rumination ou les idées suicidaires.

   Consulter les diagnostics *Risque élevé de suicide*, p. 48, et/ou *Risque élevé de violence*, p. 411, si ces problèmes sont décelés.
10. Aider la personne à apprendre comment se comporter au travail et en société.
11. L'adresser à un orienteur professionnel, au besoin.

Perturbation de l'estime de soi

DÉFINITION

Perturbation de l'estime de soi : Situation où une personne éprouve ou risque d'éprouver des sentiments négatifs face à elle-même ou face à ses capacités.

Note de l'auteure

Réflexions sur le diagnostic

L'estime de soi est l'une des cinq composantes du concept de soi. La *Perturbation de l'estime de soi* représente une catégorie diagnostique générale qui se divise en deux diagnostics : *Perturbation chronique de l'estime de soi* et *Perturbation situationnelle de l'estime de soi*. Plus le diagnostic est précis, plus les interventions seront précises elles aussi. Lors de l'évaluation initiale, il se peut que l'infirmière n'ait pas suffisamment de données cliniques pour valider des diagnostics aussi précis que *Perturbation chronique de l'estime de soi* et *Perturbation situationnelle de l'estime de soi*. Pour valider son diagnostic, elle doit s'assurer que la personne présente les caractéristiques essentielles de celui-ci.

CARACTÉRISTIQUES
(*Peuvent se manifester directement ou indirectement*)

Propos dévalorisants envers soi-même*

Sentiments de honte ou de culpabilité*

Sentiment d'être incapable de faire face aux événements*

Rejet, sans raison valable, de toutes les solutions proposées ; rejet des commentaires positifs et amplification des commentaires négatifs sur sa personne*

Incapacité de se fixer des objectifs

Indécision

Incapacité de résoudre des problèmes

Manifestation de signes de dépression (troubles du sommeil, de l'alimentation)

Besoin excessif d'être approuvé ou rassuré

Piètre apparence (posture, regard, mouvements)

Comportements autodestructeurs (automutilation, tentative de suicide, toxicomanie, recherche du rôle de victime)

Réticence à tenter de nouvelles expériences*

Négation de problèmes évidents aux yeux des autres

Rejet sur autrui de la responsabilité de ses problèmes*

Recours à de fausses raisons pour expliquer ses échecs personnels*

Hypersensibilité à la moindre critique*

Mégalomanie*

FACTEURS D'INFLUENCE

La *Perturbation de l'estime de soi* peut être chronique ou passagère. L'impossibilité de résoudre un problème ou de faire face à une série d'événements stressants peut aboutir à une perturbation chronique de l'estime de soi. Les facteurs qui persistent et qui peuvent entraîner une perturbation chronique de l'estime de soi sont indiqués par le mot « chronique » entre parenthèses.

---

* J. Norris et M. Kunes-Connel, « Self-esteem disturbance : A clinical validation study », dans A. McLane (dir.), *Classification of nursing diagnoses : Proceedings of the seventh conference*, St. Louis, C. V. Mosby, 1987.

Facteurs liés à la maladie

Perte d'une partie du corps

Perte d'une ou de plusieurs fonctions de l'organisme

Défigurement (traumatisme, intervention chirurgicale, anomalie congénitale)

Trouble psychiatrique
- Dépression
- Altération des opérations de la pensée (délire de persécution, hallucinations auditives ou visuelles, etc.)
- Atteinte cérébrale (accident vasculaire cérébral)

Facteurs liés au contexte (*intrinsèques ou extrinsèques*)

Douleur chronique

Hospitalisation

Perte d'emploi ou incapacité de travailler

Mort d'une personne clé dans sa vie

Enlèvement ou meurtre d'un enfant

Séparation d'avec une personne clé

Gain ou perte de poids

Grossesse

Avortement (spontané ou provoqué)

Syndrome prémenstruel

Chômage

Problèmes financiers

Agression sexuelle

Viol

Problèmes dans les relations
- Problèmes conjugaux
- Séparation
- Famille reconstituée
- Belle-famille

Échec scolaire

Mauvaises relations avec ses propres parents (chronique)

Antécédents de mauvais traitements au sein de sa propre famille (chronique)

Attentes irréalistes envers ses enfants (chronique)

Attentes irréalistes envers soi-même (chronique)

Attentes irréalistes de la part des enfants (chronique)

Rejet par ses propres parents (chronique)

Profonde passivité (chronique)

Inconstance dans l'application de la discipline (chronique)

Démêlés avec la justice

Internement

- Établissement psychiatrique
- Prison
- Orphelinat
- Centre de réadaptation

Règles religieuses oppressantes

Influences culturelles

- Groupe ethnique
- Groupe minoritaire

Toxicomanie et/ou alcoolisme de la personne ou d'un membre de la famille (problème de codépendance)

Facteurs liés à la croissance et au développement

Nourrisson, trottineur, enfant d'âge préscolaire

Manque de stimulation (chronique)

Séparation d'avec les parents ou les personnes clés (chronique)

Manque de stimulation (motricité, jeux, etc.)

Soutien inadéquat des parents (chronique)

Incapacité de faire confiance aux personnes clés (chronique)

Enfant d'âge scolaire

Perte de personnes clés

Incapacité d'atteindre ses objectifs scolaires

Perte de ses camarades de classe

Adolescent

Difficulté à s'identifier à son sexe

Perte d'indépendance et d'autonomie

Perturbation de ses relations avec ses pairs

Perturbation de l'image corporelle

Interruption de ses projets d'apprentissage

Perte de personnes clés

Difficulté à faire un choix de carrière

Adulte d'âge mûr

Grisonnement

Ménopause

Stress en milieu de travail

Personne âgée

Pertes (d'une personne, d'une capacité fonctionnelle, d'argent, d'emploi, etc.)

Résultats escomptés/Critères d'évaluation

- La personne dira comment elle se sent et se perçoit.
- La personne sera capable de nommer au moins deux de ses qualités.

Interventions infirmières

1. Établir une relation de confiance avec la personne.
   a) Inciter la personne à exprimer ses sentiments, et surtout à dire comment elle se sent par rapport à elle-même, ce qu'elle pense d'elle et comment elle se voit.
   b) L'inviter à poser des questions sur son problème de santé, le traitement et le pronostic ainsi que sur ses progrès.
   c) Lui donner des informations exactes et répéter les explications déjà fournies.
   d) Corriger les idées fausses qu'elle entretient peut-être sur elle-même, ses soins ou le personnel soignant.
   e) Éviter de la critiquer.
   f) Veiller à ce qu'elle puisse s'isoler sans danger et la protéger.
2. Aider la personne à mener une vie sociale active.
   a) L'aider à accepter d'être aidée.
   b) Sans tomber dans la surprotection, s'assurer qu'on n'exige pas trop d'elle.
   c) L'inciter à bouger.
   d) Aider la famille à s'adapter.
3. Explorer avec la personne les forces et les ressources qu'elle possède.
4. Discuter avec la personne de ses attentes.
   a) Vérifier avec elle si ses attentes sont réalistes.
   b) L'aider à nourrir des attentes réalistes.

5. Indiquer à la personne les services communautaires susceptibles de l'aider (counseling, cours d'affirmation de soi, par exemple).

Perturbation situationnelle de l'estime de soi

DÉFINITION

Perturbation situationnelle de l'estime de soi: Situation où une personne qui avait auparavant une image positive d'elle-même éprouve des sentiments négatifs face à elle-même et ce, en raison de circonstances difficiles (perte, changement).

Note de l'auteure

Réflexions sur le diagnostic

La *Perturbation situationnelle de l'estime de soi* est un problème ponctuel mais, lorsque la personne continue de se dévaloriser sur une longue période, la perturbation dite situationnelle peut devenir une *Perturbation chronique de l'estime de soi**.

* Willard, communication personnelle, 1990.

CARACTÉRISTIQUES*

essentielles (*présentes dans 80 à 100 % des cas*)

Périodes d'autocritique négative déclenchées par des circonstances difficiles chez une personne qui avait auparavant une bonne opinion d'elle-même

Expression de sentiments négatifs envers soi-même (sentiment d'impuissance, d'incompétence)

secondaires (*présentes dans 50 à 79% des cas*)

Autodépréciation

Expression de sentiments de honte ou de culpabilité

* J. Norris et M. Kunes-Connell, «Self-esteem disturbance: A clinical validation study», dans A. McLane (dir.), *Classification of nursing diagnoses: Proceeding of the seventh conference*, St. Louis, Mosby, 1987.

Sentiment d'être incapable de faire face à la situation
Difficulté à prendre des décisions
Négligence de sa personne
Isolement social

FACTEURS D'INFLUENCE

Voir le diagnostic *Perturbation de l'estime de soi*, p. 91.

Résultats escomptés/Critères d'évaluation

- La personne précisera les facteurs qui perturbent son estime de soi et essaiera de les éliminer.
- La personne énumérera ses qualités.
- La personne envisagera l'avenir avec optimisme.
- La personne analysera ses comportements et en connaîtra les conséquences.
- La personne trouvera une façon de dominer la situation et d'agir pour la modifier.
- La personne sera capable de fonctionner comme auparavant.

Interventions infirmières

1. Aider la personne à préciser et à exprimer ses sentiments.
2. L'aider à avoir une bonne opinion d'elle-même.
3. Chercher dans quels domaines elle excelle (passe-temps, travail, école, relations) et les faire valoir pour renforcer ses qualités (charme, loyauté, minutie, etc.).
4. Aider la personne à accepter ses sentiments, même négatifs.
5. L'inciter à analyser son comportement actuel et les conséquences de celui-ci (dépendance, procrastination, isolement, par exemple).
6. L'aider à prendre conscience des automatismes négatifs (idées ou paroles: «Je ne serai jamais capable de faire cela.», etc.).
7. L'aider à prendre conscience de sa part de responsabilité dans la situation et lui montrer sur quoi

elle peut agir (si elle rejette continuellement la faute sur les autres).

8. Rechercher et mobiliser les sources de soutien possibles.
9. Adresser la personne à un service communautaire susceptible de l'aider.

Perturbation de l'identité personnelle

DÉFINITION

Perturbation de l'identité personnelle: Situation où une personne est incapable ou risque d'être incapable de faire la distinction entre son moi et le monde extérieur.

Note de l'auteure

Réflexions sur le diagnostic

Ce diagnostic infirmier est en quelque sorte un « sous-diagnostic » de *Perturbation du concept de soi.* En attendant que la recherche clinique permette de définir et de différencier ce sous-diagnostic des autres sous-diagnostics, on peut utiliser les éléments d'évaluation et les interventions proposées aux diagnostics *Perturbation du concept de soi* ou *Perturbation de la croissance et du développement.*

CARACTÉRISTIQUES

Voir la section « Caractéristiques » des diagnostics *Perturbation du concept de soi,* p. 85, ou *Perturbation de la croissance et du développement,* p. 109.

FACTEURS D'INFLUENCE

Voir le diagnostic *Perturbation du concept de soi,* p. 86.

Perturbation de l'image corporelle

DÉFINITION

Perturbation de l'image corporelle: Situation où la façon dont une personne perçoit son corps est perturbée ou risque de l'être.

CARACTÉRISTIQUES

essentielle (*doit être présente*)

Réaction verbale ou non verbale négative à un changement réel ou non, touchant l'intégrité physique et/ou fonctionnelle (honte, embarras, culpabilité, répugnance, par exemple)

secondaires (*peuvent être présentes*)

Refus de regarder la partie atteinte
Refus de toucher la partie atteinte
Dissimulation ou exhibition de la partie atteinte
Changement dans l'engagement social
Sentiments négatifs à l'égard du corps: désespoir, impuissance, vulnérabilité
Inquiétude face au changement ou à la perte
Refus de vérifier s'il y a eu changement
Dépersonnalisation de la partie atteinte ou de la perte
Comportements autodestructeurs (automutilation, tentative de suicide, boulimie ou anorexie, par exemple)

FACTEURS D'INFLUENCE

Facteurs liés à la maladie

Maladie chronique
Perte d'une partie du corps
Perte d'une fonction de l'organisme
Traumatisme grave
Distorsion de la pensée (anorexie mentale, boulimie)
Psychose (la personne est certaine que son corps est en train de pourrir, par exemple)

Facteurs liés au traitement

Hospitalisation
Intervention chirurgicale
Chimiothérapie
Radiothérapie

Facteurs liés au contexte (*intrinsèques ou extrinsèques*)

Agression sexuelle
Viol (par une personne connue ou inconnue)
Douleur

Obésité
Grossesse
Stérilité
Immobilité
Pressions culturelles
Pressions psychosociales (culte de la jeunesse, de la beauté, etc.)

Facteurs liés à la croissance et au développement

Adolescent
Puberté

Adulte d'âge mûr et personne âgée
Signes de vieillissement (grisonnement, bouffées de chaleur)

Personne âgée
Pertes (personnes, fonction, situation financière)

Résultats escomptés/Critères d'évaluation

- La personne utilisera de nouvelles stratégies d'adaptation.
- La personne dira et montrera qu'elle accepte son apparence (dans sa façon de soigner son apparence, de s'habiller, de se tenir, de manger et de se présenter).
- La personne montrera qu'elle veut et peut se reprendre en charge et assumer à nouveau les responsabilités inhérentes à son rôle.
- La personne se bâtira un nouveau réseau de soutien ou reprendra contact avec l'ancien.

Interventions infirmières

1. Encourager la personne à exprimer ses sentiments, et surtout à parler de la façon dont elle se sent, pense ou se perçoit.
2. L'inviter à poser des questions sur son problème de santé, le traitement, le pronostic ainsi que sur ses progrès.

3. Lui donner des informations exactes et répéter les explications déjà fournies.
4. Corriger les idées fausses qu'elle entretient peut-être sur elle-même, ses soins ou le personnel soignant.
5. Aider sa famille à s'adapter.
6. Inviter ses amis et les personnes clés dans sa vie à venir la voir.
7. L'inciter à garder contact avec ses amis et sa famille (à leur écrire, à leur téléphoner).
8. L'encourager à rencontrer des personnes qui vivent le même genre de problème qu'elle.
9. Dans le cas de la perte d'une partie du corps ou d'une capacité fonctionnelle, prendre les mesures suivantes.
   a) Évaluer la portée de la perte pour la personne et ses proches : visibilité, fonction de la partie perdue et investissement émotionnel.
   b) Se préparer à des réactions de déni, de choc, de colère et de dépression.
   c) Observer la réaction des autres à la perte car leur réaction a une incidence sur celle de la personne ; les inciter à parler ensemble de ce qu'ils ressentent.
   d) Démontrer qu'on accepte les sentiments de la personne en la laissant exprimer ses sentiments et son chagrin.
   e) Recourir au psychodrame pour aider la personne à exprimer ce qu'elle ressent ; par exemple, si elle dit « Je sais que mon mari ne voudra plus me toucher à cause de ma colostomie », jouer le rôle du mari et parler avec elle de sa colostomie ; permuter ensuite les rôles de façon que la personne puisse exprimer ce qu'elle pense de la réaction de son mari.
   f) Proposer des solutions réalistes et encourager la personne à les essayer.
   g) Explorer avec la personne les forces et les ressources qu'elle possède.
10. Si la personne a subi une intervention chirurgicale qui a altéré son image corporelle, l'aider à s'adapter au changement.
   a) Remplacer la partie manquante par une prothèse aussitôt que possible.

b) Inciter la personne à regarder la région opérée.

c) L'inciter à toucher la région opérée.

11. Dans le cas de changements associés à la chimiothérapie, prendre les mesures suivantes*.

a) Expliquer à la personne les effets possibles de la chimiothérapie : perte de cheveux, arrêt de la menstruation, stérilité temporaire ou permanente, diminution du taux d'œstrogène, sécheresse vaginale, inflammation des muqueuses.

b) L'inciter à parler de ses inquiétudes, de ses peurs et de la façon dont elle perçoit les effets de ces changements sur sa vie.

c) Préciser les endroits où la perte des poils peut se produire (tête, sourcils, cils, aisselles, pubis et jambes).

d) Expliquer que les poils repousseront après le traitement, mais que leur couleur et leur texture seront peut-être différentes.

e) Conseiller à la personne de se procurer une perruque et de commencer à la porter avant que les cheveux ne se mettent à tomber.

f) Lui suggérer de porter un foulard ou un turban quand elle ne porte pas sa perruque.

g) Lui donner des conseils pour éviter de perdre trop de cheveux.

- Ne pas se laver les cheveux trop souvent et utiliser un revitalisant deux fois par semaine.
- Sécher les cheveux en les épongeant doucement avec une serviette.
- Ne pas utiliser de bigoudis chauffants, de séchoir à cheveux ni de fer à friser.
- Ne pas utiliser des accessoires qui peuvent arracher les cheveux (pinces à cheveux, bandeaux, etc.).
- Ne pas utiliser de laque ni de teinture.
- Utiliser un peigne à dents espacées et ne pas se brosser les cheveux trop vigoureusement.

h) Consulter un organisme de soutien pour obtenir des informations sur la façon de se procurer une perruque neuve ou d'occasion.

---

* M. E. Cooley, A. C. Yeomans et S. C. Cobb, « Sexual and reproductive issues for women with Hodgkin's disease », II, Application of PLISSIT model, *Cancer Nursing*, 9, p. 248-255, 1986.

12. Expliquer à la personne que son entourage (conjoint, amis, collègues) aura peut-être de la difficulté à s'adapter à sa nouvelle apparence.
13. Inviter les personnes clés dans sa vie à parler de leurs sentiments et de leurs peurs.
14. Aider les personnes clés dans sa vie à voir les côtés positifs de la situation et à lui transmettre cette vision des choses.
15. Indiquer à la personne les services communautaires susceptibles de l'aider, au besoin (clinique de santé mentale, groupes d'entraide, etc.).

CONFLIT DÉCISIONNEL (PRÉCISER)

DÉFINITION

Conflit décisionnel (préciser) : Incertitude d'une personne (ou d'un groupe) quant à la ligne de conduite à adopter lorsqu'un choix implique un risque, une perte ou une remise en question.

Note de l'auteure

Réflexions sur le diagnostic

L'assistance apportée par l'infirmière aux personnes et aux familles qui doivent prendre une décision constitue un volet important de ses fonctions. Cependant, comme le dit Davis*, « La connaissance des sciences de la santé ne confère pas aux infirmières ni aux médecins la connaissance des valeurs de ceux qu'ils soignent ni la connaissance de leurs intérêts primordiaux. » Néanmoins, parce qu'elle a appris au cours de sa formation des techniques de résolution de problèmes, l'infirmière peut aider les gens à faire des choix en envisageant toutes les solutions et toutes les conséquences possibles et en

* A. J. Davis, « Clinical nurses' ethical decision making in situations », *Advanced Nursing Science*, II (3), 1989, p. 63-69.

respectant leurs valeurs et leurs convictions personnelles. Elle cherche essentiellement à aider les gens à prendre une décision qui leur paraît logique et non pas à infléchir leur décision dans un sens donné. Soholt (1990) rappelle ceci: «Lorsqu'une personne doit décider d'accepter ou de refuser un traitement qui comporte un risque considérable, sa décision n'est pas nécessairement conflictuelle. Si le traitement doit lui sauver la vie, la décision peut être facile à prendre, car la personne peut se dire qu'elle a tout à gagner et rien à perdre. C'est pourquoi l'infirmière doit faire preuve de discernement et ne pas formuler d'emblée le diagnostic *Conflit décisionnel* sans s'être assurée qu'elle possède suffisamment de caractéristiques pour le valider.»

CARACTÉRISTIQUES*

essentielles (*présentes dans 80 à 100 % des cas*)

Doute quant au choix à faire (reconnu par la personne)

Peur des conséquences indésirables des mesures envisagées

Hésitation entre plusieurs solutions

Remise à plus tard de la prise de décision

secondaires (*présentes dans 50 à 79 % des cas*)

Détresse (signalée par la personne) devant une décision à prendre

Égocentrisme

Signes physiques de détresse ou de tension (augmentation de la fréquence cardiaque et de la tension musculaire, agitation, etc.) dès que l'attention se porte sur la décision à prendre

Remise en question des valeurs et des convictions personnelles devant une décision à prendre

FACTEURS D'INFLUENCE

Toute situation qui exige une prise de décision peut déclencher un conflit intérieur, particulièrement lorsque des interventions médicales complexes et dangereuses

* E. Hiltunen, «Diagnostic content validity of the nursing diagnosis: Decisional Conflict», inédit, 1987.

sont en jeu. Nous en présentons ici quelques exemples mais, bien entendu, il ne s'agit pas d'une liste exhaustive. Nous avons seulement voulu faire ressortir certaines situations potentiellement difficiles comportant des facteurs qui accentuent le problème.

Facteurs liés au traitement

Intervention chirurgicale

- Ablation d'une tumeur
- Orchiectomie
- Mise en place d'une prothèse articulaire
- Cataracte
- Laminectomie
- Chirurgie esthétique
- Hystérectomie
- Greffe

Examen diagnostique

- Amniocentèse
- Radiographie
- Échographie

Chimiothérapie

Radiothérapie

Dialyse

Ventilation artificielle

Alimentation entérale

Hydratation par voie intraveineuse

Césarienne

Emploi de médicaments pour inhiber le travail prématuré

Facteurs liés au contexte (*intrinsèques ou extrinsèques*)

Mariage

Séparation

Divorce

Paternité ou maternité

Contraception

Insémination artificielle

Circoncision

Adoption

Placement en famille d'accueil

Hospitalisation d'un enfant ou d'un parent

Passage de l'allaitement au sein à l'allaitement au biberon

Avortement

Stérilisation

Placement dans un centre d'accueil
Transfert d'un centre de soins rural à un centre de soins urbain
Changement de carrière
Mutation dans un autre bureau ou une autre ville
Investissement commercial
Manque d'informations pertinentes
Informations contradictoires
Désaccord au sein du réseau de soutien
Inexpérience en matière de prise de décisions
Valeurs ou convictions personnelles imprécises
Conflit avec les valeurs ou les convictions personnelles
Résignation
Antécédents familiaux de mauvais pronostics
Perte de pouvoir liée à l'hospitalisation
Dilemmes éthiques

- Qualité de vie
- Suspension des mesures de réanimation
- Don d'organes
- Débranchement des appareils servant au maintien des fonctions vitales

Facteurs liés à la croissance et au développement

Adolescent

Pression du groupe de pairs
Activité sexuelle
Consommation d'alcool ou de drogues
Situations illégales ou dangereuses
Emploi de contraceptifs
Maintien ou rupture d'une relation
Études supérieures
Choix de carrière

Adulte d'âge mûr

Changement de carrière
Retraite
Relations personnelles

Personne âgée

Retraite
Admission dans un centre d'accueil
Changement de résidence

Résultats escomptés/Critères d'évaluation

- La personne ou le groupe énuméreront les avantages et les inconvénients des mesures envisagées.
- La personne ou le groupe parleront de leurs craintes et de leurs inquiétudes touchant les mesures proposées et les réactions d'autrui.
- La personne ou le groupe feront un choix éclairé.

Interventions infirmières

1. Établir avec la personne une relation d'ouverture et de confiance favorisant la compréhension réciproque et le soutien.
2. Aider la personne à suivre une démarche cohérente pour prendre des décisions.
   a) Aider la personne à définir clairement le problème et la nature de la décision à prendre.
   b) Dresser la liste de toutes les solutions possibles.
   c) Aider la personne à reconnaître les conséquences probables de chaque solution.
   d) L'aider à vérifier si les solutions possibles risquent de remettre en cause ses valeurs et ses croyances.
   e) L'inciter à prendre une décision.
3. Encourager les proches de la personne qui vit un conflit décisionnel à participer à toutes les étapes du processus de prise de décision.
4. Aider la personne à explorer les valeurs et les relations personnelles qui peuvent influencer sa décision.
5. Soutenir la décision de la personne lorsqu'elle a été prise en toute connaissance de cause, même si elle contredit nos propres valeurs. Consulter son propre conseiller spirituel, au besoin.
6. Rassurer la personne en lui soulignant que la décision lui appartient et qu'elle a le droit de décider.
7. Ne laisser personne amener le client à douter de sa capacité de prendre la décision.

8. Demander à la personne si elle a rédigé ses dernières volontés ; au besoin, voir avec la famille s'il y a eu discussion sur le sujet.
9. Expliquer le but du testament biologique et répondre aux questions de la personne, le cas échéant.

CONNAISSANCES, MANQUE DE (PRÉCISER)

DÉFINITION

Manque de connaissances (préciser) : Situation d'une personne qui manque d'informations sur son état de santé ou qui n'a pas suffisamment d'habiletés psychomotrices pour suivre son programme thérapeutique.

Note de l'auteure

Réflexions sur le diagnostic

Personne ne peut se vanter de tout connaître. Par conséquent, on ne peut affirmer que le manque de connaissances soit une réaction humaine, une perturbation ou une dysfonction. Ce peut être tout au plus la cause d'un problème*, et c'est là que l'infirmière peut intervenir. Le manque de connaissances peut provoquer diverses réactions, notamment l'anxiété, l'incapacité d'accomplir ses soins personnels ou la non-observation du traitement. Quel que soit le diagnostic infirmier, par exemple *Altération de l'élimination intestinale* ou *Altération de la communication verbale*, l'une des priorités d'intervention sera de prodiguer de l'enseignement à la personne et à sa famille. Lorsque l'enseignement fait partie des solutions visant à régler un problème de soins infirmiers, on l'inscrit à titre d'intervention. Par exemple, lorsqu'on doit donner à une personne des renseignements précis sur l'intervention qu'elle va subir, on peut formuler le diagnostic infirmier ainsi : *Anxiété reliée à un manque de connaissances sur le milieu hospitalier et les interventions à subir.*

* J. Jenny, « Knowledge Deficit : Not a nursing diagnosis », *Image*, 1987, 19(4), p. 184-185.

CARACTÉRISTIQUES

essentielles (*doivent être présentes*)

Manque de connaissances théoriques ou pratiques exprimé par la personne

Illusions sur son état de santé

Erreurs dans la façon d'appliquer une mesure recommandée pour sa santé

secondaires (*peuvent être présentes*)

Non-intégration du programme thérapeutique aux habitudes de vie quotidiennes

Altération psychologique observée par l'infirmière ou exprimée par la personne (anxiété ou état dépressif, par exemple), due à des informations erronées ou à l'ignorance

CROISSANCE ET DÉVELOPPEMENT, PERTURBATION

DÉFINITION

Perturbation de la croissance et du développement : Situation d'une personne qui a ou qui risque d'avoir de la difficulté à accomplir les tâches propres à son groupe d'âge, ou dont la croissance est perturbée.

Note de l'auteure

Réflexions sur le diagnostic

Tout au long de sa vie, l'être humain doit accomplir des tâches qui lui permettent de développer tout son potentiel. On associe à chaque groupe d'âge des tâches développementales précises : créer des liens durables entre 18 et 30 ans ; acquérir l'autonomie et la maîtrise de soi (apprentissage de la propreté, etc.) entre 1 et 3 ans ; etc. Chez l'adulte, la non-réalisation de certaines de ces tâches devient souvent le facteur d'étiologie d'un problème d'un autre ordre (*Perturbation des interactions sociales, Sentiment d'impuissance, etc.*). Étant donné que l'infirmière intervient dans ce cas pour corriger le problème décelé, et non pas pour aider la personne à réaliser les tâches développementales qu'elle n'a pas accomplies au cours de sa vie, le diagnostic de *Perturbation de la croissance et du développement* s'applique mal aux adultes. Toutefois, il sera très utile à l'infirmière pour les enfants ou les adolescents qui ont de la difficulté à accomplir une tâche développementale et pour qui l'infirmière jugera bon de fixer des objectifs menant à la réalisation de cette dernière.

CARACTÉRISTIQUES

essentielles (*doivent être présentes*)

Difficulté à maîtriser les habiletés ou les comportements propres à son groupe d'âge: motricité, socialisation, langage, apprentissage

et/ou

Retard de la croissance physique: le percentile de poids se situe au moins deux échelons plus bas que celui de la taille; absence de développement staturo-pondéral normal (les courbes de la croissance et du développement physique indiquent une baisse)

secondaires (*peuvent être présentes*)

Incapacité d'accomplir ses soins personnels ou d'atteindre la maîtrise de soi propre à son groupe d'âge

Épuisement affectif, apragmatisme, diminution des réactions, ralentissement du développement social, insatisfaction exprimée envers la personne qui prend soin de l'enfant, contacts visuels limités, difficulté à se nourrir, perte d'appétit, léthargie, irritabilité, humeur morose (refus d'utiliser les toilettes, refus de manger sans aide)

FACTEURS D'INFLUENCE

Facteurs liés à la maladie

Trouble circulatoire

- Cardiopathie congénitale
- Insuffisance cardiaque

Trouble neurologique
- Lésion cérébrale
- Infirmité motrice cérébrale
- Anomalie congénitale
- Micro-encéphalie

Trouble gastro-intestinal
- Syndrome de malabsorption
- Fibrose kystique
- Reflux gastro-œsophagien

Trouble endocrinien ou rénal
- Déséquilibre hormonal

Trouble musculosquelettique
- Anomalie congénitale des membres
- Dystrophie musculaire

Maladie aiguë

Douleur prolongée

Maladie aiguë récidivante ou maladie chronique

Apport énergétique et nutritionnel inadéquat

Facteurs liés au traitement

Traitement long et douloureux

Séjours répétés ou prolongés en centre hospitalier

Appareil de traction ou plâtre

Alitement prolongé

Isolement

Immobilisation

Facteurs liés au contexte (*intrinsèques ou extrinsèques*)

Manque de connaissances des parents

Stress (aigu, temporaire ou chronique)

Séjour en centre hospitalier ou changement dans le milieu de vie habituel

Séparation d'avec des personnes clés (parents, personne chargée des soins de l'enfant)

Soutien inadéquat et insuffisant des parents (négligence, mauvais traitements)

Manque de stimulation sensorielle (négligence, isolement)

Conflit entre l'enfant et les parents

Agents stressants en milieu scolaire

Anxiété de la mère ou des parents

Perte d'une personne clé

Perte de son emprise sur son univers (rituels, activités, périodes établies pour les contacts avec la famille)

Prise en charge assumée par plusieurs personnes

Facteurs liés à la croissance et au développement

De la naissance à trois ans

Manque de stimulation

- Séparation d'avec les parents ou des personnes clés
- Soutien inadéquat des parents
- Méfiance envers une personne clé
- Changement dans le milieu de vie
- Inactivité imposée
- Problème de communication (surdité, etc.)

Âge préscolaire (trois à six ans)

Inactivité imposée

- Incapacité de communiquer
- Perte d'une personne clé (mort, divorce)
- Perte d'indépendance
- Départ du domicile
- Absence de stimulation
- Manque de personnes clés
- Perte du groupe de pairs
- Peur de la mutilation, de la douleur, de l'abandon

Âge scolaire (6 à 11 ans)

Perte de l'emprise sur sa vie

- Perte de personnes clés
- Peur des interventions effractives
- Milieu étranger
- Perte du groupe de pairs
- Peur de l'immobilisation, de la mutilation, de la mort

Adolescence (11 à 18 ans)

Perte d'indépendance et d'autonomie

Perturbation des relations avec les pairs

Altération de l'image corporelle

Arrêt imposé des études

Perte de personnes clés

Résultat escompté/Critère d'évaluation

- L'enfant démontrera qu'il a acquis les habiletés personnelles, sociales, langagières, cognitives et motrices propres à son groupe d'âge. (Préciser les comportements.)

Interventions infirmières

1. Enseigner aux parents les tâches développementales propres à l'âge de l'enfant (voir le tableau I-1, p. 113).
2. Évaluer les habiletés actuelles de l'enfant dans tous les domaines fonctionnels au moyen d'outils d'évaluation spéciaux (tableau d'évaluation de Brazelton, test d'évaluation du développement de Denver, etc.).
3. Aider l'enfant malade à accomplir les tâches développementales propres à son âge.

   a) De la naissance à un an
   - Stimuler l'enfant en laissant dans son berceau des jouets aux couleurs vives (mobiles, jouets musicaux, animaux rembourrés de textures variées) ; le prendre dans ses bras et lui parler souvent.
   - Prendre l'enfant dans ses bras pour le nourrir ; veiller à ce qu'il se nourrisse lentement et qu'il soit calme.
   - Laisser l'enfant se reposer avant de le nourrir.
   - Observer l'interaction entre la mère et l'enfant, surtout quand elle le nourrit.
   - Chaque fois que le bébé pleure, en chercher immédiatement la raison.
   - Veiller à ce que l'enfant reçoive toujours ses soins de la même personne.
   - Inciter les parents à rendre visite à l'enfant et à lui téléphoner, et les faire participer aux soins dans la mesure du possible.
   - Satisfaire le besoin de l'enfant de toucher avec sa bouche (pouce, suce, etc.).
   - Libérer les pieds et les mains de l'enfant, dans la mesure du possible.

   b) De un an à trois ans et demi
   - S'assurer que l'enfant reçoit toujours ses soins de la même personne.
   - Encourager l'enfant à être autonome (s'alimenter, se vêtir, se laver, etc.).
   - Renforcer l'apprentissage langagier de l'enfant en répétant les mots qu'il prononce, en nommant les objets et en lui parlant souvent.

Tableau I-1 Étapes de la croissance et du développement (par groupe d'âge)

Tâches développementales et besoins	
De la naissance à un an	
Socialisation	Apprend les notions de confiance et de satisfaction. Envoie des messages à la mère ou à la personne qui prend soin de lui. Commence à se distinguer des autres (image corporelle).
Motricité	Réagit aux sons. Sourit volontairement. Saisit des objets. S'assoit, rampe, se lève et se tient debout en s'agrippant. Fait ses premiers pas.
Langage et apprentissage	Exprime ses désirs et ses besoins par des cris et des larmes. Commence à dire des mots de deux syllabes (papa, maman). Comprend certains messages verbaux et non verbaux (non, oui, au revoir). Apprend à parler par l'expérience sensorielle.
Émotions	A peur des bruits forts. A peur des chutes.
De un an à trois ans et demi	
Socialisation	Acquiert la maîtrise de soi, prend des décisions et assume son autonomie. Se montre extrêmement curieux et préfère faire les choses lui-même. Exprime son indépendance en disant souvent « non ». Très égocentrique, se croit le « nombril du monde ». Apprend à parler par l'expérience sensorielle.
Motricité	Commence à bien marcher et à courir. Boit dans une tasse et mange sans aide. Perfectionne sa motricité fine. Grimpe. Commence à utiliser les toilettes.
Langage et apprentissage	N'a pas encore la notion du temps. Parle de plus en plus (phrases de cinq mots à l'âge de trois ans et demi). Monologue et dialogue. Comprend mal les relations de cause à effet.

...

Tableau I-1 (*Suite*)

Tâches développementales et besoins	
ÉMOTIONS	A peur de perdre ses parents ou d'en être séparé. A peur de l'obscurité. A peur des machines et instruments. A peur des interventions effractives.
De trois ans et demi à cinq ans	
SOCIALISATION	Tente de ressembler à ses parents tout en restant autonome. Explore son milieu de son propre chef. Se vante et se sent invincible. Considère la famille comme son principal groupe social. Accorde une importance grandissante aux autres enfants. Assume les rôles propres à son sexe. Se montre agressif.
MOTRICITÉ	Améliore ses habiletés locomotrices et sa coordination. Sait rouler en tricycle ou à bicyclette. Peut lancer une balle, mais l'attrape encore avec difficulté.
LANGAGE ET APPRENTISSAGE	Est égocentrique. Améliore son habileté langagière. Pose beaucoup de questions : Comment ça marche ? Pourquoi est-ce comme ça ? Qu'est-ce que c'est ? Résout des problèmes simples : recourt à l'imaginaire pour comprendre et résoudre des problèmes.
ÉMOTIONS	A peur de la mutilation. A peur de la castration. A peur de l'obscurité. A peur de l'inconnu. A peur des objets inanimés et non familiers.
De 5 à 11 ans	
SOCIALISATION	Apprend des valeurs et des habiletés à l'école, dans son voisinage et au contact des autres enfants. Accorde beaucoup d'importance aux relations avec ses pairs. Développe une vision du monde plus réaliste et moins fantaisiste. S'appuie principalement sur sa famille pour sa sécurité et son identité.

...

Tableau I-1 (*Suite*)

Tâches développementales et besoins	
	Est sensible aux réactions des autres. Recherche l'approbation et l'acceptation des autres. Est enthousiaste, bruyant, créatif et curieux. Aime terminer ce qu'il entreprend. Prend du plaisir à aider.
MOTRICITÉ	Bouge sans arrêt. Privilégie les jeux physiques (natation, patinage, ski, etc.).
LANGAGE ET APPRENTISSAGE	A une pensée organisée et un raisonnement systématique. Saisit des notions plus complexes. Développe un processus de pensée concret.
ÉMOTIONS	A peur du rejet et de l'échec. A peur de l'immobilisation. A peur de la mutilation. A peur de la mort.
De 11 à 15 ans	
SOCIALISATION	Adhère encore aux valeurs familiales. Accorde de plus en plus d'importance aux valeurs de ses pairs. Début de l'adolescence : est ouvert et enthousiaste. Est très émotif, lunatique et introspectif. Prend conscience de son identité sexuelle. Recherche l'intimité et l'indépendance. Se découvre des intérêts hors du cercle familial. S'inquiète de son apparence physique. Explore les rôles d'adulte.
MOTRICITÉ	Sa motricité a atteint son plein développement. Traverse une période de croissance rapide. Acquiert les caractères sexuels secondaires.
LANGAGE ET APPRENTISSAGE	Fait des projets de carrière. Améliore sa faculté de raisonnement abstrait et mesure les conséquences de ses actes et de ses décisions.
ÉMOTIONS	A peur de la mutilation. A peur de l'altération de l'image corporelle. A peur du rejet des pairs.

- Laisser l'enfant jouer souvent avec des enfants de son âge et avec toutes sortes de jouets (puzzles, livres d'images, jouets à manipuler, camions, voitures, cubes, objets aux couleurs vives, etc.).
- Expliquer toutes les interventions à l'enfant en les faisant.
- Aménager un espace où l'enfant pourra ramper en toute sécurité ; lui tenir la main quand il fait ses premiers pas.
- Inciter les parents à rendre visite à l'enfant et à lui téléphoner, et les faire participer aux soins dans la mesure du possible.
- Appliquer des mesures de bien-être après les interventions douloureuses.

c) *De trois ans et demi à cinq ans*

- Encourager l'enfant à faire lui-même ses soins personnels (se vêtir, se laver, se brosser les dents, se peigner, etc.).
- Permettre à l'enfant de jouer fréquemment avec d'autres enfants et avec toutes sortes de jouets (miniatures, jouets musicaux, poupées, marionnettes, livres, voiturette, tricycle, etc.).
- Faire la lecture à l'enfant.
- Encourager l'enfant à exprimer verbalement ses réactions et ses besoins.
- Nommer les instruments, les objets et les gens qui entourent l'enfant et le faire répéter.
- Accorder à l'enfant du temps pour les jeux individuels et le laisser explorer l'aire de jeu.
- Inciter les parents à rendre visite à l'enfant et à lui téléphoner, et les faire participer aux soins dans la mesure du possible.
- Vérifier quelles émissions de télévision l'enfant regarde, et utiliser ce divertissement pour l'orienter dans le temps. (« Ta maman va venir te voir après l'émission. »)

d) *De 5 à 11 ans*

- Discuter avec l'enfant des soins qui lui sont prodigués.
- Demander l'avis de l'enfant (régime alimentaire, vêtements, soins usuels, etc.).
- Permettre à l'enfant de porter des vêtements ordinaires plutôt que des pyjamas.

- Favoriser l'interaction de l'enfant avec les autres enfants de l'unité de soins.
- Proposer à l'enfant une activité manuelle qu'il pourra accomplir chaque jour ou une fois par semaine.
- Réserver certaines périodes de la journée à l'apprentissage scolaire de l'enfant.
- Féliciter l'enfant pour sa bonne conduite.
- Faire la lecture à l'enfant et lui fournir des jeux qu'il peut faire seul (puzzles, livres, jeux vidéo, peinture, etc.).
- Présenter l'enfant aux autres enfants de l'unité de soins.
- Encourager la famille et les pairs de l'enfant à lui rendre visite et à l'appeler souvent.

e) *De 11 à 15 ans*

- Parler souvent avec l'adolescent de ses sentiments, de ses idées et de ses inquiétudes au sujet de son état de santé et des soins.
- Favoriser l'interaction de l'adolescent avec les autres jeunes de son âge dans l'unité de soins.
- Découvrir les intérêts et les passe-temps favoris de l'adolescent et réserver un moment de la journée où il pourra s'y adonner.
- Adapter l'horaire des soins usuels à celui de l'adolescent.
- Laisser l'adolescent porter ses propres vêtements, si possible.
- Faire participer l'adolescent aux décisions concernant ses soins.
- Donner à l'adolescent la possibilité de prendre part à diverses activités (lecture, jeux vidéo, films, jeux de société, activités artistiques, sorties ou visites dans d'autres unités, etc.).
- Encourager la famille et les pairs de l'adolescent à lui rendre visite et à l'appeler souvent.

4. Diriger les parents vers les services communautaires (services sociaux, services de soutien familial, counseling, etc.) qui pourront les aider à prévenir ou à corriger certains facteurs déclenchants.

DÉBIT CARDIAQUE, DIMINUTION DU (PRÉCISER)

DÉFINITION

Diminution du débit cardiaque: Situation où la quantité de sang pompée par le cœur est insuffisante, ce qui entraîne une altération de la fonction cardiaque.

Note de l'auteure

Réflexions sur le diagnostic

La résolution du problème de *Diminution du débit cardiaque* exige des interventions infirmières complexes et souvent pressantes. La personne souffrant d'une diminution du débit cardiaque peut manifester diverses réactions qui perturbent son fonctionnement (*Intolérance à l'activité, Perturbation des habitudes de sommeil et de repos, Anxiété, Peur*); elle court également le risque de voir apparaître des complications physiologiques, comme les dysrythmies, le choc cardiogénique ou l'insuffisance cardiaque, qui seront traitées en collaboration avec le médecin. Il est recommandé de formuler, à cet égard, le diagnostic d'un problème à résoudre en collaboration.

L'utilisation du diagnostic *Diminution du débit cardiaque* empêche l'infirmière de décrire avec précision les situations relatives à la santé qu'elle peut traiter de façon autonome et les problèmes qu'elle peut traiter en collaboration.

Je recommande à l'infirmière d'éviter le diagnostic de la *Diminution du débit cardiaque*, et de choisir un autre diagnostic qui décrit mieux le problème (voir *Intolérance à l'activité*, p. 230).

CARACTÉRISTIQUES

Pression artérielle basse

Pouls rapide

Agitation

Cyanose

Dyspnée

Angine
Dysrythmies
Oligurie
Fatigabilité
Vertige
Œdème aux extrémités

DÉTRESSE SPIRITUELLE

DÉFINITION

Détresse spirituelle: Situation d'une personne (ou d'un groupe) dont la foi, dans laquelle ils puisent la force de vivre, l'espoir et une raison de vivre, est ébranlée.

CARACTÉRISTIQUES

essentielle (*doit être présente*)

Ébranlement de la foi

secondaires (*peuvent être présentes*)

Remise en question du système de croyances
Découragement ou désespoir
Incapacité d'observer ses pratiques religieuses habituelles
Sentiments ambivalents (doutes) au sujet de ses croyances
Sentiment que la vie est dénuée de sens
Sentiment de vide spirituel
Détachement émotionnel face à lui-même et à son entourage
Inquiétude (colère, ressentiment, peur) face au sens de la vie, à la souffrance et à la mort
Recherche d'un soutien spirituel parce que sa foi est ébranlée

FACTEURS D'INFLUENCE

Facteurs liés à la maladie

Perte d'une partie ou d'une fonction du corps
Phase terminale d'une maladie

Maladie débilitante

Douleur

Traumatisme

Fausse couche, accouchement d'un enfant mort-né

Facteurs liés au traitement

Avortement

Isolement

Intervention chirurgicale

Amputation

Transfusion sanguine

Médicaments

Restrictions alimentaires

Traitements médicaux

Facteurs liés au contexte (*intrinsèques ou extrinsèques*)

Décès ou maladie d'une personne clé

Gêne face à l'observance des pratiques religieuses

Incapacité d'observer ses pratiques religieuses au centre hospitalier

- Restrictions imposées par le fait d'être dans une unité de soins intensifs
- Alitement ou isolement de protection
- Présence d'autres personnes dans la chambre
- Impossibilité d'avoir les aliments ou le régime prescrits par sa religion

Conflit de valeurs avec la famille, les amis ou le personnel soignant

Divorce, séparation

Naissance d'un enfant

Résultats escomptés/Critères d'évaluation

- La personne continuera d'observer les pratiques religieuses qui ne lui sont pas préjudiciables.
- La personne dira qu'elle se sent moins coupable et moins anxieuse.
- La personne dira qu'elle est satisfaite de sa vie spirituelle.

Interventions infirmières

1. Montrer que l'on accepte les diverses croyances et pratiques religieuses.
2. Adopter une attitude impartiale.
3. Reconnaître l'importance des besoins spirituels.
4. Faire preuve d'ouverture d'esprit par rapport aux besoins spirituels.
5. Accorder à la personne l'intimité et la tranquillité nécessaires pour faire sa prière quotidienne, pour recevoir la visite de son conseiller spirituel, pour lire les textes sacrés ou pour méditer.
6. Demander au conseiller spirituel de la personne des renseignements sur ses pratiques et lui demander de célébrer un service ou des rites religieux, si la personne le désire.
7. Respecter les pratiques alimentaires de la personne lorsqu'elles ne portent pas atteinte à sa santé.
8. Encourager la personne à pratiquer les rituels religieux qui ne compromettent pas sa santé.
9. Permettre à la personne de prier en groupe ou de demander à quelqu'un de lui faire la lecture (un membre de son groupe religieux ou un membre du personnel soignant qui se sent à l'aise dans cette activité).
10. Atténuer ou éliminer les facteurs d'influence.

    Opposition des parents au traitement d'un enfant

    a) Si les parents refusent de faire soigner l'enfant, les inviter à évaluer la possibilité d'utiliser un autre type de traitement (techniques spéciales pour opérer sans transfusion sanguine, par exemple). Aider les parents à prendre une décision éclairée, même si cette décision est en conflit avec leurs valeurs personnelles.

    b) Si les parents refusent encore, le médecin ou la direction du centre hospitalier peuvent obtenir une ordonnance du tribunal nommant un tuteur temporaire qui donnera son consentement au traitement.

c) Appeler le conseiller spirituel des parents pour qu'il leur donne son soutien (et qu'il donne un soutien à l'enfant, si nécessaire).

d) Encourager les parents à exprimer leurs sentiments négatifs.

11. Donner à la personne la « permission » de discuter des questions spirituelles en abordant soi-même le sujet du bien-être spirituel, au besoin.
12. Poser des questions sur les expériences et les croyances spirituelles passées pour aider la personne à prendre du recul face à la situation actuelle.
13. Proposer à la personne de prier, de méditer ou de lire avec elle (si l'on se sent à l'aise pour le faire) ou demander à un autre membre du personnel soignant de le faire.
14. Montrer à la personne qu'on est prête à l'écouter lorsqu'elle se remet en question, qu'elle dit se sentir coupable ou qu'elle parle d'autres sentiments négatifs.
15. Offrir à la personne d'appeler un autre soutien spirituel (service de pastorale, aumônier du centre hospitalier, par exemple) si elle ne peut parler de ses émotions avec son conseiller spirituel habituel.

DYNAMIQUE FAMILIALE, PERTURBATION DE LA

DÉFINITION

Perturbation de la dynamique familiale : Dysfonction ou risque de dysfonction au sein d'une famille qui fonctionne efficacement la plupart du temps.

Note de l'auteure

Réflexions sur le diagnostic

La *Perturbation de la dynamique familiale* survient quand une famille qui fonctionne normalement la plupart du temps fait face à un agent stressant qui perturbe ou risque de perturber sa dynamique. Étant donné l'interdépendance entre chacun des membres d'une famille, tout changement dans la vie de l'un des membres affecte l'ensemble du réseau familial. Par ailleurs, certaines situations sont presque toujours perturbatrices (maladie, hébergement d'un parent âgé, déménagement, séparation, divorce, etc.). Lorsqu'elles se produisent, il est opportun de formuler le diagnostic de *Risque élevé de perturbation de la dynamique familiale.*

CARACTÉRISTIQUES

essentielles (*doivent être présentes*)

Incapacité ou refus du réseau familial de s'adapter de façon constructive à une crise

Difficulté de communication entre les membres de la famille

secondaires (*peuvent être présentes*)

Incapacité ou refus du réseau familial de répondre aux besoins physiques de ses membres

Incapacité ou refus du réseau familial de répondre aux besoins affectifs de ses membres

Incapacité ou refus du réseau familial de répondre aux besoins spirituels de ses membres

Incapacité ou refus du réseau familial d'exprimer ou d'accepter certains sentiments

Incapacité ou refus du réseau familial de chercher ou de recevoir de l'aide

FACTEURS D'INFLUENCE (*exemples*)

Facteurs liés à la maladie

Maladie (aiguë ou chronique) d'un membre de la famille

- Difficulté d'un membre de la famille à assumer ses obligations
- Malaises causés par les symptômes

Traumatisme

- Perte d'un membre ou d'une fonction corporelle
- Opération

Facteurs liés au traitement

Perturbation des habitudes familiales due au temps que prennent les traitements à domicile (dialyse, etc.)

Changements physiques causés par les traitements

Perturbations émotionnelles chez tous les membres de la famille causées par les traitements

Problèmes financiers reliés au coût des traitements

Hospitalisation du malade

Facteurs liés au contexte (*intrinsèques ou extrinsèques*)

Perte d'un membre de la famille
- Décès
- Séparation
- Divorce
- Abandon
- Éloignement pour les études
- Incarcération
- Hospitalisation

Arrivée d'un nouveau membre dans la famille
- Naissance
- Hébergement d'un parent
- Adoption
- Mariage

Pauvreté

Sinistre

Déménagement

Difficultés financières
- Chômage
- Perte financière

Changement de rôle dans la famille
- Mère au travail
- Retraite

Naissance d'un enfant souffrant d'une anomalie

Conflits
- Mésentente sur la poursuite de certains buts familiaux
- Conflits de personnalité au sein de la famille
- Contradiction entre les valeurs morales et la réalité familiale
- Contradiction entre les valeurs culturelles et la réalité familiale

Abus de confiance entre des membres de la famille
- Déloyauté
- Adultère

Déviance sociale d'un membre de la famille (crime, etc.)

Antécédents de troubles psychiatriques dans la famille

Résultats escomptés/Critères d'évaluation

- Les membres de la famille verbaliseront plus souvent leurs sentiments devant l'infirmière et entre eux.
- Les membres de la famille participeront aux soins à prodiguer au malade.
- Les membres de la famille faciliteront le passage du rôle de malade au rôle de bien-portant.
- Les membres de la famille se soutiendront mutuellement.
- Les membres de la famille rechercheront de l'aide auprès des services appropriés.

Interventions infirmières

1. Aider la famille à jauger la situation.
   a) Être à l'écoute de la famille et répondre à ses questions : Quels sont les enjeux ? Quels sont les choix ? Où trouver de l'aide ?
   b) Aider les membres de la famille à repartager les responsabilités et à se fixer un ordre de priorité pour maintenir l'unité et réduire le stress.
   c) Orienter la famille vers des organismes communautaires, des services de soins à domicile et des services d'aide financière, selon ses besoins. (Voir *Incapacité d'organiser et d'entretenir le domicile*, p. 311.)
2. Veiller à ce que la famille puisse s'isoler et se sentir appuyée.
3. Souligner les points forts de la famille.
   - « On voit que vous êtes une famille très unie. »
   - « Vous savez toujours quoi dire à votre mère pour la convaincre de manger. »
   - « Vous êtes très proche de votre frère. »
4. Faire participer la famille aux soins, dans la mesure du possible (aider le malade à manger, à se laver, à se vêtir ou à marcher).
5. Faire participer la famille à la planification des soins.

6. Conseiller aux membres de la famille de trouver des remplaçants pour s'occuper du malade afin d'avoir un peu de répit de temps à autre.
7. Inciter les membres de la famille à verbaliser leurs sentiments de culpabilité, de colère, leurs reproches et leur agressivité pour qu'ils se rendent compte qu'ils ne sont pas les seuls à les ressentir.
8. Aider la famille à modifier ses attentes vis-à-vis du malade pour qu'elles soient plus réalistes.
9. Préparer la famille aux différentes étapes de la maladie.
   a) Expliquer aux parents les effets d'un long séjour au centre hospitalier sur leur enfant (adapter selon le stade de développement).
   b) Expliquer à la famille quels sont les signes de dépression, d'anxiété et de dépendance, et l'avertir qu'ils accompagnent la maladie.
10. Demander de l'aide extérieure si les problèmes dépassent le cadre des soins infirmiers (travailleur social, psychologue, infirmière clinicienne, psychiatre, intervenant des services à l'enfance, etc.).

DYSFONCTIONNEMENT NEUROVASCULAIRE PÉRIPHÉRIQUE, RISQUE ÉLEVÉ DE

DÉFINITION

Risque élevé de dysfonctionnement neurovasculaire périphérique: Situation où une personne risque de souffrir d'un trouble circulatoire, sensoriel ou moteur dans un membre.

Note de l'auteure

Réflexions sur le diagnostic

L'infirmière peut prévenir le *Risque élevé de dysfonctionnement neurovasculaire périphérique*, d'abord en dépistant les personnes à risque, ensuite en prenant des mesures visant à réduire ou à éliminer les facteurs étiologiques ou déclenchants. Lorsqu'elle a posé ce diagnostic, l'infirmière doit surveiller l'apparition d'un problème à traiter en collaboration: *Syndrome compartimental.* Il s'agit alors de la mauvaise irrigation tissulaire d'un muscle (habituellement jambier ou brachial) causée par un œdème qui bloque la circulation veineuse et entraîne l'occlusion d'une artère. Le rôle de l'infirmière consiste dans ce cas à déceler le problème et à en avertir le médecin, qui pratiquera une intervention chirurgicale pour évacuer l'hématome, réparer les vaisseaux lésés ou procéder à une aponévrotomie.

FACTEURS DE RISQUE

Voir Facteurs d'influence.

FACTEURS D'INFLUENCE

Facteurs liés à la maladie

Excès de liquide interstitiel

- Hémorragie (traumatisme, fracture, etc.)
- Obstruction artérielle
- Problème de coagulation
- Obstruction veineuse ou accumulation importante de sang dans une veine

Augmentation du taux de filtration de la membrane capillaire

- Traumatisme

Brûlure grave (thermique, électrique)

- Hypothermie
- Gelures

Réaction allergique (à une piqûre d'insecte, par exemple)

Morsure d'un animal venimeux (serpent, par exemple)

Syndrome néphrotique

Dysfonctionnement de la surface cutanée

- Brûlure sur toute la surface d'une extrémité
- Compression excessive

Facteurs liés au traitement

Excès de liquide interstitiel

- Infiltration d'une perfusion intraveineuse
- Hypermotricité
- Déplacement d'une prothèse (genou, hanche)
- Système dysfonctionnel de drainage d'une plaie

Augmentation du taux de filtration de la membrane capillaire

- Intervention chirurgicale: mise en place d'une prothèse totale de genou ou mise en place d'une prothèse totale de la hanche, par exemple

Dysfonctionnement de la surface cutanée

- Plâtre
- Orthèse
- Pantalon antichoc
- Élongation excessive
- Gouttière gonflable
- Fermeture prématurée ou trop serrée d'une brèche aponévrotique
- Garrot
- Brassard du sphygmomanomètre
- Dispositif d'immobilisation
- Bandage circulaire trop serré autour d'un membre, bandes Ace

Résultats escomptés/Critères d'évaluation

- Les pouls périphériques resteront perceptibles.
- Les membres seront chauds.
- Le temps de remplissage capillaire sera inférieur à trois secondes.

Interventions infirmières

1. Évaluer l'état neurovasculaire au moins toutes les heures pendant les premières 24 heures; si possible, comparer les résultats obtenus aux valeurs mesurées sur le membre indemne.
   a) Prendre les pouls périphériques.
   b) Noter la couleur et la température de la peau.
   c) Mesurer le temps de remplissage capillaire.
2. Évaluer la lésion du bras*.
   a) Évaluer la capacité motrice du bras:
   - Hyperextension du pouce, du poignet et des quatre doigts,
   - Abduction (écartement en éventail) de tous les doigts,
   - Capacité de toucher le petit doigt avec le pouce.

* D. Ross, « Acute compartmental syndrome », *Orthopedic Nursing*, 10 (2), 1991, p. 33-38.

b) Évaluer la sensibilité au toucher en piquant la peau avec une aiguille :
   - Espace palmé entre le pouce et l'index,
   - Pulpe distale du petit doigt,
   - Pulpe distale de l'index.

3. Évaluer la lésion de la jambe*.
   a) Évaluer la capacité motrice de la jambe :
   - Dorsiflexion (mouvement vers le haut) de la cheville et extension des orteils aux articulations métatarsophalangiennes,
   - Flexion plantaire (mouvement vers le bas) de la cheville et des orteils.

   b) Évaluer la sensibilité au toucher en piquant la peau avec une aiguille :
   - Espace palmé entre le gros orteil et le deuxième orteil,
   - Faces ventrale et latérale de la plante du pied (région du bout du pied).
4. Demander à la personne de signaler toute sensation inhabituelle (picotements, engourdissement et/ou difficulté à bouger les orteils ou les doigts).
5. Réduire l'œdème ou le dysfonctionnement qu'il entraîne.
   a) Enlever les bijoux portés sur le membre atteint.
   b) Surélever les membres, à moins de contre-indication.
   c) Recommander à la personne de bouger les doigts ou les orteils du membre atteint deux à quatre fois par heure.
   d) Appliquer des sacs de glace autour de la région atteinte. (Placer une serviette entre les sacs et la peau.)
   e) Évaluer l'écoulement (caractéristiques, quantité) de la plaie ou de la région incisée.
   f) Maintenir la perméabilité du système de drainage.
6. Prévenir le médecin dans les cas suivants :
   - Changement dans la sensibilité au toucher,
   - Changement dans la motricité,
   - Peau pâle, marbrée ou cyanosée,
   - Ralentissement du temps de remplissage capillaire (plus de trois secondes),

---

* D. Ross, « Acute compartmental syndrome », *Orthopedic Nursing*, 10 (2), 1991, p. 33-38.

- Pouls faible ou imperceptible,
- Douleur croissante ou non soulagée par les médicaments,
- Douleur à l'étirement passif d'un muscle,
- Douleur exacerbée par la surélévation du membre.

7. Si la personne présente un des signes ou symptômes précédents, ramener à plat le membre surélevé et enlever la glace.
8. Favoriser la circulation dans le membre atteint.
   a) Veiller à ce que la personne boive beaucoup de liquide afin de maximiser la circulation.
   b) S'assurer que l'appareil d'élongation et les attelles ne compriment pas de vaisseaux ni de nerfs.
   c) Si on utilise un dispositif de contention pour le poignet ou la cheville, s'assurer qu'il ne comprime pas de vaisseaux ni de nerfs. Enlever le dispositif au moins toutes les heures et faire faire des exercices d'amplitude des mouvements.
   d) Inciter la personne à marcher et à effectuer des exercices actifs d'amplitude des mouvements avec les membres indemnes, à moins de contre-indication.
9. Après la mise en place d'une prothèse de hanche ou de genou, installer la personne de manière à prévenir le déplacement de la prothèse.
10. Dispenser de l'enseignement selon les besoins.
   a) Expliquer à la personne et à sa famille qu'ils doivent être à l'affût des symptômes suivants et les signaler dès qu'ils apparaissent :
   - Douleur intense,
   - Engourdissement ou picotements,
   - Enflure,
   - Changement dans la couleur de la peau,
   - Paralysie ou réduction de la motricité,
   - Froideur ou pâleur des orteils ou du bout des doigts,
   - Odeur nauséabonde, sensation de chaleur locale, ramollissement ou fendillement du plâtre.

   b) Expliquer à la personne l'importance du suivi médical et insister sur ce point.

DYSRÉFLEXIE

DÉFINITION

Dysréflexie: Réactions de décompensation du système nerveux sympathique face à un stimulus nocif, qui constituent une menace pour la vie d'une personne souffrant d'une lésion de la moelle épinière à D7 ou au-dessus.

Note de l'auteure

Réflexions sur le diagnostic

La *Dysréflexie* constitue une menace pour la vie et l'infirmière peut la prévenir ou la traiter par des interventions autonomes. À titre préventif, elle peut enseigner au client comment réduire la stimulation du système nerveux sympathique et éviter les interventions qui pourraient la déclencher. En guise de traitement, elle peut réduire ou éliminer le stimulus nocif (fécalome, rétention urinaire, lésion cutanée etc.). Toutefois, si les interventions infirmières ne parviennent pas à éliminer les stimuli et à résoudre le problème, une intervention médicale s'impose. Il s'agira alors d'un problème à traiter en collaboration, et le diagnostic pourra être formulé comme suit: *Complication possible – Dysréflexie.*

CARACTÉRISTIQUES

essentielles (*doivent être présentes*)

Lésion de la moelle épinière (à D7 ou au-dessus) associée à:

- Hypertension artérielle paroxystique (brusque élévation de la pression artérielle se produisant périodiquement, avec une pression systolique supérieure à 140 mmHg et une pression diastolique supérieure à 90 mmHg)
- Bradycardie ou tachycardie (fréquence du pouls inférieure à 60 ou supérieure à 100 battements par minute)
- Diaphorèse (au-dessus de la lésion)

- Taches rouges sur la peau (au-dessus de la lésion)
- Pâleur (sous la lésion)
- Céphalées (douleur diffuse dans différentes parties de la tête, ne se limitant pas à une zone d'innervation définie)

secondaires (*peuvent être présentes*)

Frissons

Congestion de la conjonctive

Syndrome de Claude Bernard-Horner (myosis, ptose partielle de la paupière, énophtalmie ; parfois, sudation sur le côté atteint du visage)

Paresthésie

Réflexe pilomoteur

Vision trouble

Douleur thoracique

Goût métallique dans la bouche

Congestion nasale

FACTEURS D'INFLUENCE

Facteurs liés à la maladie

Distension et irritation des viscères
- Intestins
  - Constipation
  - Fécalome
- Vessie
  - Distension
  - Calculs urinaires
  - Cystite

Stimulation de la peau
- Vêtements ou draps serrés
- Extrêmes de température
- Lésions cutanées

Troubles abdominaux aigus

Spasmes sphinctériens

Facteurs liés au traitement

Enlèvement de fécalomes

Sonde obstruée

Plaie chirurgicale

Facteur lié au contexte (*intrinsèque ou extrinsèque*)

Manque de connaissances

Résultats escomptés/Critères d'évaluation

- La personne et sa famille connaîtront les facteurs déclenchants de la dysréflexie.
- La personne et sa famille décriront le traitement de la dysréflexie.
- La personne et sa famille sauront reconnaître les situations d'urgence médicale.

Interventions infirmières

1. *Surélever immédiatement la tête du lit* et éliminer le stimulus nocif (distension vésicale, fécalome, irritation cutanée) en présence de signes de dysréflexie.
2. Vérifier s'il y a distension de la vessie.
3. Si la personne porte une sonde à demeure, prendre les mesures suivantes.
   a) S'assurer que la tubulure n'est pas obstruée ni coudée.
   b) Irriguer la tubulure très lentement avec 30 mL de soluté physiologique.
   c) Remplacer la sonde au besoin.
4. Si la personne ne porte pas de sonde, appliquer une pommade de dibucaïne (Nupercaïnal), introduire une sonde, recueillir 500 mL d'urine et clamper la tubulure pendant 15 minutes. Répéter le procédé jusqu'à ce que la vessie soit vide.
5. En présence de fécalome, prendre les mesures suivantes.
   a) Appliquer une pommade de Nupercaïnal autour de l'anus et dans le rectum (à 2,5 cm de profondeur).
   b) Enfiler un gant lubrifié et palper délicatement le rectum avec l'index.
   c) Appliquer un suppositoire ou enlever doucement le fécalome.
6. Mesurer la pression artérielle toutes les trois à cinq minutes.
7. Consulter un médecin pour l'instauration d'une pharmacothérapie si les symptômes ou le stimulus nocif ne disparaissent pas.

8. Expliquer à la personne et à sa famille les signes et les symptômes de la dysréflexie ainsi que son traitement.
9. Préciser à la personne et à sa famille dans quelles situations ils doivent consulter immédiatement un médecin ou se rendre à l'urgence.
10. Expliquer comment certains facteurs déclenchent la dysréflexie (menstruation, activité sexuelle, mesures inscrites au programme d'élimination urinaire et fécale).
11. Recommander aux personnes ayant une forte prédisposition à la dysréflexie de consulter un médecin qui pourra planifier une pharmacothérapie à long terme.

ÉLIMINATION INTESTINALE*, ALTÉRATION DE L'

Constipation
Constipation colique
Diarrhée
Incontinence fécale
Pseudo-constipation

DÉFINITION

Altération de l'élimination intestinale: Dysfonctionnement intestinal ou risque élevé de dysfonctionnement intestinal se traduisant par la diarrhée, l'incontinence ou la constipation.

Note de l'auteure

Réflexions sur le diagnostic

L'*Altération de l'élimination intestinale* est un diagnostic trop vaste pour être utile sur le plan clinique, et c'est pourquoi on utilisera de préférence l'un des cinq diagnostics plus précis qu'il englobe.

* Ce diagnostic ne figure pas actuellement sur la liste de l'ANADI, mais l'auteure l'a ajouté par souci de clarté et pour des raisons pratiques.

Des trois diagnostics de constipation, deux précisent déjà, dans leur énoncé, leur facteur étiologique ou déclenchant : *Constipation colique* et *Pseudo-constipation*. Quant au diagnostic infirmier de *Constipation*, il s'applique quand la constipation est provoquée par des facteurs autres que ceux qui influent sur les deux diagnostics précédents et dont le traitement relève du champ de compétence de l'infirmière.

CARACTÉRISTIQUES

essentielles (*doivent être présentes*)

La personne signale ou manifeste l'un ou plusieurs des signes et symptômes suivants :

- Selles dures et moulées,
- Nombre de défécations inférieur à trois fois par semaine,
- Selles molles et liquides,
- Douleur à la défécation,
- Emploi habituel de laxatifs ou de lavements,
- Augmentation de la fréquence des selles (plus de trois fois par jour).

secondaires (*peuvent être présentes*)

Malaise abdominal

Plénitude rectale

Céphalée

Anorexie

Besoin impérieux de déféquer

Crampes abdominales

Augmentation ou diminution des bruits intestinaux

FACTEURS D'INFLUENCE

Voir *Constipation*, p. 136, et *Diarrhée*, p. 142.

Constipation

DÉFINITION

Constipation : Stase ou risque élevé de stase du gros intestin, entraînant des selles peu fréquentes ou le passage de selles sèches et dures.

CARACTÉRISTIQUES

essentielles (*doivent être présentes*)

Selles dures et moulées

et/ou

Nombre de défécations inférieur à trois fois par semaine

secondaires (*peuvent être présentes*)

Diminution des bruits intestinaux

Impression de plénitude rectale

Sensation de pression rectale

Effort et douleur à la défécation

Fécalome palpable

Sensation d'évacuation incomplète

FACTEURS D'INFLUENCE

Facteurs liés à la maladie

Malnutrition

Trouble sensoriel ou moteur

- Lésion de la moelle épinière
- Spina bifida
- Maladie neurologique (sclérose en plaques, maladie de Parkinson)
- Traumatisme de la moelle épinière
- Accident vasculaire cérébral (AVC)
- Démence

Trouble métabolique et endocrinien

- Anorexie mentale
- Hypopituitarisme
- Hypothyroïdie
- Phéochromocytome
- Obésité
- Urémie
- Hyperparathyroïdie
- Neuropathie diabétique

Trouble affectif

Douleur (à la défécation)

- Hémorroïdes
- Blessure au dos

Diminution du péristaltisme reliée à l'hypoxie (d'origine cardiaque, d'origine respiratoire)

Cancer

Côlon irritable

Diverticulite

Endométriose

Facteurs liés au traitement

Effets secondaires de médicaments

- Antiacides (calcium, aluminium)
- Anticholinergiques
- Narcotiques (codéine, morphine)
- Diurétiques
- Fer
- Baryum
- Anesthésiques
- Aspirine
- Phénothiazines
- Antiparkinsoniens

Intervention chirurgicale

Emploi habituel de laxatifs

Radiothérapie

Facteurs liés au contexte (*intrinsèques ou extrinsèques*)

Immobilité

Grossesse

Stress

Manque d'exercice

Habitudes d'élimination irrégulières

Croyances culturelles et idées préconçues sur la santé

Manque d'intimité

Carences alimentaires (carences en cellulose, en thiamine, etc.)

Déshydratation

Peur de la douleur rectale ou cardiaque

Confusion

Incapacité de percevoir les sensations liées au besoin de déféquer

Facteurs liés à la croissance et au développement

Bébé

Lait maternisé

Enfant

Entraînement à la propreté (par exemple : l'enfant ne veut pas interrompre son jeu)

Résultats escomptés/Critères d'évaluation

- La personne signalera une diminution de la douleur à la défécation.
- La personne énumérera les facteurs d'influence du problème (s'ils sont connus).
- La personne définira l'objectif des traitements et les interventions qui seront appliquées.

Interventions infirmières

1. Rechercher les facteurs étiologiques.
   a) Si le problème est lié à un régime alimentaire, un apport liquidien ou un exercice physique inadéquats, aux effets secondaires de médicaments, à une modification du milieu ambiant ou au stress, voir *Constipation colique*, p. 139.
   b) S'il découle d'un emploi habituel de laxatifs ou de lavements et d'une erreur de jugement sur les habitudes d'élimination normales, voir *Pseudo-constipation*, p. 148.
   c) Si l'étiologie n'est pas connue, traiter le problème comme s'il s'agissait de constipation colique et continuer d'en rechercher la cause.
2. Diminuer la douleur rectale en enseignant des mesures correctives.
   a) Appliquer délicatement un lubrifiant à l'anus pour diminuer la douleur à la défécation.
   b) Appliquer des compresses fraîches pour réduire les démangeaisons.
   c) Conseiller à la personne de prendre des bains de siège ou de se laisser tremper dans l'eau chaude (43 à 46 °C) durant 15 minutes.
   d) Conseiller à la personne un laxatif émollient ou de l'huile minérale épaisse à titre de mesure complémentaire.
   e) Demander au médecin s'il est indiqué de donner un anesthésique local ou un antiseptique.
3. Protéger l'intégrité de la peau autour de l'anus.
   a) Évaluer l'intégrité de la peau.
   b) La nettoyer à fond et délicatement avec un produit non irritant; l'essuyer après la défécation avec un papier doux.
   c) Recommander un bain de siège après la défécation.
   d) Appliquer délicatement un lubrifiant ou un émollient.
4. Dispenser de l'enseignement.
   a) Expliquer à la personne comment prévenir la pression rectale qui favorise les hémorroïdes.

b) Recommander à la personne de ne pas rester trop longtemps assise, et d'éviter l'effort de défécation.

c) Recommander des mesures visant à amollir les selles (régime alimentaire riche en cellulose, apport liquidien important, etc.).

Constipation colique

DÉFINITION

Constipation colique: Émission ou risque d'émission de selles dures et sèches due à un ralentissement dans le trajet des résidus alimentaires dans le côlon.

CARACTÉRISTIQUES*

essentielles (*présentes dans 80 à 100 % des cas*)

Diminution de la fréquence des selles
Selles dures et sèches
Effort de défécation
Douleur à la défécation
Ballonnement abdominal

secondaires (*présentes dans 50 à 79 % des cas*)

Pression rectale
Céphalées, altération de l'appétit
Douleur abdominale

FACTEURS D'INFLUENCE

Facteurs liés à la maladie

Malnutrition
Trouble sensorimoteur

- Lésion de la moelle épinière
- Traumatisme de la moelle épinière

* A. M. McLane et R. E. McShane, « Empirical validation of defining characteristics of constipation: A study of bowel elimination practices of healthy adults », dans M. E. Hurley (dir.), *Classification of nursing diagnoses: Proceedings of the sixth conference,* St. Louis, Mosby, 1986, p. 448-455.

- Spina bifida
- Accident vasculaire cérébral
- Démence
- Maladie neurologique (sclérose en plaques, maladie de Parkinson)

Trouble métabolique ou endocrinien

- Anorexie mentale
- Hypopituitarisme
- Hypothyroïdie
- Obésité
- Neuropathie diabétique
- Hyperparathyroïdie

Trouble affectif

Diminution du péristaltisme reliée à l'hypoxie (d'origine cardiaque, d'origine respiratoire)

Cancer

Endométriose

Diverticulite

Côlon irritable

Facteurs liés au traitement

Effets secondaires de médicaments

- Antiacides (calcium, aluminium)
- Anticholinergiques
- Narcotiques (codéine, morphine)
- Diurétiques
- Fer
- Baryum
- Anesthésiques
- Aspirine
- Phénothiazines
- Antiparkinsoniens

Intervention chirurgicale

Emploi habituel de laxatif

Facteurs liés au contexte (*intrinsèques ou extrinsèques*)

Immobilité

Grossesse

Stress

Manque d'exercice

Habitudes d'élimination irrégulières

Manque d'intimité

Carences alimentaires (carence en cellulose, en thiamine)

Déshydratation

Peur de la douleur rectale ou cardiaque

Facteurs liés à la croissance et au développement

Bébé

Lait maternisé

Enfant

Entraînement à la propreté (par exemple: l'enfant ne veut pas interrompre son jeu)

Résultats escomptés/Critères d'évaluation

- La personne suivra un programme thérapeutique personnalisé d'élimination intestinale.
- La personne expliquera le but des interventions.
- La personne dira que son élimination intestinale est meilleure ou l'infirmière pourra l'observer.

Interventions infirmières

1. Expliquer l'importance d'un régime alimentaire équilibré.
   a) Passer en revue la liste des aliments riches en fibres:
      - Fruits frais avec pelure,
      - Son,
      - Noix et graines,
      - Céréales et pain complets,
      - Fruits et légumes cuits,
      - Jus de fruits.

   b) Pour assurer une élimination intestinale normale une fois par jour, inclure dans le régime environ 800 g de fruits et légumes (soit environ quatre fruits et une grosse salade).

   c) Conseiller à la personne d'augmenter graduellement la quantité de son dans son alimentation (en l'ajoutant aux céréales et aux plats cuisinés). Lui expliquer qu'il est nécessaire d'avoir un apport liquidien suffisant quand on consomme du son.
2. À moins d'indication contraire, recommander à la personne de boire au moins 2 L de liquides par jour (8 à 10 grands verres).
3. Lui recommander de boire un verre d'eau chaude une demi-heure avant le petit déjeuner pour stimuler l'évacuation intestinale.

4. Encourager la personne à se fixer un horaire régulier d'élimination.
5. Pour tirer pleinement parti des muscles abdominaux et des lois de la pesanteur, lui conseiller d'adopter la position idéale, soit la position demi-accroupie.
6. Si l'on soupçonne la présence d'un fécalome, effectuer l'examen digital du rectum :
   - Installer la personne sur le flanc gauche en position couchée.
   - Enfiler un gant, lubrifier l'index et l'insérer.
   - Si l'on trouve une masse fécale durcie, essayer de la fragmenter et de l'enlever.
7. Si le fécalome est hors d'atteinte, consulter le médecin.

Diarrhée

DÉFINITION

Diarrhée : Émission ou risque d'émission fréquente de selles liquides ou informes.

CARACTÉRISTIQUES

essentielles (*doivent être présentes*)

Selles molles et liquides

Augmentation de la fréquence des selles (plus de trois par jour)

secondaires (*peuvent être présentes*)

Besoin impérieux de déféquer

Crampes, douleurs abdominales

Fréquence accrue de bruits intestinaux

Selles plus liquides que la normale

FACTEURS D'INFLUENCE

Facteurs liés à la maladie

Trouble nutritionnel ou syndrome de malabsorption

- Kwashiorkor
- Gastrite
- Ulcère gastroduodénal
- Diverticulite

- Maladie de Crohn
- Colique spasmodique
- Maladie cœliaque (sprue)
- Rectocolite hémorragique
- Intolérance au lactose
- Côlon irritable

Trouble métabolique ou endocrinien

- Diabète sucré
- Thyréotoxicose
- Maladie d'Addison

Syndrome de décharge

Maladie infectieuse

- Trichinose
- Choléra
- Shigellose
- Hépatite infectieuse
- Dysenterie
- Paludisme
- Fièvre typhoïde

Cancer

Urémie

Tuberculose

Intoxication arsenicale

Fécalome

Facteurs liés au traitement

Intervention chirurgicale dans l'intestin

- Résection de l'intestin
- Dérivation iléale

Effets secondaires de médicaments

- Médicaments thyroïdiens
- Laxatifs émollients
- Antinéoplasiques
- Antiacides
- Laxatifs
- Antibiotiques

Alimentation par sonde

Facteurs liés au contexte (*intrinsèques ou extrinsèques*)

Stress ou anxiété

Aliments irritants (fruits, céréales de son)

Voyages

Présence de bactéries pathogènes dans l'eau

Absence d'immunité contre certaines bactéries, certains virus ou certains parasites

Canicule

Augmentation de la consommation de caféine

Facteurs liés à la croissance et au développement

Nouveau-né

Allaitement au sein

Résultats escomptés/Critères d'évaluation

- La personne décrira les facteurs déclenchants (s'ils sont connus)
- La personne expliquera le but des interventions.
- Le nombre de selles liquides diminuera et les selles auront repris leur consistance.

Interventions infirmières

1. Rechercher les facteurs étiologiques ou déclenchants : alimentation par sonde, aliments contaminés ou excès alimentaires, aliments diététiques, allergies alimentaires, voyage à l'étranger.
2. Réduire la diarrhée.
   a) Suspendre l'alimentation solide.
   b) Offrir des liquides clairs (jus de fruits, Gatorade, bouillon).
   c) S'il s'agit d'un bébé, poursuivre l'allaitement au sein ; bannir temporairement le lait maternisé, les produits laitiers et les aliments solides.
   d) Si l'état du bébé s'améliore, ajouter des aliments solides simples après 24 heures : biscuits salés, yogourt, riz, bananes, compote de pommes, gélatine.
3. Augmenter l'apport liquidien pour conserver une densité urinaire normale.
4. Recommander à la personne de boire des liquides à forte teneur en potassium et en sodium (jus d'orange et de pamplemousse, bouillon).
5. Lui conseiller d'éviter les liquides très chauds ou très froids.
6. Expliquer les mesures à prendre pour prévenir de nouveaux épisodes de diarrhée.
7. Enseigner les précautions à prendre pendant les voyages à l'étranger*.
   a) Recommander à la personne de ne pas consommer d'aliments refroidis, de salades, de

* T. Maresca, « Assessment and management of acute diarrheal illness in adults », *Nurse Practitioner*, 11(11), p. 15-16, 1986.

lait, de fromages frais, de charcuteries, de sauces épicées.

b) Lui recommander de boire des boissons gazéifiées ou embouteillées et de ne pas consommer de glaçons.

c) Lui conseiller d'éplucher les fruits et légumes frais.

8. Enseigner les mesures à prendre pour prévenir la transmission de l'infection (lavage des mains; méthodes correctes de conservation, de cuisson et de manipulation des aliments).

Incontinence fécale

DÉFINITION

Incontinence fécale: Changement dans les habitudes normales d'élimination intestinale, caractérisé par l'émission involontaire de selles.

Note de l'auteure

Réflexions sur le diagnostic

La résolution du problème d'*Incontinence fécale* exige des interventions infirmières complexes. L'*Incontinence fécale* est le dysfonctionnement qui résulte d'une rupture des voies de transmission nerveuses due à un trouble neurologique: traumatisme de la moelle épinière, sclérose en plaques, neuropathie diabétique, accident vasculaire cérébral, traumatisme crânien, tumeur cérébrale. La personne peut être inconsciente ou avoir perdu la capacité d'inhiber la défécation, la maîtrise du sphincter anal ou les sensations liées au besoin de déféquer (Toth, 1988).

CARACTÉRISTIQUES

essentielle (*doit être présente*)

Émission involontaire de selles

FACTEURS D'INFLUENCE

Facteurs liés à la maladie

Perte de la maîtrise du sphincter

Démence évolutive

Trouble neuromusculaire évolutif (par exemple : sclérose en plaques)

Affection inflammatoire de l'intestin

Facteurs liés au contexte

État dépressif

Déficit cognitif

Intervention chirurgicale

- Colostomie

Résultat escompté/Critère d'évaluation

- La personne émettra des selles molles et moulées tous les jours, ou tous les deux ou trois jours.

Interventions infirmières

1. Évaluer les habitudes d'élimination, le régime alimentaire et le mode de vie.
2. Évaluer l'état neurologique, l'état physique et la capacité fonctionnelle de la personne.
3. Fixer un horaire d'élimination régulier : appliquer un programme d'élimination quotidienne pendant au moins cinq jours ou jusqu'à ce que l'habitude se développe ; appliquer ensuite ce programme tous les deux jours (choisir le matin ou le soir).
4. Quand l'arc du réflexe sacré est intact, prendre les mesures suivantes.
   a) Si la personne a gardé sa capacité fonctionnelle, l'installer en position verticale ou assise. Dans le cas contraire (si elle est quadriplégique, par exemple), la coucher sur le flanc gauche. Chez l'adulte seulement, employer la stimulation digitale (index ganté et lubrifié).
   b) Utiliser des dispositifs d'appoint pour la personne qui a gardé sa capacité fonctionnelle

(stimulateur digital, chaise d'aisances à siège surélevé, gant et lubrifiant).

5. Si la personne a gardé la mobilité de ses membres supérieurs et si l'innervation des muscles abdominaux est intacte, lui apprendre les méthodes pertinentes visant à faciliter l'élimination intestinale:
   a) Manœuvre de Valsalva,
   b) Flexion du tronc vers l'avant à plusieurs reprises,
   c) Redressements assis,
   d) Massage abdominal.
6. En présence de l'interruption de l'arc réflexe sacré, prendre les mesures suivantes.
   a) Fixer un horaire d'élimination quotidien (matin ou soir), et assurer l'évacuation manuelle des matières fécales.
   b) Si la personne a gardé sa capacité fonctionnelle, l'installer en position verticale ou assise.
   c) Utiliser des dispositifs d'appoint (stimulateur digital, chaise d'aisances à siège surélevé, gant et lubrifiant).
   d) Enseigner des méthodes visant à faciliter l'élimination intestinale:
      - Manœuvre de Valsalva,
      - Flexion du tronc,
      - Massage abdominal,
      - Redressements assis (si la personne a gardé sa capacité fonctionnelle).
7. Consigner au dossier les données sur l'élimination; inscrire l'heure de l'élimination, les caractéristiques des selles, les dispositifs d'appoint employés et le nombre d'émissions involontaires, s'il y a lieu.
8. Expliquer l'importance d'un régime riche en cellulose et en fibres et d'un apport liquidien suffisant.
9. Nettoyer la peau après chaque défécation. Protéger la peau intacte avec un onguent (ex.: pommade à base d'aluminium). Si la peau n'est pas intacte, consulter une infirmière spécialisée ou un stomathérapeute.
10. Aider la personne à définir et à réaliser les activités et exercices physiques qui lui conviennent, compte tenu de sa capacité fonctionnelle (ex.: exercices abdominaux).

11. Indiquer les dangers associés à l'emploi des laxatifs émollients, des laxatifs, des suppositoires et des lavements.
12. Expliquer les signes et symptômes de l'occlusion intestinale et de la constipation.
13. Expliquer à la personne le programme d'élimination intestinale. Si elle a gardé sa capacité fonctionnelle, veiller à ce que le programme favorise son autonomie.

Pseudo-constipation

DÉFINITION

Pseudo-constipation: Situation où une personne porte elle-même un diagnostic de constipation et s'assure d'avoir une élimination intestinale quotidienne en utilisant des laxatifs, des lavements ou des suppositoires.

CARACTÉRISTIQUES*

essentielles (*présentes dans 80 à 100 % des cas*)

La personne s'attend à déféquer chaque jour et fait par conséquent un usage inconsidéré de laxatifs, de lavements et de suppositoires.

La personne s'attend à déféquer à la même heure chaque jour.

FACTEURS D'INFLUENCE

Facteurs liés à la maladie

Altération de l'affect causée par la modification de l'équilibre biochimique ou par une tumeur

Psychonévrose obsessionnelle

Dégradation du système nerveux central

Facteurs liés au contexte (*intrinsèques ou extrinsèques*)

Croyances familiales et culturelles ou idées préconçues sur la santé

Erreur de jugement

* A. M. McLane et R. E. McShane, « Empirical validation of defining characteristics of constipation: A study of bowel elimination practices of healthy adults », dans M. E. Hurley (dir.), *Classification of nursing diagnoses: Proceedings of the sixth conference,* St. Louis, Mosby, 1986, p. 448-455.

Résultats escomptés/Critères d'évaluation

- La personne dira qu'elle accepte d'aller à la selle tous les deux ou trois jours.
- La personne s'abstiendra d'utiliser régulièrement des laxatifs.
- La personne expliquera les causes de la constipation.
- La personne décrira les dangers associés à l'emploi de laxatifs.
- La personne augmentera sa ration de fibres alimentaires, son apport liquidien et son exercice quotidien, en tenant compte des recommandations qu'elle a reçues.

Interventions infirmières

1. Préciser qu'il n'est pas nécessaire d'aller à la selle tous les jours : il peut suffire d'y aller tous les deux ou trois jours.
2. Indiquer les dangers associés à l'usage régulier de laxatifs par voie orale.
3. Expliquer l'importance d'un régime alimentaire équilibré.
   a) Passer en revue la liste des aliments riches en fibres :
   - Fruits frais avec pelure,
   - Son,
   - Noix et graines,
   - Céréales et pain complets,
   - Fruits et légumes crus.

   b) Pour assurer une élimination intestinale normale une fois par jour, inclure dans le régime environ 800 g de fruits et légumes (soit environ quatre fruits et une grosse salade).

   c) Conseiller à la personne d'augmenter graduellement la quantité de son dans son alimentation (en l'ajoutant aux céréales et aux plats cuisinés). Lui expliquer qu'il est nécessaire d'avoir un apport liquidien suffisant quand on consomme du son.

   d) Si le régime est trop pauvre en fibres, recommander un supplément du commerce.

4. Encourager la personne à boire au moins 8 à 10 verres d'eau par jour, à moins d'indication contraire.
5. Lui recommander de boire un verre d'eau chaude une demi-heure avant le petit déjeuner pour stimuler l'évacuation intestinale.
6. Inciter la personne à planifier un horaire régulier d'élimination.
7. Préconiser l'exercice physique régulier.
   a) Recommander la marche.
   b) Si la marche est interdite, enseigner des exercices que l'on peut faire couché dans le lit ou assis dans un fauteuil.
      - Fléchir un genou et l'amener à la poitrine; répéter 10 à 20 fois, pour chaque genou. Faire l'exercice trois ou quatre fois par jour.
      - Tourner le tronc d'un côté à l'autre, 20 à 30 fois, 6 à 10 fois par jour.

ÉLIMINATION URINAIRE, ALTÉRATION DE L'

Énurésie de croissance*
Incontinence urinaire à l'effort
Incontinence urinaire complète
Incontinence urinaire fonctionnelle
Incontinence urinaire par réduction du temps d'alerte
Incontinence urinaire réflexe
Rétention urinaire

DÉFINITION

Altération de l'élimination urinaire: Situation où une personne présente ou risque de présenter une perturbation dans l'élimination urinaire.

* Ce diagnostic ne figure pas actuellement sur la liste de l'ANADI, mais l'auteure l'a ajouté par souci de clarté et pour des raisons pratiques.

Note de l'auteure

Réflexions sur le diagnostic

L'*Altération de l'élimination urinaire* est un diagnostic trop général pour être utile sur le plan clinique. C'est pourquoi l'infirmière doit, si possible, formuler un diagnostic plus précis. Si la cause de l'incontinence est inconnue, l'infirmière peut inscrire temporairement le diagnostic d'*Altération de l'élimination urinaire reliée à une étiologie inconnue se manifestant par l'incontinence.*

CARACTÉRISTIQUES

essentielles (*doivent être présentes*)

Miction impérieuse

Pollakiurie

Retard de la miction

Nycturie

Énurésie

Fuite postmictionnelle

Distension de la vessie

Incontinence urinaire

Importants volumes d'urine résiduelle

FACTEURS D'INFLUENCE

Facteurs liés à la maladie

Anomalies congénitales des voies urinaires

- Rétrécissement de l'urètre
- Hypospadias
- Épispadias
- Urétérocèle
- Contractions du col de la vessie
- Mégavessie (vessie de grande capacité mais sans tonus musculaire)

Trouble des voies urinaires

- Infection
- Urétrite
- Carcinome
- Traumatisme
- Glycosurie

Trouble ou lésion d'origine nerveuse

- Lésion, tumeur ou infection de la moelle épinière
- Maladie démyélinisante
- Neuropathie diabétique
- Tabès
- Lésion, tumeur ou infection au cerveau
- Accident vasculaire cérébral
- Sclérose en plaques
- Neuropathie alcoolique
- Maladie de Parkinson

Adénome de la prostate

Carence œstrogénique

- Vaginite atrophique
- Urétrite atrophique

Zona

Maladie aiguë

Maladie respiratoire chronique (asthme)

Facteurs liés au traitement

Intervention chirurgicale

- Séquelles d'une prostatectomie
- Éviscération pelvienne

Instruments utilisés pour les diagnostics

Anesthésie générale ou rachianesthésie

Traitement médicamenteux (iatrogénique)

- Antihistaminiques
- Épinéphrine
- Anticholinergiques
- Sédatifs
- Immunosuppresseurs
- Diurétiques
- Tranquillisants
- Relaxants musculaires

Trouble consécutif au port d'une sonde à demeure

Facteurs liés au contexte (*intrinsèques ou extrinsèques*)

Perte du tonus des tissus périnéaux

- Obésité
- Récente perte de poids importante
- Accouchement
- Vieillissement

Irritation de la région périnéale

- Hygiène personnelle insuffisante
- Rapports sexuels

Grossesse

Incapacité de communiquer ses besoins

Fécalome ou constipation chronique

Déshydratation

Stress ou anxiété

Inattention aux sensations liées au besoin d'uriner

- Suppression intentionnelle de l'envie d'uriner (déconditionnement volontaire)
- État dépressif
- Confusion
- Délire

Obstacles physiques rendant l'accès aux toilettes difficile

- Éloignement des toilettes
- Ridelles
- Lit trop haut
- Mauvais éclairage
- Milieu étranger

Mobilité réduite

Consommation d'alcool et/ou de caféine

Facteurs liés à la croissance et au développement

Enfant

Petite capacité vésicale, manque de motivation

Personne âgée

Perte de sensation, perte du tonus musculaire, neurasthénie, mobilité réduite, déshydratation, diminution de la capacité vésicale

Résultats escomptés/Critères d'évaluation

- La personne sera continente (préciser : le jour, la nuit, 24 heures).
- La personne expliquera les causes de son incontinence et le but du traitement.

Interventions infirmières

1. Maintenir une hydratation optimale.
   a) Augmenter l'apport liquidien pour le porter à 2000 ou 3000 mL/jour, à moins de contre-indication.
   b) Recommander à la personne de boire toutes les deux heures et de s'abstenir de liquide dans l'intervalle.
   c) Réduire l'apport liquidien après 19 h et n'autoriser qu'une consommation minimale de liquides au cours de la nuit.

d) Recommander à la personne de restreindre sa consommation de café, de thé, de sodas à base de cola, d'alcool et de jus de pamplemousse, car ces boissons ont un effet diurétique.

e) Recommander à la personne de restreindre sa consommation de jus de tomate et de jus d'orange, car ils rendent les urines plus alcalines.

2. Maintenir une bonne alimentation de façon à assurer au moins une élimination intestinale tous les trois jours.
3. Favoriser la miction.

a) Assurer l'intimité et le bien-être de la personne.

b) Utiliser les toilettes de préférence au bassin hygiénique, si possible.

c) Donner aux hommes la possibilité d'uriner debout, si possible.

d) Aider la personne qui utilise le bassin hygiénique à plier les genoux et lui soutenir le dos.

e) Montrer comment s'installer pour favoriser l'élimination : penché en avant sur les toilettes.

4. Aider la personne à s'accepter et à se motiver.
5. Expliquer que l'incontinence peut être guérie ou tout au moins suffisamment maîtrisée pour que la personne ne ressente pas de gêne.
6. Conseiller à la personne d'agir comme si elle était continente, et non pas incontinente (porter des vêtements de ville, ne pas utiliser le bassin hygiénique, par exemple).
7. Favoriser l'intégrité de la peau.

a) Identifier les personnes qui risquent de présenter des escarres de décubitus.

b) Laver, essuyer et bien assécher la région du périnée après un épisode d'incontinence.

c) Utiliser une pommade protectrice, au besoin (pour les brûlures, utiliser une crème à l'hydrocortisone ; pour les mycoses, utiliser une pommade antifongique).

8. Évaluer dans quelle mesure la personne est capable de collaborer au programme de rééducation vésicale (intégrité des facultés cognitives, volonté de changer de comportement, volonté de participer).

9. Expliquer à la personne le but du programme et lui demander si elle approuve les soins proposés et si elle est prête à collaborer.
10. Encourager la personne à persévérer en lui rappelant régulièrement les raisons du succès ou de l'échec de ce type de programme.
11. Évaluer les habitudes d'élimination urinaire.
    a) Noter l'heure à laquelle la personne a consommé des liquides et la quantité prise.
    b) Noter le type de liquide consommé.
    c) Estimer le degré d'incontinence.
    d) Noter la quantité d'urines éliminées lors de toutes les mictions, volontaires ou involontaires.
    e) Vérifier si la personne ressent le besoin d'uriner.
    f) Mesurer la rétention d'urine.
    g) Noter la quantité d'urine résiduelle.
    h) Noter la quantité d'urines éliminées après une stimulation cutanée.
    i) Noter les comportements ou les activités qui précèdent la miction (agitation, cris, exercice, par exemple).
12. Fixer un horaire de mictions et de consommation de liquides.
13. Établir un programme de cathétérisme intermittent, au besoin.
14. Enseigner la méthode de cathétérisme intermittent à la personne et à sa famille (lorsqu'on prévoit que la rééducation sera longue).
    a) Expliquer le but du programme de cathétérisme.
    b) Expliquer le lien entre la consommation de liquides et la fréquence des cathétérismes.
    c) Expliquer qu'il est important de vider la vessie à heure fixe en toutes circonstances à cause des dangers que pose une vessie distendue (la diminution de la circulation peut entraîner une infection, et la stase urinaire peut contribuer à la prolifération bactérienne).
15. Enseigner les mesures de prévention des infections urinaires.
    a) Recommander à la personne de vider complètement sa vessie de façon régulière.

b) Veiller à ce que la personne consomme suffisamment de liquides.

c) Recommander à la personne d'éviter les jus d'agrume, les sodas à base de cola et le café afin de préserver l'acidité de l'urine.

d) Mesurer régulièrement le pH urinaire.

16. Apprendre à la personne à reconnaître les signes et les symptômes d'infection urinaire:

a) Augmentation des mucosités et des sédiments,

b) Présence de sang (hématurie),

c) Changement de couleur (par rapport au jaune paille habituel) ou d'odeur,

d) Température élevée, frissons et tremblements,

e) Changements dans la nature des urines,

f) Douleur sus-pubienne,

g) Miction douloureuse,

h) Besoin impérieux d'uriner,

i) Mictions ou fuites fréquentes et peu abondantes,

j) Spasticité accrue (chez les personnes ayant une lésion de la moelle épinière),

k) Augmentation du pH urinaire,

l) Nausées et/ou vomissements,

m) Douleurs dans les reins ou douleurs lombaires.

17. Demander à une infirmière en santé communautaire d'aider la personne à poursuivre sa rééducation vésicale, au besoin.

Énurésie de croissance*

DÉFINITION

Énurésie de croissance: Miction involontaire, sans cause physiopathologique, qui survient pendant le sommeil d'un enfant.

* Ce diagnostic ne figure pas actuellement sur la liste de l'ANADI, mais l'auteure l'a ajouté par souci de clarté et pour des raisons pratiques.

Note de l'auteure

Réflexions sur le diagnostic

L'énurésie peut être causée par des facteurs organiques ou être liée à un problème de développement. Avant de formuler ce diagnostic infirmier, il faut s'assurer que l'énurésie n'est pas due à un problème médical tel qu'un rétrécissement de l'urètre, une infection urinaire, l'épilepsie nocturne ou le diabète.

Lorsque l'énurésie est associée à une petite capacité vésicale, à la non-perception de la sensation de plénitude vésicale au cours du sommeil profond, à l'inattention aux sensations liées au besoin d'uriner ou à une crise situationnelle (naissance d'un frère ou d'une sœur, problèmes à l'école, par exemple), l'infirmière peut formuler le diagnostic d'*Énurésie de croissance*. Les troubles psychologiques ne sont habituellement pas une cause d'énurésie, mais ils sont parfois le résultat d'un manque de compréhension du problème. Les punitions ou les reproches sont à éviter.

CARACTÉRISTIQUE

essentielle (*doit être présente*)

Épisodes de miction involontaire pendant le sommeil d'un enfant

FACTEURS D'INFLUENCE

Facteurs liés au contexte (*intrinsèques ou extrinsèques*)

Facteurs de stress (problème à l'école, avec ses frères et sœurs)

Inattention aux sensations liées au besoin d'uriner

Milieu étranger

Facteurs liés à la croissance et au développement

Enfant

Petite capacité vésicale

Manque de motivation

Besoin d'attirer l'attention

Résultats escomptés/Critères d'évaluation

- L'enfant ne sera pas incontinent pendant son sommeil.
- L'enfant et sa famille seront capables d'expliquer la nature et les causes de l'énurésie.

Interventions infirmières

1. Expliquer la nature de l'énurésie aux parents et à l'enfant.
2. Expliquer aux parents que la désapprobation (faire honte à l'enfant, le punir) ne règle en rien le problème, mais ne peut que mettre l'enfant mal à l'aise et le rendre honteux et craintif.
3. Rassurer l'enfant en lui expliquant qu'il n'est pas le seul à mouiller son lit la nuit et qu'il n'y a pas de honte à cela.
4. Réduire les facteurs d'influence.
   a) Lorsque l'enfant a bu, l'inciter à retarder la miction pour distendre sa vessie.
   b) Faire uriner l'enfant avant de le mettre au lit.
   c) Réduire sa consommation de liquides à l'heure du coucher.
   d) Si l'on doit réveiller l'enfant dans la soirée (vers 23 h) pour le faire uriner, essayer de le réveiller complètement pour lui donner un renforcement positif.
   e) Apprendre à l'enfant à reconnaître les sensations qui indiquent qu'il a besoin d'uriner.
   f) Montrer à l'enfant qu'il est capable de maîtriser sa miction : lui demander de déclencher et d'arrêter le jet d'urine ou de se retenir durant la journée, ne serait-ce que pour de courtes périodes.
5. Demander à l'enfant de noter ses progrès ; marquer les jours ou les nuits de continence (étoiles sur le calendrier, par exemple).

6. Lorsque l'enfant est incontinent, lui demander d'expliquer verbalement ou par écrit ce qui s'est passé.
7. Expliquer à l'enfant et aux parents comment réduire les effets indésirables de l'énurésie (mettre une alèse en plastique dans le lit, donner à l'enfant un sac de couchage lavable à la machine lorsqu'il ne dort pas à la maison).
8. Organiser des séances d'information publiques sur l'énurésie et l'incontinence (école, réunions de parents, groupes d'entraide, par exemple).

Incontinence urinaire à l'effort

DÉFINITION

Incontinence urinaire à l'effort: Écoulement d'urine soudain et involontaire lors d'une augmentation de la pression abdominale.

CARACTÉRISTIQUE

essentielle (*doit être présente*)

La personne signale une perte d'urine (généralement inférieure à 50 mL) liée à une augmentation de la pression abdominale lorsqu'elle est en station debout, qu'elle éternue, qu'elle tousse, qu'elle court ou qu'elle soulève un objet lourd.

FACTEURS D'INFLUENCE

Facteurs liés à la maladie

Anomalie congénitale des voies urinaires
- Rétrécissement des voies urinaires
- Urétérocèle
- Contractions du col vésical
- Hypospadias
- Épispadias
- Mégavessie (vessie volumineuse mais sans tonus musculaire)

Trouble des voies urinaires
- Infection
- Urétrite
- Traumatisme

Carence œstrogénique
- Vaginite atrophique
- Urétrite atrophique

Facteurs liés au contexte (*intrinsèques ou extrinsèques*)

Perte de tonus des muscles du périnée
- Obésité
- Récente perte de poids importante
- Vieillissement
- Accouchement

Irritation de la région périnéale
- Hygiène personnelle insuffisante
- Rapports sexuels

Grossesse

Stress ou peur

Facteur lié à la croissance et au développement

Personne âgée

Perte du tonus musculaire

Résultats escomptés/Critères d'évaluation
- La personne dira que l'incontinence urinaire à l'effort a diminué ou disparu.
- La personne expliquera les causes de son incontinence et le but du traitement.

Interventions infirmières

1. Évaluer les habitudes de mictions et d'incontinence ainsi que l'apport liquidien.
2. Expliquer le rôle que jouent les muscles de soutien de la structure périnéale sur la continence.
3. Apprendre à la personne à identifier les muscles du périnée et à les renforcer grâce à des exercices (exercices de Kegel). Lui donner les directives suivantes.

   a) « Pour renforcer les muscles postérieurs de la structure périnéale, imaginez que vous essayez de bloquer le passage des selles et contractez les muscles qui entourent l'anus sans contracter les jambes ni les muscles abdominaux. »

   b) « Pour les muscles antérieurs de la structure périnéale, imaginez que vous essayez de bloquer le passage de l'urine et contractez les muscles (avant et arrière) pendant 4 secondes, puis relâchez; répétez l'exercice 10 fois et ce, 4 fois par jour.» (On peut répéter l'exercice jusqu'à 4 fois par heure, au besoin.)

c) «Déclenchez et interrompez plusieurs fois le jet d'urine lors d'une miction.»

4. Apprendre comment diminuer la pression abdominale reliée à une grossesse.
   a) Recommander à la personne de ne pas rester debout trop longtemps.
   b) Recommander à la personne d'uriner au moins toutes les deux heures.
   c) Enseigner les exercices de Kegel.
5. Apprendre comment diminuer la pression abdominale reliée à l'obésité.
   a) Expliquer le lien entre l'obésité et l'incontinence urinaire à l'effort.
   b) Enseigner les exercices de Kegel.
   c) Si la personne souhaite perdre du poids, la référer à un programme de santé communautaire.
   d) Recommander à la personne d'uriner au moins toutes les deux heures.
   e) Recommander à la personne de ne pas rester debout trop longtemps.

Incontinence urinaire complète

DÉFINITION

Incontinence urinaire complète: Écoulement d'urine continu et imprévisible.

Note de l'auteure

Réflexions sur le diagnostic

Ce diagnostic est utilisé lorsqu'aucun autre type d'incontinence ne peut s'appliquer.

CARACTÉRISTIQUES

essentielles (*doivent être présentes*)

Écoulement d'urine constant sans distension vésicale

Nycturie (plus de deux fois pendant le sommeil)

Incontinence réfractaire aux autres traitements

secondaires (*peuvent être présentes*)

Non-perception des sensations liées au besoin d'uriner

Non-perception de l'écoulement urinaire

FACTEURS D'INFLUENCE

Facteurs liés à la maladie

Anomalie congénitale des voies urinaires
- Rétrécissement des voies urinaires
- Épispadias
- Urétérocèle
- Hypospadias
- Mégavessie (vessie volumineuse mais sans tonus musculaire)

Trouble des voies urinaires
- Infection
- Urétrite
- Traumatisme

Trouble ou lésion d'origine nerveuse
- Lésion, tumeur ou infection de la moelle épinière
- Maladie démyélinisante
- Neuropathie diabétique
- Lésion, tumeur ou infection au cerveau
- Accident vasculaire cérébral
- Sclérose en plaques
- Neuropathie alcoolique
- Tabès

Facteurs liés au traitement

Intervention chirurgicale
- Séquelles d'une prostatectomie
- Anesthésie générale ou rachianesthésie
- Éviscération pelvienne
- Trouble consécutif au port d'une sonde à demeure

Facteurs liés au contexte (*intrinsèques ou extrinsèques*)

Incapacité de communiquer ses besoins

Déshydratation

Stress ou peur

Inattention aux sensations liées au besoin d'uriner
- État dépressif
- Confusion

Facteur lié à la croissance et au développement

Personne âgée

Diminution de la capacité vésicale, déficit locomoteur ou sensoriel, perte du tonus musculaire, neurasthénie

Résultats escomptés/Critères d'évaluation

- La personne sera continente (préciser : le jour, la nuit, 24 heures).
- La personne expliquera les causes de son incontinence et le but du traitement.

Interventions infirmières

1. Maintenir une hydratation optimale.
   a) Augmenter l'apport liquidien pour le porter à 2000 ou 3000 mL/jour, à moins de contre-indication.
   b) Recommander à la personne de boire toutes les deux heures et de s'abstenir de liquides dans l'intervalle.
   c) Réduire l'apport liquidien après 19 h et n'autoriser qu'une consommation minimale de liquides au cours de la nuit.
   d) Recommander à la personne de restreindre sa consommation de café, de thé, de sodas à base de cola, d'alcool et de jus de pamplemousse, car ces boissons ont un effet diurétique.
   e) Recommander à la personne de restreindre sa consommation de jus de tomate et de jus d'orange, car ils rendent les urines plus alcalines.
2. Maintenir une bonne alimentation de façon à assurer au moins une élimination intestinale tous les trois jours.
3. Favoriser la miction.
   a) Assurer l'intimité et le bien-être de la personne.
   b) Utiliser les toilettes de préférence au bassin hygiénique, si possible.

c) Donner aux hommes la possibilité d'uriner debout, si possible.

d) Aider la personne qui utilise le bassin hygiénique à plier les genoux et lui soutenir le dos.

e) Montrer comment s'installer pour favoriser l'élimination : penché en avant sur les toilettes.

4. Aider la personne à s'accepter et à se motiver.
5. Expliquer que l'incontinence peut être guérie ou tout au moins suffisamment maîtrisée pour éviter toute gêne.
6. Conseiller à la personne d'agir comme si elle était continente, et non pas incontinente (porter des vêtements de ville, ne pas utiliser le bassin hygiénique, par exemple).
7. Favoriser l'intégrité de la peau.

a) Identifier les personnes qui risquent de présenter des escarres de décubitus.

b) Laver, essuyer et bien assécher la région du périnée après un épisode d'incontinence.

c) Utiliser une pommade protectrice, au besoin (pour les brûlures, utiliser une crème à l'hydrocortisone ; pour les mycoses, utiliser une pommade antifongique).

8. Évaluer dans quelle mesure la personne est capable de collaborer au programme de rééducation vésicale (intégrité des facultés cognitives, volonté de changer de comportement, volonté de participer).
9. Expliquer à la personne le but du programme et lui demander si elle approuve les soins proposés et si elle est prête à collaborer.
10. Encourager la personne à persévérer en lui rappelant régulièrement les raisons du succès ou de l'échec de ce type de programme.
11. Évaluer les habitudes d'élimination urinaire.

a) Noter l'heure à laquelle la personne a consommé des liquides et la quantité prise.

b) Noter le type de liquide consommé.

c) Estimer le degré d'incontinence.

d) Noter la quantité d'urines éliminées lors de toutes les mictions, volontaires ou involontaires.

e) Vérifier si la personne ressent le besoin d'uriner.

f) Mesurer la rétention d'urine.

g) Noter la quantité d'urine résiduelle.

h) Noter la quantité d'urines éliminées après une stimulation cutanée.

i) Noter les comportements ou les activités qui précèdent la miction (agitation, cris, exercice, par exemple).

12. Fixer un horaire de mictions et de consommation de liquides.

13. Établir un programme de cathétérisme intermittent, au besoin.

14. Enseigner la méthode de cathétérisme intermittent à la personne et à sa famille (lorsqu'on prévoit que la rééducation sera longue).

a) Expliquer le but du programme de cathétérisme.

b) Expliquer le lien entre la consommation de liquides et la fréquence des cathétérismes.

c) Expliquer qu'il est important de vider la vessie à heure fixe en toutes circonstances à cause des dangers que pose une vessie distendue (la diminution de la circulation peut entraîner une infection, et la stase urinaire peut contribuer à la prolifération bactérienne).

15. Enseigner les mesures de prévention des infections urinaires.

a) Recommander à la personne de vider complètement sa vessie de façon régulière.

b) Veiller à ce que la personne consomme suffisamment de liquides.

c) Recommander à la personne d'éviter les jus d'agrume, les sodas à base de cola et le café afin de préserver l'acidité de l'urine.

d) Mesurer régulièrement le pH urinaire.

16. Apprendre à la personne à reconnaître les signes et les symptômes d'infection urinaire :

a) Augmentation des mucosités et des sédiments,

b) Présence de sang (hématurie),

c) Changement de couleur (par rapport au jaune paille habituel) ou d'odeur,
d) Température élevée, frissons et tremblements,
e) Changements dans la nature des urines,
f) Douleur sus-pubienne,
g) Miction douloureuse,
h) Besoin impérieux d'uriner,
i) Mictions ou fuites fréquentes et peu abondantes,
j) Spasticité accrue (chez les personnes ayant une lésion de la moelle épinière),
k) Augmentation du pH urinaire,
l) Nausées et/ou vomissements,
m) Douleurs dans les reins ou douleurs lombaires

17. Demander à une infirmière en santé communautaire d'aider la personne à poursuivre sa rééducation vésicale, au besoin.

Incontinence urinaire fonctionnelle

DÉFINITION

Incontinence urinaire fonctionnelle: Situation où une personne éprouve de la difficulté ou n'arrive pas à se rendre aux toilettes à temps en raison d'une réduction du temps d'alerte, d'obstacles physiques, d'inattention aux sensations liées au besoin d'uriner ou de limites physiques.

CARACTÉRISTIQUE

essentielle (*doit être présente*)

Fuite d'urine avant ou pendant une tentative pour se rendre aux toilettes

FACTEURS D'INFLUENCE

Facteurs liés à la maladie

Troubles neurogènes
- Lésion, tumeur ou infection cérébrale
- Accident vasculaire cérébral

- Maladie démyélinisante
- Maladie de Parkinson
- Sclérose en plaques
- Neuropathie alcoolique

Démence évolutive

Facteurs liés au traitement

Médicaments (iatrogéniques)

- Antihistaminiques
- Anticholinergiques
- Immunosuppresseurs
- Tranquillisants
- Épinéphrine
- Sédatifs
- Diurétiques
- Relaxants musculaires

Facteurs liés au contexte (*intrinsèques ou extrinsèques*)

Réduction de la mobilité

Stress ou crainte

Inattention aux sensations liées au besoin d'uriner

- Suppression intentionnelle (déconditionnement volontaire)
- État dépressif
- Confusion

Obstacles gênant l'accès aux toilettes

- Toilettes éloignées
- Milieu étranger
- Ridelles
- Mauvais éclairage
- Lit trop haut

Facteurs liés à la croissance et au développement

Personne âgée

Perte des capacités motrice et sensorielle, perte du tonus des muscles du périnée, incapacité de communiquer ses besoins, neurasthénie, diminution de la capacité vésicale

Résultats escomptés/Critères d'évaluation

- La personne éliminera ou réduira les épisodes d'incontinence (préciser : le nombre d'heures).
- La personne éliminera ou réduira les obstacles physiques présents à la maison.
- La personne utilisera le matériel d'appoint approprié pour uriner, se déplacer et s'habiller.
- La personne énumérera les causes de l'incontinence.

Interventions infirmières

1. Rechercher les facteurs d'influence ou déclenchants:
   a) Déficit sensoriel ou cognitif,
   b) Déficience motrice ou mobilité réduite,
   c) Obstacles physiques gênant l'accès aux toilettes.
2. Placer une chaise d'aisances entre la salle de bains et le lit, au besoin.
3. Rappeler souvent à la personne d'aller aux toilettes: toutes les deux heures, après chaque repas et avant de se mettre au lit, par exemple.
4. Atténuer les effets de la motricité réduite des mains.
   a) Vérifier si la personne est capable de se déshabiller et de se rhabiller.
   b) Lui recommander de porter des vêtements amples, car ils sont plus faciles à manipuler.
   c) Procurer à la personne des dispositifs qui l'aideront à enlever et à remettre ses vêtements au besoin: fermeture velcro pour les personnes en fauteuil roulant; crochet pour fermeture éclair, etc. Toutes les fermetures peuvent être remplacées par du velcro.
5. Demander à une infirmière en santé communautaire (service d'ergothérapie) de se rendre au domicile de la personne pour évaluer l'installation des toilettes.

Incontinence urinaire par réduction du temps d'alerte

DÉFINITION

Incontinence urinaire par réduction du temps d'alerte: Écoulement d'urine involontaire associé à un besoin d'uriner impérieux et soudain.

CARACTÉRISTIQUE

essentielle (*doit être présente*)

Besoin impérieux d'uriner suivi d'incontinence

FACTEURS D'INFLUENCE

Facteurs liés à la maladie

Trouble des voies urinaires

- Infection
- Urétrite
- Traumatisme

Trouble ou lésion d'origine nerveuse

- Lésion, tumeur ou infection au cerveau
- Maladie démyélinisante
- Maladie de Parkinson
- Accident cérébral vasculaire
- Neuropathie diabétique
- Neuropathie alcoolique

Facteurs liés au traitement

Instruments utilisés pour les examens diagnostiques

Anesthésie générale ou rachianesthésie

Troubles consécutifs au port d'une sonde à demeure

Facteurs liés au contexte (*intrinsèques ou extrinsèques*)

Perte de tonus des muscles du périnée

- Obésité
- Récente perte de poids importante
- Vieillissement
- Accouchement

Irritation de la région périnéale

- Hygiène personnelle insuffisante
- Rapports sexuels

Suppression intentionnelle (déconditionnement volontaire)

Facteurs liés à la croissance et au développement

Enfant

Petite capacité vésicale

Personne âgée

Diminution de la capacité vésicale

Résultats escomptés/Critères d'évaluation

- La personne dira que les épisodes d'incontinence ont diminué ou disparu.
- La personne expliquera les causes de son incontinence.

Interventions infirmières

1. Rechercher les facteurs étiologiques ou déclenchants.

   a) Irritants de la vessie
   - Infection
   - Inflammation
   - Consommation d'alcool, de caféine, de sodas à base de cola
   - Urines concentrées

   b) Capacité vésicale diminuée
   - Déconditionnement volontaire (mictions fréquentes et peu abondantes)
   - Conséquences du retrait d'une sonde à demeure

   c) Surdistension de la vessie
   - Augmentation de la production d'urine (diabète sucré, diurétiques)
   - Consommation d'alcool ou de grandes quantités de liquides

   d) Contractions vésicales non inhibées dues à un trouble d'origine nerveuse
   - Accident vasculaire cérébral
   - Lésion, tumeur ou infection au cerveau
   - Maladie de Parkinson

2. Exposer les risques liés à une consommation de liquides insuffisante et son influence sur l'infection et la concentration de l'urine.

3. Expliquer les liens existant entre l'incontinence et la consommation d'alcool, de caféine et de sodas à base de cola (irritants).

4. Déterminer le délai entre l'envie d'uriner et la miction (noter combien de temps la personne est capable de se retenir).

5. Si la personne éprouve de la difficulté à se retenir, avertir le personnel qu'il est nécessaire de répondre rapidement à son appel lorsqu'elle demande de l'aide pour se rendre aux toilettes (le noter dans le plan de soins).

6. Montrer à la personne comment se retenir plus longtemps et augmenter sa capacité vésicale.
   a) Déterminer le volume de chaque miction.
   b) Demander à la personne de se retenir le plus longtemps possible.
   c) Lui donner des renforcements positifs en la félicitant.
   d) Lui déconseiller d'avoir des mictions fréquentes et lui expliquer qu'il s'agit d'une habitude et non d'un besoin.
   e) Appliquer un programme de rééducation vésicale.
7. Dans les cas de contractions vésicales non inhibées, proposer à la personne d'uriner au lever, après les repas, l'exercice physique, le bain, la consommation de café ou de thé, et avant le coucher.

Incontinence urinaire réflexe

DÉFINITION

Incontinence urinaire réflexe: Situation où une personne présente un écoulement involontaire d'urine dû à une lésion de la moelle épinière au-dessus des segments sacrés.

CARACTÉRISTIQUES

essentielles (*doivent être présentes*)

Contractions non inhibées de la vessie

Réflexes involontaires provoquant l'écoulement spontané des urines

Absence totale ou partielle de sensation de plénitude vésicale et de l'envie d'uriner

FACTEUR D'INFLUENCE

Facteur lié à la maladie

Lésion, tumeur ou infection de la moelle épinière

Résultats escomptés/Critères d'évaluation

- La personne se dira satisfaite de son degré de continence.
- Le volume d'urine résiduelle sera inférieur à 50 mL.
- La personne appliquera des méthodes de stimulation du réflexe de miction.

Interventions infirmières

1. Expliquer à la personne le but du traitement.
2. Enseigner des méthodes de stimulation cutanée du réflexe de miction.
   a) Montrer à la personne comment faire des tapotements répétés, secs et en profondeur sur la région sus-pubienne (très efficace).
   - S'installer en position semi-assise.
   - Tapoter directement sur la paroi vésicale.
   - Tapoter à un rythme de 7 à 8 fois par période de 5 secondes (environ 7 tapotements par série).
   - N'utiliser qu'une seule main.
   - Stimuler divers endroits sur la vessie afin de découvrir la région qui réagit le mieux.
   - Poursuivre la stimulation jusqu'à ce qu'un jet d'urine suffisant s'écoule.
   - Attendre une minute environ et recommencer la stimulation jusqu'à évacuation complète de la vessie. (Lorsqu'une ou deux autres séries de stimulations sont sans effet, c'est que la miction est terminée.)

   b) Si la précédente méthode se révèle inefficace, recommander à la personne d'essayer les méthodes suivantes pendant deux ou trois minutes chacune et d'attendre une minute entre les tentatives de stimulation :
   - Massage léger du gland du pénis,
   - Coups légers sur l'abdomen au-dessus des ligaments inguinaux,
   - Friction de l'intérieur des cuisses.

Remarque: Les personnes capables de contrôler leurs muscles abdominaux peuvent utiliser la manœuvre de Valsalva pendant qu'elles utilisent une méthode de stimulation.

3. Inciter la personne à uriner ou à pratiquer une stimulation au moins toutes les trois heures.
4. Consigner sur la feuille des ingesta et des excreta la méthode utilisée pour provoquer la miction.
5. Expliquer à la personne que si elle augmente sa consommation de liquides, elle doit également augmenter la fréquence des stimulations afin de prévenir la surdistension de la vessie.
6. Enseigner l'autocathétérisme intermittent et établir un horaire.
7. Apprendre à la personne à reconnaître les signes et les symptômes de la dysréflexie:
   a) Augmentation de la pression artérielle, diminution du pouls,
   b) Rougeur et transpiration abondante au-dessus de la lésion,
   c) Peau moite et froide au-dessous de la lésion,
   d) Céphalée pulsatile,
   e) Congestion nasale,
   f) Anxiété, crainte d'un malheur imminent,
   g) Réflexe pilomoteur,
   h) Vision trouble.
8. Enseigner à la personne comment réduire ou éliminer ces symptômes.
   a) Surélever la tête.
   b) Surveiller la pression artérielle.
   c) Écarter la possibilité d'une distention vésicale; vider la vessie à l'aide d'un cathéter (ne pas provoquer); utiliser un lubrifiant à la lidocaïne pour insérer le cathéter.
9. Si l'état persiste après l'évacuation de la vessie, surveiller la distention intestinale. Si le rectum contient des matières fécales, utiliser un suppositoire Nupercaïnal pour désensibiliser la région avant de retirer les fèces.
10. Si l'état persiste ou si la cause ne peut être déterminée, consulter immédiatement un médecin ou se rendre à l'urgence d'un centre hospitalier.

11. Demander à la personne de porter une carte d'identification qui contient les signes, les symptômes et le traitement à prodiguer dans le cas où elle ne serait pas en état de donner les directives nécessaires.

Rétention urinaire

DÉFINITION

Rétention urinaire: Incapacité chronique de vider complètement sa vessie, suivie d'un écoulement involontaire d'urine (incontinence par regorgement).

Note de l'auteure

Réflexions sur le diagnostic

Lorsqu'un cathétérisme, un traitement ou une intervention chirurgicale (hypertrophie de la prostate) peuvent guérir des épisodes graves de rétention urinaire (fécalome, séquelles d'une anesthésie ou d'un accouchement), ce diagnostic ne s'applique pas. Ces situations représentent des problèmes à traiter en collaboration et ils doivent être formulés ainsi: *Complication possible – Rétention urinaire.*

CARACTÉRISTIQUES

essentielles (*doivent être présentes*)

Distension de la vessie (non reliée à des facteurs étiologiques réversibles et aigus)

ou

Distension de la vessie accompagnée de fréquentes mictions ou de fuites peu abondantes (incontinence par regorgement)

Quantité d'urine résiduelle supérieure ou égale à 100 mL

secondaire (*peut être présente*)

Impression que la vessie n'est pas complètement vide après la miction

FACTEURS D'INFLUENCE

Facteurs liés à la maladie

Anomalie congénitale des voies urinaires
- Contractions
- Urétérocèle
- Contractions du col vésical
- Mégavessie (vessie volumineuse mais sans tonus musculaire)

Trouble ou lésion d'origine nerveuse
- Lésion, tumeur ou infection de la moelle épinière
- Maladie démyélinisante
- Neuropathie diabétique
- Lésion, tumeur ou infection au cerveau
- Accident vasculaire cérébral
- Sclérose en plaques
- Neuropathie alcoolique
- Tabès

Hypertrophie de la prostate

Facteurs liés au traitement

Intervention chirurgicale
- Séquelles d'une prostatectomie
- Éviscération pelvienne

Instruments utilisés pour les examens diagnostiques

Anesthésie générale ou rachianesthésie

Traitement médicamenteux (iatrogénique)
- Antihistaminiques
- Anticholinergiques
- Isoprénaline
- Catécholamines
- Théophylline

Troubles consécutifs au port d'une sonde à demeure

Facteurs liés au contexte *(intrinsèques ou extrinsèques)*

Irritation de la région périnéale

Grossesse

Fécalome

Déshydratation

Stress ou peur

Obstacles gênant l'accès aux toilettes
- Éloignement des toilettes
- Lit trop haut
- Mauvais éclairage
- Milieu étranger
- Ridelles

Facteurs liés à la croissance et au développement

Enfant

Petite capacité vésicale, manque de motivation

Personne âgée

Déficits moteurs et sensoriels, perte du tonus musculaire, incapacité de communiquer ses besoins, neurasthénie

Résultats escomptés/Critères d'évaluation

- La personne utilisera la manœuvre de Valsalva ou de Credé pour vider sa vessie, au besoin.
- La quantité d'urine résiduelle sera inférieure à 50 mL après évacuation de la vessie.
- La personne urinera de façon volontaire.
- La personne se dira satisfaite du degré de continence atteint.

Interventions infirmières

1. Établir un programme de rééducation vésicale (voir *Incontinence urinaire complète*, p. 163).
2. Expliquer à la personne la manœuvre de Valsalva et comment faire travailler les muscles abdominaux.
   a) Se pencher en avant au-dessus des cuisses.
   b) Contracter les muscles abdominaux et forcer ou « pousser » en retenant sa respiration (manœuvre de Valsalva).
   c) Continuer à forcer et à retenir sa respiration jusqu'à ce que le jet d'urine s'arrête ; attendre une minute et forcer de nouveau le plus longtemps possible.
   d) Continuer jusqu'à ce qu'il n'y ait plus d'écoulement d'urine.
3. Enseigner à la personne la manœuvre de Credé.
   a) Poser les mains à plat (ou les poings) juste au-dessous de la région ombilicale.
   b) Poser une main par-dessus l'autre.
   c) Presser fermement vers l'intérieur, en direction du bassin.

d) Répéter six ou sept fois, jusqu'à ce qu'il n'y ait plus d'écoulement d'urine.

e) Attendre quelques minutes puis recommencer pour assurer une évacuation complète.

4. Enseigner à la personne la manœuvre de dilatation de l'anus.

   a) S'asseoir sur la chaise d'aisances ou sur les toilettes.

   b) Se pencher au-dessus des cuisses.

   c) Placer la main gantée derrière les fesses.

   d) Introduire un ou deux doigts lubrifiés dans l'anus, jusqu'au sphincter anal.

   e) Écarter les doigts ou tirer vers l'arrière.

   f) Dilater doucement le sphincter anal et le maintenir distendu.

   g) Pousser et uriner.

   h) Prendre sa respiration, puis la retenir en poussant (manœuvre de Valsalva).

   i) Relâcher et recommencer l'opération jusqu'à ce que la vessie soit vide.

5. Conseiller à la personne d'essayer chacune de ces trois techniques ou une combinaison de ces techniques pour déterminer celle qui vide la vessie le plus efficacement.

6. Noter la technique utilisée pour stimuler l'élimination sur la feuille des ingesta et des excreta.

7. Mesurer le résidu postmictionnel après chaque tentative d'évacuation de la vessie; s'il excède 100 mL, établir un horaire de cathétérisme intermittent.

EXERCICE DU RÔLE, PERTURBATION DANS L'

DÉFINITION

Perturbation dans l'exercice du rôle: changement ou risque de changement dans la façon dont une personne perçoit l'exercice de son rôle.

Note de l'auteure

Réflexions sur le diagnostic

La caractéristique essentielle du diagnostic infirmier de *Perturbation dans l'exercice du rôle* est un conflit lié à la perception du rôle ou à la façon de l'exercer. Dans la vie, chacun a plusieurs rôles à jouer. Certains de ces rôles sont prescrits, comme les rôles reliés à l'âge ou au sexe de la personne, d'autres sont acquis, comme le rôle parental ou le rôle professionnel, et d'autres encore sont temporaires, comme le rôle d'élu ou de membre d'une équipe.

Les rôles d'une personne sont tributaires de plusieurs facteurs, dont le stade de développement, les normes sociales, les croyances culturelles, les valeurs, les circonstances, la maladie et les handicaps. Quand une personne a de la difficulté à exercer son rôle, il est probablement plus utile de choisir un diagnostic qui décrit les répercussions de cette difficulté sur son fonctionnement. Prenons par exemple une personne qui a eu un accident vasculaire cérébral et qui doit abandonner son rôle de soutien de famille pour endosser celui de personne à charge. Dans une telle situation, l'infirmière devrait poser le diagnostic infirmier *Chagrin (deuil) relié à la perte du rôle de soutien de famille consécutive à un accident vasculaire cérébral.*

Tant que la recherche clinique n'aura pas permis de définir le diagnostic *Perturbation dans l'exercice du rôle* non plus que les interventions infirmières qui s'y rapportent, l'infirmière devrait l'utiliser en tant que facteur d'étiologie d'autres diagnostics infirmiers tels que *Anxiété, Chagrin (deuil)* et *Perturbation du concept de soi.*

CARACTÉRISTIQUES

essentielle (*doit être présente*)

Conflit lié à la perception du rôle ou à la façon de l'exercer

secondaires (*peuvent être présentes*)

Changement dans la façon dont la personne perçoit son rôle

Refus d'assumer le rôle

Changement dans la façon dont les autres perçoivent le rôle

Diminution de la capacité physique de remplir le rôle

Manque de connaissances sur le rôle

Changements dans les responsabilités habituelles

EXERCICE DU RÔLE DE L'AIDANT NATUREL, DÉFAILLANCE DANS L'

Exercice du rôle de l'aidant naturel, risque élevé de défaillance dans l'

DÉFINITION

Défaillance dans l'exercice du rôle de l'aidant naturel: Situation où une personne a des problèmes physiques, affectifs, sociaux et/ou financiers parce qu'elle s'occupe d'une autre personne.

Note de l'auteure

Réflexions sur le diagnostic

On trouve aux États-Unis 2,2 millions de personnes qui s'occupent d'un malade ou d'un handicapé à domicile sans être rémunérées, et certaines le font toute leur vie. Les personnes aidées appartiennent à tous les groupes d'âge et souffrent de toutes sortes de handicaps: physiques et/ou mentaux, temporaires ou permanents. Certains problèmes sont permanents mais stables (la cécité, par exemple); d'autres entraînent une détérioration progressive (la maladie d'Alzheimer, par exemple).

Le diagnostic *Défaillance dans l'exercice du rôle de l'aidant naturel* fait référence au fardeau physique et psychologique que représentent les soins à un malade ou à un handicapé ainsi qu'aux répercussions de ce fardeau sur la famille et le réseau social de l'aidant et de la personne aidée. Le *Risque élevé de défaillance dans l'exercice du rôle de l'aidant naturel* est un diagnostic infirmier important, car l'infirmière est souvent bien placée pour reconnaître le risque et aider les personnes à éviter que les soins ne deviennent un fardeau trop lourd*.

* R. Stone, G. Cafferata et L. J. Sang, « Caregivers of the elderly: A national profile », *The Gerontologist*, 27(5), 1987, p. 616-626.

CARACTÉRISTIQUES

Manque de ressources pour dispenser les soins requis

Difficulté à dispenser les soins requis

Impression que les soins à prodiguer l'empêchent d'exercer d'autres rôles importants (travail, vie conjugale, amitiés, enfants)

Conflits familiaux à propos de la question des soins (horaires, partage des responsabilités, soutien)

Inquiétude face à l'avenir : santé de la personne aidée, capacité de fournir l'aide requise

Inquiétude quant à la situation de la personne aidée en cas de maladie ou de décès de l'aidant

Sentiment de perte associé au fait que la personne aidée est différente de ce qu'elle était avant que l'aidant n'assume son rôle

Perte de la relation prévue avec la personne aidée (conjoint, parent, enfant)

Sentiments dépressifs, colère

FACTEURS D'INFLUENCE

Facteurs liés à la maladie

Tout problème empêchant d'accomplir les activités de la vie quotidienne sans aide régulière ou sans supervision

Maladie débilitante (aiguë ou évolutive)

Démence évolutive

Alcoolisme, toxicomanie ou pharmacodépendance

Maladie mentale chronique

Complication imprévisible d'une maladie

Facteurs liés au traitement

Tâches ou traitements complexes

Responsabilité continue (24 heures sur 24) face aux soins

Temps à consacrer (soins, transport)

Facteurs liés au contexte (*intrinsèques ou extrinsèques*)

Caractéristiques de la personne aidée
- Incapacité d'assumer ses soins personnels
- Problèmes psychologiques
- Manque de motivation
- Problèmes cognitifs
- Exigences démesurées envers l'aidant

Caractéristiques de l'aidant
- Stratégies d'adaptation inefficaces la plupart du temps
- Mauvaise santé
- Exigences démesurées envers lui-même

Antécédents d'interactions sociales peu satisfaisantes

Dysfonction familiale antérieure

Attentes irréalistes de l'entourage à l'égard de l'aidant

Durée de l'aide requise

Isolement social

Manque de moments de répit

Manque de distractions

Manque d'argent

Absence de soutien

Résultats escomptés/Critères d'évaluation

- L'aidant discutera de la frustration suscitée par les responsabilités qu'il assume.
- L'aidant choisira une source de soutien.
- L'aidant définira deux changements qui pourraient améliorer sa vie quotidienne.
- Les membres de la famille se diront prêts à écouter l'aidant sans lui donner de conseils.

- Les membres de la famille montreront qu'ils comprennent le fardeau quotidien de l'aidant.
- Les membres de la famille établiront un plan de soutien ou d'aide hebdomadaire.

Interventions infirmières

1. Rechercher les facteurs étiologiques ou déclenchants :
   a) Manque de compréhension de la situation,
   b) Attentes irréalistes (de la part de l'aidant ou de la famille),
   c) Refus de demander de l'aide ou incapacité d'en obtenir,
   d) Relation insatisfaisante entre l'aidant et la personne aidée,
   e) Insuffisance des ressources (aide à domicile, moyens financiers),
   f) Isolement social,
   g) Manque de distractions,
   h) Rôles contradictoires (épouse-aidante, mère-aidante, employée-aidante).
2. Témoigner sa compréhension à l'aidant et renforcer son sentiment de compétence.
3. Discuter avec l'aidant des répercussions de ses obligations et de son emploi du temps actuel sur :
   a) sa santé physique,
   b) son état affectif,
   c) ses relations avec les autres.
4. Amener l'aidant à déterminer les activités pour lesquelles il a besoin d'aide :
   a) Soins à la personne aidée (hygiène, repas, traitements, déplacements),
   b) Lessive,
   c) Tâches ménagères,
   d) Repas,
   e) Courses et achats,

f) Transport,

g) Prise de rendez-vous (médecin, coiffeur),

h) Entretien du jardin,

i) Petits travaux de réparation,

j) Répit (nombre d'heures par semaine),

k) Gestion du budget.

5. En l'absence de l'aidant, donner à la famille une juste évaluation de la situation.

   a) Insister sur le fait qu'il est important de dire à l'aidant que l'on reconnaît la charge qu'il assume.

   b) Expliquer pourquoi il vaut mieux écouter sans donner de conseils.

   c) Insister sur l'importance du soutien émotionnel et de la valorisation :
   - Appels téléphoniques réguliers,
   - Cartes, lettres,
   - Visites.

   d) Souligner la nécessité de donner à l'aidant la « permission » de s'amuser (par exemple, de prendre des vacances ou de s'évader pour une journée).

   e) Inciter les membres de la famille à demander souvent à l'aidant : « Qu'est-ce que je peux faire pour t'aider ? »

6. Dresser la liste de toutes les sources possibles d'aide bénévole : famille (frères, sœurs, cousins), amis, voisins, église, groupes communautaires.

7. Par une mise en situation, aider la personne à s'exercer à demander de l'aide pour les activités qu'elle a énumérées au point 4.

8. Au besoin, discuter de la question de l'hébergement (centre ou foyer d'accueil, par exemple).

9. Informer l'aidant sur les ressources communautaires disponibles :

   a) Consultations psychologiques,

   b) Services sociaux,

   c) Transport,

   d) Livraison de repas à domicile,

   e) Centre de jour.

10. Encourager chacun à travailler activement pour que l'État et les organismes de charité augmentent le budget alloué aux services de maintien à domicile.

Risque élevé de défaillance dans l'exercice du rôle de l'aidant naturel

DÉFINITION

Risque élevé de défaillance dans l'exercice du rôle de l'aidant naturel : Situation où une personne risque d'avoir des problèmes physiques, affectifs, sociaux et/ou financiers parce qu'elle s'occupe d'une autre personne.

Note de l'auteure

Réflexions sur le diagnostic

Voir *Défaillance dans l'exercice du rôle de l'aidant naturel*, p. 179.

FACTEURS DE RISQUE

Fait d'être le principal responsable des soins d'une personne qui n'est pas capable d'assumer ses soins personnels ou qui a besoin de surveillance en raison d'un handicap physique ou mental

Un ou plusieurs des facteurs suivants associés au premier :

- Caractéristiques de la personne aidée
  - Incapacité d'assumer ses soins personnels
  - Problèmes psychologiques
  - Manque de motivation
  - Problèmes cognitifs
  - Exigences démesurées envers l'aidant naturel
- Caractéristiques de l'aidant naturel
  - Stratégies d'adaptation inefficaces la plupart du temps
  - Mauvaise santé
  - Exigences démesurées envers lui-même
- Antécédents d'interactions sociales peu satisfaisantes
- Durée de l'aide requise
- Dysfonction familiale antérieure
- Attentes irréalistes de l'entourage à l'égard de l'aidant

- Isolement social
- Manque de distractions
- Absence de soutien
- Manque de moments de répit
- Manque d'argent

FACTEURS D'INFLUENCE

Voir Facteurs de risque.

Résultats escomptés/Critères d'évaluation

- L'aidant désignera les activités importantes pour lui.
- L'aidant établira un programme détaillé d'activités qui lui permettra de continuer à exercer ses activités malgré les responsabilités liées à son rôle d'aidant.
- L'aidant entreprendra des démarches qui démontrent son intention de demander l'aide d'au moins deux personnes.

Interventions infirmières

1. Expliquer les causes de la difficulté à exercer le rôle d'aidant naturel. (Voir *Défaillance dans l'exercice du rôle de l'aidant naturel,* intervention 1, p. 182.)
2. Insister sur l'importance des activités quotidiennes favorisant la santé :
   a) Repos et exercice physique adéquats,
   b) Gestion du stress efficace,
   c) Régime alimentaire pauvre en gras et riche en sucres complexes,
   d) Cercle d'amis stimulant,
   e) Tests de dépistage (selon l'âge),
   f) On trouvera d'autres interventions au diagnostic *Recherche d'un meilleur niveau de santé,* p 342.
3. Discuter avec l'aidant du besoin de répit et l'inciter à accepter l'assistance qu'on lui offre.
4. Noter qu'il est important de garder le sens de l'humour et de fréquenter des gens heureux.

5. Expliquer qu'il n'est pas bon de s'apitoyer sur son sort, car les lamentations ont tendance à déprimer l'entourage et incitent aux dérobades.
6. Conseiller à la personne de prendre l'initiative d'appeler et de rendre visite aux amis et aux parents au lieu d'attendre qu'ils s'en chargent.
7. Insister, auprès de la famille, sur l'importance des périodes de répit à accorder à l'aidant pour prévenir l'isolement qui peut déclencher un état dépressif.
8. Analyser avec les membres de la famille toutes les implications des soins à domicile en abordant chacun des aspects suivants :
   a) Ressources disponibles (argent, aménagement des lieux, etc.),
   b) Caractère ininterrompu de la responsabilité des soins,
   c) Répercussions de la situation sur les autres membres de la famille,
   d) Probabilité d'une détérioration graduelle,
   e) Partage des tâches (avec d'autres personnes vivant au domicile, un frère ou une sœur, les voisins),
   f) Possibilité d'une exacerbation des conflits existant depuis longtemps,
   g) Répercussions de la situation sur le mode de vie de la famille,
   h) Formes d'aide disponibles ou solutions de rechange (services de soins à domicile, foyer de groupe, centre d'accueil, par exemple).
9. Aider l'aidant à déterminer les activités pour lesquelles il a besoin d'aide :
   a) Soins à la personne aidée (hygiène, repas, traitements, déplacements),
   b) Lessive,
   c) Tâches ménagères,
   d) Repas,
   e) Courses et achats,
   f) Transport,
   g) Prise de rendez-vous (médecin, coiffeur),

h) Entretien du jardin,
i) Petits travaux de réparation,
j) Répit (nombre d'heures par semaine),
k) Gestion du budget.

10. Informer l'aidant sur les ressources disponibles au sein de la communauté :
    a) Consultations psychologiques,
    b) Services sociaux,
    c) Transport,
    d) Livraison de repas à domicile,
    e) Centre de jour.

EXERCICE DU RÔLE PARENTAL, PERTURBATION DANS L'

Conflit face au rôle parental

DÉFINITION

Perturbation dans l'exercice du rôle parental : Situation où une personne ayant un enfant à sa charge est incapable ou risque d'être incapable de créer un cadre propice à la croissance et au développement de l'enfant.

Note de l'auteure

Réflexions sur le diagnostic

Il peut devenir très difficile d'exercer efficacement le rôle parental quand l'enfant ou un des parents est dans une situation qui impose un grand stress à la cellule familiale. Dans ce texte, nous employons le terme « parents » pour désigner la ou les personnes qui ont la charge de l'enfant.

CARACTÉRISTIQUES

essentielles (*doivent être présentes*)

Négligence des parents envers l'enfant
et/ou
Absence de marques d'affection de la part des parents

secondaires (*peuvent être présentes*)

Verbalisation fréquente des parents de leur insatisfaction ou de leur déception au sujet de l'enfant

Verbalisation de leur déception au sujet du rôle de parent

Verbalisation de leur sentiment d'incompétence (perçu ou réel)

Stimulation (visuelle, tactile ou auditive) insuffisante ou intempestive de l'enfant

Signes de mauvais traitements ou de négligence envers l'enfant

Retard de croissance ou de développement chez l'enfant

FACTEURS D'INFLUENCE

Personnes susceptibles d'éprouver des difficultés en tant que parents

- Chefs de famille monoparentale
- Personnes en phase terminale d'une maladie
- Personnes violentes
- Toxicomanes
- Personnes souffrant d'un trouble émotionnel
- Adolescents
- Alcooliques
- Personnes gravement handicapées
- Victimes d'accidents

Enfants courant un risque élevé de souffrir de négligence

- Enfants non désirés
- Enfants en phase terminale d'une maladie
- Enfants souffrant d'un handicap mental
- Enfants hyperactifs
- Enfants turbulents
- Enfants souffrant d'un handicap physique
- Enfants qui ne sont pas du sexe souhaité par les parents
- Enfants ayant un ou des traits qui déplaisent aux parents

Facteurs liés au contexte (*intrinsèques ou extrinsèques*)

Séparation d'avec le noyau familial

Absence de famille élargie

Manque de connaissances

Problèmes financiers

- Inflation
- Chômage

Problèmes conjugaux

- Disputes entre les conjoints
- Séparation
- Famille reconstituée
- Divorce

Déménagement

Changement dans la cellule familiale

- Arrivée d'un nouvel enfant
- Hébergement d'un parent

Parents ayant eu de mauvaises relations avec leurs propres parents

Parents ayant été maltraités par leurs propres parents

Exigences indues des parents envers l'enfant

Exigences indues des parents envers eux-mêmes

Exigences indues de l'enfant envers les parents

Incapacité des parents de répondre aux besoins psychosociaux de l'enfant

Incapacité de l'enfant de satisfaire les besoins psychosociaux des parents

Résultats escomptés/Critères d'évaluation

- Les parents exprimeront leurs sentiments au sujet de leur rôle parental.
- Les parents expliqueront les facteurs qui les empêchent d'exercer un rôle efficace.
- Les parents indiqueront les mesures de discipline qu'ils devraient appliquer.
- Les parents indiqueront les personnes ou services qui peuvent les aider dans leur rôle.

Interventions infirmières

1. Évaluer les comportements parentaux et déterminer l'ampleur du problème.
2. Inviter le parent à exprimer ses sentiments sur les difficultés qu'il vit dans son rôle ainsi que sur les situations stressantes qu'il vit ou a vécues.
3. Si l'infirmière croit qu'il y a mauvais traitements envers l'enfant, elle doit en aviser les autorités compétentes (voir le diagnostic *Stratégies d'adaptation familiale inefficaces : absence de soutien,* p. 354).
4. Expliquer au parent :

   a) les besoins développementaux de l'enfant qui sont reliés à l'âge ;

b) les comportements difficiles de l'enfant qui sont reliés à l'âge.

5. Observer les parents dans leurs interactions avec l'enfant.

   a) Renforcer les points positifs.

   b) Se poser comme modèle dans les domaines où le parent ne se sent pas à l'aise ou a de la difficulté.

   c) Faire ressortir les côtés positifs et uniques de l'enfant.

6. Encourager le parent à participer aux soins de l'enfant.
7. Expliquer toutes les interventions effectuées par l'équipe de soins ainsi que les effets qu'elles peuvent entraîner.
8. Inciter les parents à rester auprès de l'enfant et à le rassurer durant les interventions lorsque cela est possible.
9. Essayer de cerner les attentes que les parents entretiennent envers l'enfant et aider les parents à distinguer les attentes qui sont réalistes de celles qui ne le sont pas.
10. Évaluer les méthodes de discipline habituelles des parents afin de voir si elles sont adéquates et si les parents les appliquent avec constance.
11. Faire les recommandations suivantes aux parents concernant la façon d'appliquer la discipline.

    a) Pour le jeune enfant : l'asseoir sur une chaise pendant deux minutes (si l'enfant se lève, le rasseoir et reprendre au début la durée de la punition).

    b) Pour l'enfant plus âgé : l'empêcher de faire une de ses activités préférées (bicyclette ou émission de télévision favorite, par exemple).

    c) Ne pas frapper l'enfant, sauf dans le cas du jeune enfant qui touche à un objet dangereux (cuisinière, prise électrique) ; dans ce cas, donner une seule tape.

    d) Ne pas menacer l'enfant. Établir clairement les punitions avec lui et les appliquer avec constance.

e) Exiger de l'enfant qu'il obéisse.

f) Les parents devraient être d'accord sur les méthodes à utiliser et les appliquer avec constance.

12. Donner de l'information sur les ressources qui existent (par exemple: consultation externe, organisme communautaire, services sociaux, cours sur le rôle parental).

Conflit face au rôle parental

DÉFINITION

Conflit face au rôle parental: Situation où un parent ou une personne ayant un enfant à sa charge change de rôle ou a l'impression de changer de rôle à cause de facteurs extrinsèques (maladie, hospitalisation, divorce, séparation, par exemple).

Note de l'auteure

Réflexions sur le diagnostic

Le diagnostic *Conflit face au rôle parental* s'applique quand des parents qui exerçaient jusque-là leur rôle avec efficacité risquent d'en être incapables à cause de pressions externes. Dans certaines situations (maladie, divorce, remariage, etc.), il est normal qu'il faille redéfinir sa façon d'exercer son rôle parental parce que celui-ci est devenu confus ou conflictuel. Ce diagnostic diffère de *Perturbation dans l'exercice du rôle parental* en ce qu'il s'applique aux parents qui manifestent ou risquent de manifester des comportements parentaux inadéquats et/ou un manque d'attachement envers l'enfant. Si les parents ne reçoivent pas l'aide dont ils ont besoin pour s'adapter à la nouvelle situation, un *Conflit face au rôle parental* peut dégénérer en *Perturbation dans l'exercice du rôle parental.* Le terme «parent(s)» désigne ici la ou les personnes qui ont la charge de l'enfant.

CARACTÉRISTIQUES

essentielles (*doivent être présentes*)

Inquiétude face aux changements dans leur rôle parental (exprimée par les parents)

et/ou

Perturbation observable dans la façon habituelle de s'occuper de l'enfant

secondaires (*peuvent être présentes*)

Peur d'être incapables de répondre aux besoins physiques et affectifs de l'enfant pendant qu'il est hospitalisé ou à la maison (exprimée par les parents)

Inquiétude au sujet des effets de la maladie de l'enfant sur la famille (exprimée par les parents)

Peur d'être incapables de s'occuper des autres enfants à la maison (exprimée par les parents)

Culpabilité reliée au sentiment d'avoir contribué à la maladie de l'enfant par manque de connaissances, de jugement, etc. (exprimée par les parents)

Impression de ne pas avoir leur mot à dire dans les décisions touchant l'enfant (exprimée par les parents)

Refus des parents de participer aux soins usuels de l'enfant ou refus de le faire malgré les encouragements et le soutien donnés

Sentiment de culpabilité, colère, peur, anxiété et/ou frustration

FACTEURS D'INFLUENCE

Facteurs liés au contexte (*intrinsèques ou extrinsèques*)

Maladie chez l'enfant

- Naissance d'un enfant atteint d'une malformation congénitale et/ou d'une maladie chronique
- Hospitalisation d'un enfant atteint d'une maladie aiguë ou chronique
- Aggravation de la maladie ou du pronostic, ou transfert dans une autre unité (soins intensifs, par exemple)
- Interventions effractives ou restrictives (intubation, isolement, etc.)
- Garde d'un enfant ayant besoin de soins spéciaux (moniteur d'apnée, drainage postural, alimentation parentérale totale, par exemple)

- Perturbation de la vie familiale due aux contraintes imposées par le traitement à la maison

Séparation

- Divorce
- Décès
- Remariage
- Maladie de la personne qui s'occupe de l'enfant

Changement dans la composition de la famille

- Naissance, adoption
- Hébergement d'un membre de la famille (grand-parent, famille reconstituée)

Résultats escomptés/Critères d'évaluation

- Les parents cerneront la source du conflit.
- Les parents définiront le rôle parental qu'ils désirent exercer.
- Les parents collaboreront avec l'équipe de soins à la prise de décisions concernant les soins à l'enfant.
- Les parents participeront aux soins de l'enfant dans la mesure où ils le souhaitent.

Interventions infirmières

1. Discuter avec les parents de la source du conflit face à leur rôle (divorce, remariage, maladie chez l'enfant ou un des parents, obligation pour l'enfant d'aller vivre ailleurs, arrivée d'un nouvel enfant, hébergement d'un membre âgé de la famille, etc.).
2. Inviter les parents à parler de leurs frustrations.
3. Aider les parents à définir le rôle parental qu'ils désirent exercer.
4. S'il y a lieu, adresser les parents à une personne qui les aidera à surmonter leurs difficultés et à s'adapter au changement de rôle.
5. Aider les parents à trouver de nouvelles façons de s'occuper de l'enfant qui leur permettront de poursuivre son éducation pendant qu'il est hospitalisé et/ou malade.
   a) Les informer des habitudes et des règlements du centre hospitalier, comme les heures de

visite, l'heure des repas, l'horaire habituel des traitements et des soins courants dans l'unité où se trouve l'enfant, les règles de la cohabitation, etc.

b) Leur expliquer les interventions et les examens effectués; les aider à transmettre ces explications à l'enfant; leur parler des réactions habituelles des enfants de cet âge.

c) Leur expliquer qu'il ne faut pas tout passer à l'enfant même s'il est malade, mais qu'ils ne doivent pas hésiter à le toucher et à le prendre dans leurs bras pour lui manifester leur affection.

d) Donner aux parents toutes les informations nécessaires pour leur permettre de continuer à assumer leur rôle malgré l'hospitalisation et/ou la maladie chronique de l'enfant.

e) Leur parler ouvertement, leur laisser le temps de poser toutes les questions qu'ils désirent, y répondre avec franchise et honnêteté, et ne pas hésiter à répéter plusieurs fois les renseignements donnés.

f) Communiquer immédiatement toute nouvelle information aux parents; ne pas les obliger à insister pour avoir des nouvelles de leur enfant.

g) Quand les parents ne peuvent pas être avec leur enfant, leur téléphoner pour les tenir au courant; leur permettre de téléphoner à l'infirmière responsable de l'enfant ou à celle qui s'occupe de lui.

h) Encourager les parents à continuer de prendre des décisions au sujet des soins à l'enfant.

- Permettre aux parents de participer à l'élaboration du plan de soins de leur enfant.
- Les consulter pour obtenir des informations sur l'enfant, ses comportements habituels, ses réactions et ses préférences.
- Reconnaître que les parents sont ceux qui connaissent le mieux l'enfant.
- Permettre aux parents d'assister aux examens diagnostiques et aux traitements s'ils le désirent.

i) Laisser les parents participer aux soins de l'enfant dans la mesure où ils le désirent.

- Permettre à au moins un parent de demeurer auprès de l'enfant 24 heures sur 24 et assouplir les heures de visite pour les autres membres de la famille.
- Négocier avec les parents le partage des tâches, en leur demandant lesquelles ils désirent continuer d'accomplir, lesquelles ils désirent déléguer, lesquelles ils veulent partager avec d'autres et lesquelles ils veulent apprendre. S'enquérir régulièrement des changements qu'ils désirent apporter à leur participation.
- Prendre les dispositions nécessaires pour assurer aux parents une période d'intimité avec leur enfant.

j) Déterminer les obligations des parents à la maison : horaire de travail, soin des autres enfants, entretien et organisation du domicile, obligations envers la famille élargie, etc. ; les aider à s'organiser un emploi du temps qui leur permette de passer suffisamment de temps avec l'enfant malade sans toutefois négliger leurs autres responsabilités (par exemple, si les parents ne peuvent venir voir l'enfant que le soir, retarder l'heure du bain de l'enfant afin que les parents puissent le lui donner eux-mêmes).

k) Aider les parents à normaliser leur cadre de vie et celui de l'enfant, tant à la maison qu'au centre hospitalier.

- Inviter les parents à apporter des vêtements et des jouets de la maison.
- Permettre aux parents d'apporter au centre hospitalier des repas préparés à la maison.
- Inciter la famille à manger ensemble.
- Inciter les parents à sortir l'enfant de temps à autre, si possible, notamment pour l'emmener à la maison.

l) Aider les parents à exprimer leurs sentiments face à la maladie et/ou l'hospitalisation de l'enfant et à adapter leur façon d'éduquer l'enfant en fonction de la situation.

m) Répondre aux besoins psychologiques et physiques des parents.
- Évaluer dans quelle mesure les parents sont capables de répondre à leurs besoins de base (repos, alimentation, activités, intimité, etc.).
- Aider les parents à s'organiser un emploi du temps qui leur permette de s'occuper de l'enfant sans négliger leurs propres besoins.
- Évaluer les réseaux de soutien dont les parents disposent : parents, famille, amis, conseiller religieux, etc.

n) Diriger les parents vers un aumônier, un travailleur social, un organisme communautaire (soins de répit) ou un groupe d'entraide pour parents.

FATIGUE

DÉFINITION

Fatigue : Sensation accablante et prolongée d'épuisement réduisant la capacité de travail sur les plans physique et mental, non résolue par le repos.

Note de l'auteure

Réflexions sur le diagnostic

La fatigue est plus qu'une simple baisse d'énergie causée par un manque de sommeil, un agent stressant, le manque d'exercice (sédentarité), le fait d'avoir sauté un repas, ou une surcharge de travail ou d'obligations sociales. Dans la fatigue, la sensation d'être vidé de son énergie ne peut être enrayée ; on peut cependant aider la personne à trouver des stratégies visant à conserver son énergie résiduelle. De plus, la *Fatigue* est différente de l'*Intolérance à l'activité*, sur laquelle on peut agir directement en augmentant progressivement l'endurance et le niveau d'activité.

CARACTÉRISTIQUES*

essentielles (*présentes dans 80 à 100 % des cas*)

Plainte d'un manque d'énergie constant et accablant

Difficulté à accomplir les activités courantes

secondaires (*présentes dans 50 à 79 % des cas*)

Difficulté à accomplir les tâches quotidiennes : la personne dit manquer d'énergie

Plaintes plus fréquentes de problèmes d'ordre physique

Instabilité émotionnelle ou irritabilité

Difficulté à se concentrer

Baisse de rendement

Léthargie ou apathie

Perte d'intérêt pour l'entourage et introversion

Baisse de la libido

Tendance aux accidents

FACTEURS D'INFLUENCE

Facteurs liés à la maladie

Infection
- Mononucléose
- Endocardite chronique
- Hépatite aiguë ou chronique

Fièvre

Altération des mécanismes de transport de l'oxygène
- Insuffisance cardiaque
- Anémie
- Maladie vasculaire périphérique
- Bronchopneumopathie chronique obstructive (BPCO)

Trouble endocrinien ou métabolique
- Diabète sucré
- Trouble de l'hypophyse
- Hypothyroïdie
- Maladie d'Addison

Maladie chronique
- Insuffisance rénale
- Cirrhose

* A. M. Voith, A. M. Frank et J. S. Pigg, « Validations of fatigue as a nursing diagnosis », dans A. McLane (dir.), *Classification of nursing diagnoses: Proceedings of the seventh national conference*, St. Louis, Mosby, 1987, p. 280.

Trouble neuromusculaire
- Maladie de Parkinson
- Myasthénie grave
- Arthrite
- Sclérose en plaques

Obésité
Déséquilibre électrolytique
Cancer
Trouble nutritionnel
Trouble de la démarche
Sida

Facteurs liés au traitement

Chimiothérapie
Radiothérapie
Antidépresseurs
Sevrage de médicaments

Facteurs liés au contexte (*intrinsèques ou extrinsèques*)

État dépressif
Degré élevé de stress

Facteurs liés à la croissance et au développement

Adulte

Grossesse (trois premiers mois), postpartum
Prise en charge d'un enfant malade ou d'un parent âgé

Résultats escomptés/Critères d'évaluation

- La personne parlera des causes de sa fatigue.
- La personne exprimera ses sentiments face aux répercussions de la fatigue sur sa vie.
- La personne se fixera un ordre de priorité dans ses activités quotidiennes et hebdomadaires.
- La personne participera à des activités susceptibles de la stimuler sur les plans physique, social, cognitif et émotionnel.

Interventions infirmières

1. Expliquer les causes de la fatigue.
2. Permettre à la personne d'exprimer ses sentiments face aux répercussions de la fatigue sur sa vie.

3. Aider la personne à reconnaître ses forces, ses aptitudes et ses intérêts.
4. Lui conseiller de noter son niveau de fatigue toutes les heures pendant une période de 24 heures, en choisissant une journée d'activité normale.
   a) Évaluer le niveau de fatigue sur une échelle allant de 0 à 10 (par exemple sur l'échelle de Rhoten, *0* signifie *aucune fatigue, en forme*; et *10* signifie *épuisement total**).
   b) Consigner l'activité en cours pour chaque chiffre encerclé.
5. Analyser les résultats de cette évaluation avec la personne.
   a) À quels moments se sentait-elle le plus énergique ?
   b) À quels moments se sentait-elle épuisée ?
   c) Quelles activités ont augmenté sa fatigue ?
6. Aider la personne à décider quelles tâches peuvent être déléguées.
7. Réserver les tâches les plus importantes pour les périodes où elle se sent le plus énergique.
8. Recommander à la personne d'espacer ses activités et d'établir un ordre de priorité.
9. Répartir les tâches difficiles tout au long de la semaine.
10. Se reposer avant d'entreprendre une tâche difficile et interrompre ses activités avant que la fatigue ne se fasse sentir.
11. Enseigner à la personne des méthodes de conservation de l'énergie (réaménager la cuisine et l'aire de travail, ne pas s'épuiser inutilement à monter et à descendre des escaliers, etc.).
12. Exposer les bienfaits psychologiques et physiologiques de l'exercice, et fixer avec la personne des objectifs réalistes.
13. Permettre aux personnes clés dans la vie du client de parler ouvertement de leurs sentiments.
14. Diriger la personne vers des services communautaires (cuisine roulante, services de maintien à domicile).

---

* D. Rhoten, « Fatigue and the postsurgical patient », dans C. Norris (dir.), *Concept classification in nursing*, Rockville, MD : Aspen Systems, 1982.

FONCTION RESPIRATOIRE, RISQUE ÉLEVÉ D'ALTÉRATION DE LA*

Dégagement inefficace des voies respiratoires
Échanges gazeux, perturbation des
Incapacité de maintenir une respiration spontanée
Mode de respiration inefficace
Sevrage de la ventilation assistée, intolérance au

DÉFINITION

Risque élevé d'altération de la fonction respiratoire: Situation où l'écoulement de l'air dans les voies respiratoires et les échanges gazeux (O_2-CO_2) entre les poumons et le système vasculaire risquent d'être compromis.

Note de l'auteure

Réflexions sur le diagnostic

Nous avons ajouté le diagnostic *Risque élevé d'altération de la fonction respiratoire* à la liste de l'ANADI parce que nous avons voulu disposer d'un diagnostic infirmier plus général pour décrire une situation où tout l'appareil respiratoire risque d'être atteint. C'est le cas notamment lorsqu'il y a présence de facteurs comme l'allergie et l'immobilité, qui affectent à la fois les voies respiratoires, les échanges gazeux et le mode de respiration. L'infirmière utilisera les diagnostics *Dégagement inefficace des voies respiratoires* et *Mode de respiration inefficace* quand elle sera certaine d'agir sur des facteurs qui affectent particulièrement les voies respiratoires ou le mode de respiration (comme une toux inefficace ou le stress).

Nous recommandons de ne pas utiliser le diagnostic infirmier de *Risque élevé d'altération de la fonction respiratoire* pour décrire un problème respiratoire

* Ce diagnostic ne figure pas actuellement sur la liste de l'ANADI, mais l'auteure l'a ajouté par souci de clarté et pour des raisons pratiques.

aigu, car c'est là un problème médical qui exige des interventions de collaboration. L'infirmière doit dans ce cas utiliser la formulation suivante: *Complication possible – Hypoxie aiguë* ou *Complication possible – Œdème pulmonaire.*

Quand une personne reste alitée pendant une longue période et que l'immobilité risque de perturber plusieurs autres systèmes et appareils (l'enveloppe tégumentaire, l'appareil locomoteur et le système vasculaire), l'infirmière doit formuler le diagnostic *Syndrome d'immobilité.*

FACTEURS DE RISQUE

Les facteurs de risque susceptibles d'altérer la fonction respiratoire sont énumérés sous la section Facteurs d'influence.

FACTEURS D'INFLUENCE

Facteurs liés à la maladie

Accumulation ou épaississement des sécrétions

- Infection
- Grippe
- Fibrose kystique

Trouble neuromusculaire

- Neuropathie (syndrome de Guillain et Barré, sclérose en plaques, myasthénie)
- Tétraplégie
- Dépression du système nerveux central ou traumatisme crânien
- Accident vasculaire cérébral

Réaction allergique ou bronchospasme

Hypertrophie ou œdème des tissus des voies respiratoires supérieures (amygdales, végétations, sinus)

Facteurs liés au traitement

Médicaments (narcotiques, sédatifs, analgésiques)

Anesthésie (générale ou rachianesthésie)

Abolition du réflexe tussigène

Diminution du pourcentage d'oxygène dans l'air inspiré

Alitement ou immobilité

Facteurs liés au contexte (*intrinsèques ou extrinsèques*)

Intervention chirurgicale ou traumatisme

Douleur, peur, anxiété
Fatigue
Obstruction mécanique
Mauvaise position
Altération d'une structure anatomique
- Trachéotomie

Inhalation de substances solides ou liquides
Humidité extrêmement élevée ou extrêmement basse
Tabagisme
Respiration buccale
Déficit cognitif ou altération de la perception
Toux grave non soulagée
Intolérance à l'effort

Facteurs liés à la croissance et au développement

Nouveau-né

Accouchement avec complications
Prématurité
Naissance par césarienne
Faible poids de naissance

Bébé, enfant

Asthme ou allergies
Vomissements importants (risque d'aspiration ou de fausse route)
Diphtérie laryngée
Étroitesse des voies respiratoires

Personne âgée

Diminution du surfactant dans les poumons
Diminution de l'élasticité des poumons
Immobilité

Résultats escomptés/Critères d'évaluation

- La personne fera périodiquement des exercices de respiration profonde et des séances de toux au besoin.
- La fonction respiratoire sera satisfaisante.
- La personne reconnaîtra qu'il est important d'effectuer des exercices respiratoires tous les jours.

Interventions infirmières

1. Chercher la méthode de soulagement de la douleur qui offre un maximum d'efficacité tout en entraînant un minimum de fatigue ou de dépression respiratoire.
2. Inciter la personne à marcher dès que le plan de traitement médical le permet.
3. Si elle est incapable de marcher, la faire asseoir sur une chaise plusieurs fois par jour (une heure après les repas et une heure avant l'heure du coucher, par exemple).
4. Augmenter son niveau d'activité graduellement en lui expliquant que l'exercice améliore la fonction respiratoire et réduit la dyspnée.
5. Aider la personne à changer de position et à se tourner souvent d'un côté à l'autre (toutes les heures si possible).
6. Lui conseiller de faire cinq séances d'exercices de respiration profonde et de toux contrôlée par heure.
7. Lui faire utiliser un spiromètre toutes les heures en période d'éveil (si le trouble neuromusculaire est grave, il faudra peut-être la réveiller la nuit pour lui faire exécuter ces exercices).
8. Ausculter les plages pulmonaires toutes les huit heures; ausculter plus souvent s'il y a des bruits adventices.

Dégagement inefficace des voies respiratoires

DÉFINITION

Dégagement inefficace des voies respiratoires: Risque de perturbation de l'état respiratoire dû à l'incapacité de tousser efficacement.

CARACTÉRISTIQUES

essentielles (*doivent être présentes*)

Toux inefficace

et/ou

Incapacité d'évacuer les sécrétions des voies respiratoires

secondaires (*peuvent être présentes*)

Bruits adventices

Fréquence, rythme et amplitude respiratoires anormaux

Réflexe tussigène aboli

Toux douloureuse

FACTEURS D'INFLUENCE

Voir le diagnostic *Risque élevé d'altération de la fonction respiratoire*, p. 201.

Résultats escomptés/Critères d'évaluation

- La personne n'inhalera pas de substances solides ou liquides.
- La toux sera efficace et les échanges gazeux seront améliorés.

Interventions infirmières

1. Enseigner à la personne la technique de toux contrôlée.
   a) Commencer par respirer profondément et lentement en demeurant assise avec le dos le plus droit possible.
   b) Utiliser la respiration diaphragmatique.
   c) Demander ensuite à la personne de retenir son souffle pendant trois à cinq secondes, puis d'expirer lentement le plus d'air possible par la bouche (le bas de la cage thoracique ainsi que l'abdomen devraient s'abaisser).
   d) Finalement, lui demander d'inspirer une seconde fois, d'expirer lentement, puis de tousser avec force, en deux coups brefs, avec la poitrine (et non avec le fond de la bouche ou la gorge).
2. Évaluer le traitement analgésique utilisé et l'efficacité des analgésiques administrés. La personne est-elle trop léthargique ? A-t-elle encore mal ?
3. Noter à quel moment la personne semble avoir atteint le maximum de vigilance et de force

physique, et le minimum de souffrance: *c'est à ce moment qu'il faut lui faire faire les exercices de respiration active et de toux contrôlée.*

4. Exercer une légère pression sur la plaie abdominale ou thoracique avec la main, un oreiller ou les deux.
5. Maintenir une bonne hydratation (augmenter l'apport liquidien de la personne à deux ou trois litres par jour, à moins que cela ne soit contre-indiqué à cause d'une diminution du débit cardiaque ou d'une néphropathie).
6. Maintenir un taux d'humidité suffisant dans l'air.
7. Prévoir des périodes de repos (après les exercices de toux, avant les repas).
8. Assister la personne durant les exercices de toux et l'encourager énergiquement en la félicitant de ses efforts.
9. Dispenser de l'enseignement en insistant continuellement sur la raison d'être des différentes interventions. Encourager la personne pour ses efforts et ses progrès.

Perturbation des échanges gazeux

DÉFINITION

Perturbation des échanges gazeux: Diminution ou risque de diminution du passage des gaz (oxygène et gaz carbonique) entre les alvéoles pulmonaires et le système vasculaire.

Note de l'auteure

Réflexions sur le diagnostic

Le diagnostic *Perturbation des échanges gazeux* ne représente pas un problème que l'infirmière peut traiter de façon autonome. Cependant, si l'infirmière ne peut traiter la *Perturbation des échanges gazeux*, elle peut par contre vérifier si les modes de santé fonctionnels (activité, sommeil, alimentation et fonction sexuelle, par exemple) sont perturbés par la diminution de l'oxygénation et aider la personne à rétablir ces modes de santé. Par conséquent, le diagnostic *Intolérance à l'activité reliée à une oxygénation insuffisante pour accomplir les activités quotidiennes* correspond davantage au domaine de compétence de l'infirmière. Si la personne a déjà présenté ou risque de présenter un dysfonctionnement respiratoire, l'infirmière peut décrire la situation à l'aide de la formulation suivante: *Complication possible – Dysfonctionnement respiratoire* ou (pour être encore plus précise) *Complication possible – Embolie.*

CARACTÉRISTIQUES

essentielle (*doit être présente*)

Dyspnée d'effort

secondaires (*peuvent être présentes*)

Confusion, agitation

Tendance à s'asseoir penché vers l'avant, une main sur chaque genou

Respiration avec les lèvres pincées et expiration prolongée

Léthargie et fatigue

Augmentation de la résistance des vaisseaux pulmonaires (augmentation de la pression dans l'artère pulmonaire et dans le ventricule droit)

Diminution de la motilité gastrique, ralentissement de l'évacuation gastrique

Diminution du taux d'oxygène sanguin, diminution de la saturation en oxygène, augmentation de la PCO_2 (mesure des gaz du sang artériel)

Cyanose

Augmentation du diamètre antéropostérieur du thorax si le problème est chronique

FACTEURS D'INFLUENCE

Voir le diagnostic *Risque élevé d'altération de la fonction respiratoire*, p. 201.

Incapacité de maintenir une respiration spontanée

DÉFINITION

Incapacité de maintenir une respiration spontanée: Diminution des réserves énergétiques rendant la personne incapable de maintenir une respiration suffisante pour assurer ses besoins vitaux.

Note de l'auteure

Réflexions sur le diagnostic

Ce diagnostic décrit une insuffisance respiratoire s'accompagnant de troubles métaboliques qui mettent la vie de la personne en danger. Lorsqu'une telle situation se présente, la collaboration du personnel infirmier et du personnel médical s'impose: ils doivent intervenir rapidement pour donner les soins (réanimation et ventilation assistée). L'*Incapacité de maintenir une respiration spontanée* est donc plutôt un problème à traiter en collaboration: *Complication possible – hypoxémie.* L'hypoxémie se manifeste par une diminution de la saturation du plasma en oxygène, due à une hypoventilation alvéolaire, à un shunt pulmonaire ou à un trouble de la relation ventilation-perfusion. Comme il s'agit d'un problème de collaboration, le traitement de référence est prescrit par un médecin; toutefois, la conduite du traitement nécessite à la fois des interventions infirmières et médicales. L'infirmière a pour tâche d'évaluer continuellement la personne afin de pouvoir déceler les changements dans son état. Pour ce faire, elle recourt aux interventions appropriées figurant dans les protocoles de son unité. (Pour en savoir davantage sur les interventions, consulter la partie III de l'ouvrage de base de Lynda Juall Carpenito, *Diagnostics infirmiers: Applications cliniques,* 5e édition, Montréal, Éditions du Renouveau Pédagogique Inc., 1995, 1200 pages.)

CARACTÉRISTIQUES

essentielles (*doivent être présentes*)

Dyspnée
Accélération de la vitesse du métabolisme

secondaires (*peuvent être présentes*)

Augmentation de l'agitation
Appréhension
Utilisation accrue de la musculature respiratoire accessoire
Diminution du volume courant
Augmentation de la fréquence cardiaque
Diminution de PO_2
Augmentation de PCO_2
Diminution de la collaboration
Diminution de SaO_2

FACTEURS D'INFLUENCE

Facteurs métaboliques
Fatigue des muscles respiratoires

Mode de respiration inefficace

DÉFINITION

Mode de respiration inefficace : Ventilation inadéquate ou risque de ventilation inadéquate due à une perturbation du mode de respiration.

Note de l'auteure

Réflexions sur le diagnostic

Le diagnostic *Mode de respiration inefficace* n'a d'utilité clinique que lorsqu'il décrit une situation que l'infirmière peut traiter de façon autonome (comme l'hyperventilation). Si la personne a des accès périodiques d'apnée ou d'hypoventilation, il s'agit d'un problème à traiter en collaboration que l'infirmière doit formuler comme tel (par exemple : *Complication possible – Dysfonctionnement respiratoire*). Il incombe alors à l'infirmière d'évaluer régulièrement la personne afin de détecter tout dysfonctionnement respiratoire. Si la personne est sujette à un problème respiratoire plus précis, l'infirmière devrait alors le formuler comme tel (par exemple: *Complication possible – Pneumonie* ou *Complication possible – Embolie pulmonaire*). L'hyperventilation témoigne de l'anxiété et/ou de la peur de la personne. Dans un cas d'hyperventilation, l'infirmière peut donc préciser la situation de la personne en formulant le diagnostic suivant: *Anxiété* (ou *Peur*) *reliée à* [préciser] *et se manifestant par l'hyperventilation.*

CARACTÉRISTIQUES

essentielles (*doivent être présentes*)

Changement de la fréquence respiratoire ou du mode de respiration (par rapport aux valeurs initiales)

Changement dans la fréquence, le rythme et la qualité du pouls

secondaires (*peuvent être présentes*)

Orthopnée

Tachypnée, hyperpnée, hyperventilation

Respiration arythmique

Respiration retenue

FACTEURS D'INFLUENCE

Voir le Diagnostic *Risque élevé d'altération de la fonction respiratoire*, p. 201.

Résultats escomptés/Critères d'évaluation

- La fréquence respiratoire sera efficace.
- La personne saura comment soulager ses symptômes.
- La personne connaîtra les causes du problème, si possible, et appliquera des mesures d'adaptation susceptibles de l'aider à y faire face.

Interventions infirmières

1. Rassurer la personne en lui expliquant que des mesures sont prises pour assurer sa sécurité.
2. La distraire de son anxiété: la regarder dans les yeux et lui parler en l'incitant à bien respirer. («Maintenant, regardez-moi et respirez lentement avec moi comme ceci.»)
3. Placer un sac de papier devant sa bouche pour qu'elle inspire l'air qu'elle vient d'expirer.
4. Demeurer auprès d'elle et lui montrer comment respirer plus lentement et plus efficacement.
5. Expliquer à la personne que, même si elle n'en connaît pas la cause, elle peut venir à bout de ses accès d'hyperventilation en apprenant à maîtriser consciemment sa respiration.
6. Discuter avec elle des différentes causes possibles, d'ordre physique ou émotionnel, et des moyens qu'elle peut utiliser pour mieux faire face à son problème. (Voir *Anxiété*, p. 36.)

Intolérance au sevrage de la ventilation assistée

DÉFINITION

Intolérance au sevrage de la ventilation assistée: Situation où une personne est incapable de s'adapter à la réduction de l'assistance respiratoire par ventilation artificielle, ce qui bloque le processus de sevrage et, par conséquent, le prolonge.

Note de l'auteure

Réflexions sur le diagnostic

L'*Intolérance au sevrage de la ventilation assistée* fait partie de la catégorie générale de *Risque élevé d'altération de la fonction respiratoire*. Le sevrage de la ventilation assistée peut également entraîner des problèmes de

Dégagement inefficace des voies respiratoires, de *Mode de respiration inefficace* ou de *Perturbation des échanges gazeux*. Ces problèmes peuvent indiquer que la personne n'est pas prête à être sevrée du ventilateur ; ils peuvent aussi être la cause de l'*Intolérance au sevrage de la ventilation assistée*. Il s'agit donc d'un problème très particulier, car sa cause et son traitement sont les mêmes, c'est-à-dire le retrait de la ventilation assistée.

CARACTÉRISTIQUES

L'*Intolérance au sevrage de la ventilation assistée* est une réaction évolutive. Des infirmières chevronnées ont relevé trois degrés d'intensité*. Les caractéristiques essentielles et secondaires énumérées ci-après sont des manifestations consécutives au sevrage ; elles sont présentées en fonction du degré d'intensité de la réaction (intolérance légère, intolérance moyenne et intolérance prononcée)*.

◆ INTOLÉRANCE LÉGÈRE

Caractéristiques essentielles (*doivent être présentes*)

Agitation

Fréquence respiratoire légèrement supérieure à la valeur initiale

Caractéristiques secondaires (*peuvent être présentes*)

Impression de manquer d'air, respiration difficile, fatigue, sensation de chaleur

Inquiétude portant la personne à demander si le ventilateur fonctionne correctement

Concentration accrue de la personne sur sa respiration

◆ INTOLÉRANCE MOYENNE

Caractéristiques essentielles (*doivent être présentes*)

Légère augmentation de la pression artérielle (20 mm Hg ou moins au-dessus de la valeur initiale)

* J. Jenny et Logan, « Interventions for the nursing diagnosis Dysfunctional Ventilory Weaning Response: A qualitative study », *in* R. M. Carroll-Johnson (dir.), *Classification of nursing diagnoses*, Philadelphia, J. B. Lippincott, 1991.

Légère accélération de la fréquence cardiaque (20 battements/minute ou moins au-dessus de la valeur initiale)

Accélération de la fréquence respiratoire (5 respirations/minute ou moins au-dessus de la valeur initiale)

Caractéristiques secondaires (*peuvent être présentes*)

Hypervigilance (sur le qui-vive)

Incapacité de suivre les directives reçues

Incapacité de coopérer

Appréhension

Diaphorèse

Yeux ronds

Réduction de l'air inspiré (audible à l'auscultation)

Changements dans la couleur de la peau (pâle, légèrement cyanosée)

Légère utilisation de la musculature respiratoire accessoire

◆ INTOLÉRANCE PRONONCÉE

Caractéristiques essentielles (*doivent être présentes*)

Agitation

Altération importante des valeurs des gaz du sang artériel par rapport aux valeurs initiales

Augmentation prononcée de la pression artérielle (plus de 20 mm Hg au-dessus de la valeur initiale)

Augmentation prononcée de la fréquence cardiaque (plus de 20 battements/minute au-dessus de la valeur initiale)

Accélération marquée de la fréquence respiratoire par rapport à la valeur initiale

Caractéristiques secondaires (*peuvent être présentes*)

Utilisation maximale de la musculature respiratoire accessoire

Respiration superficielle et haletante

Respiration abdominale paradoxale

Bruits adventices

Cyanose

Transpiration profuse

Respiration non synchrone au ventilateur

Altération de l'état de conscience

FACTEURS D'INFLUENCE

Facteurs liés à la maladie

Obstruction des voies respiratoires
Instabilité de l'état hémodynamique
Altération de l'état de conscience
Anémie
Infection
Anomalies du métabolisme
Déséquilibre liquidien et/ou électrolytique
Processus morbide concomitant
Pneumopathie chronique
Incapacité neuromusculaire chronique
Maladie touchant plusieurs appareils et systèmes
Déficit nutritionnel chronique
Affaiblissement général
Fatigue

Facteurs liés au traitement

Obstruction des voies respiratoires
Sédation ou analgésie excessive
Douleur non soulagée
Force musculaire insuffisante
Mauvaise alimentation (apport énergétique insuffisant, apport glucidique excessif, apport lipidique et protidique inadéquat)
Ventilation assistée prolongée (plus d'une semaine)
Incapacité de se sevrer du ventilateur dans le passé
Sevrage effectué trop rapidement

Facteurs liés au contexte (*intrinsèques ou extrinsèques*)

Manque de connaissances sur le processus de sevrage
Dépense énergétique excessive (autosoins, interventions diagnostiques et thérapeutiques, visiteurs)
Soutien social inadéquat
Milieu non sécurisant (bruits, événements bouleversants, trop de monde dans la pièce)
Perturbation des habitudes de sommeil
Perturbation de l'estime de soi
Respiration inefficace sans l'appareil

Anxiété moyenne ou élevée face aux efforts qu'exige la respiration non assistée

Peur d'être incapable de respirer sans l'appareil

Sentiment d'impuissance

État dépressif

Sentiment de désespoir

Résultats escomptés/Critères d'évaluation

- La personne sera sevrée graduellement.
- La personne n'aura plus besoin d'être intubée.

Ou

- La personne envisagera le prochain essai de sevrage avec optimisme: elle collaborera activement au plan de sevrage, indiquera comment elle se sent durant le sevrage, essaiera de maîtriser sa respiration et ses réactions émotionnelles.
- La personne se dira fatiguée par le sevrage, mais non épuisée.

Interventions infirmières

1. S'il y a lieu, rechercher les facteurs pouvant expliquer l'échec des tentatives précédentes de sevrage:
   a) Substrats énergétiques insuffisants: oxygène, nutrition, repos,

   b) Malaise,

   c) Effort demandé jugé excessif,

   d) Diminution de l'estime de soi et de la confiance en soi, et sentiment d'impuissance,

   e) Manque de connaissances sur ce qu'il faut faire durant le sevrage,

   f) Manque de confiance envers le personnel,

   g) Attitude négative face au sevrage,

   h) Milieu défavorable au sevrage.

2. Déterminer dans quelle mesure la personne est prête pour le sevrage*:

   a) Faible concentration d'oxygène fournie par le ventilateur,

   b) Pression positive expiratoire inférieure à 5 cm H_2O,

   c) Fréquence respiratoire inférieure à 30 respirations par minute,

   d) Ventilation inférieure à 10 L/minute,

   e) Pressions dynamique et statique basses, avec une compliance d'au moins 35 cm H_2O de pression,

   f) Musculature respiratoire suffisamment forte,

   g) Calme, douleur soulagée,

   h) Volonté d'essayer de se sevrer.

3. Si on juge que la personne est prête pour le sevrage, lui demander de participer à l'élaboration du plan.

   a) Expliquer les étapes du sevrage.

   b) Établir des objectifs à difficulté progressive avec la personne.

   c) Expliquer à la personne que les objectifs seront réexaminés chaque jour avec elle.

4. Consulter les protocoles de l'unité de soins pour connaître la méthode de sevrage recommandée.

5. Expliquer à la personne le rôle qu'elle devra jouer au cours du sevrage.

6. Renforcer l'estime de soi de la personne et faire naître en elle le sentiment qu'elle est efficace et qu'elle maîtrise la situation.

7. Lui montrer qu'on ne doute pas qu'elle soit capable de se sevrer.

8. L'aider à prendre confiance en elle en adoptant un rythme de sevrage qui maximise les chances de réussite et limite les risques d'échec.

---

* L. K. Geisman, « Advances in weaning from mechanical ventilation », *Critical Care Nursing Clinics of North America*, (4) 1989, p. 697-705.

9. Amener la personne à avoir confiance dans le personnel et le milieu de soins.
10. Atténuer les effets négatifs de l'anxiété et de la fatigue.
    a) Évaluer régulièrement l'état de la personne afin de prévenir la fatigue inutile et l'anxiété.
    b) Prévoir des périodes de repos régulières afin d'éviter que la personne ne devienne trop fatiguée.
    c) Si la personne commence à s'agiter, la calmer en lui parlant et rester à son chevet.
    d) Si on décide d'arrêter le sevrage, évaluer la réaction de la personne devant l'échec. La rassurer en lui expliquant que cette tentative aura été un bon exercice et une bonne préparation au sevrage.
11. Créer un climat positif et rassurant.
12. Prévoir des périodes de repos suffisantes afin de prévenir la fatigue inutile.
13. Planifier les activités nécessaires de façon que la personne ait suffisamment de temps pour se reposer ou se détendre.
14. Coordonner l'horaire de la prise d'analgésiques avec l'horaire du sevrage.
15. Commencer la tentative de sevrage quand la personne est reposée, habituellement le matin après une bonne nuit de sommeil.
16. Discuter des différents aspects du sevrage avec d'autres cliniciens afin de multiplier les chances de succès.
    a) Discuter du moment le plus propice.
    b) Discuter du rythme de progression du sevrage.
    c) Discuter de l'observance du plan de soins.
    d) Discuter des activités de divertissement possibles (par exemple : promenade à l'extérieur de l'unité).
    e) Discuter de l'horaire des périodes de repos et d'activité.

HABITUDES DE SOMMEIL, PERTURBATION DES

DÉFINITION

Perturbation des habitudes de sommeil: Dérèglement ou risque de dérèglement des habitudes de sommeil de nature qualitative ou quantitative, qui incommode la personne ou l'empêche d'avoir le mode de vie qu'elle désire.

CARACTÉRISTIQUES

CHEZ L'ADULTE

essentielle (*doit être présente*)

Difficulté à s'endormir ou à rester endormi

secondaires (*peuvent être présentes*)

Sentiment de ne pas être complètement reposé au réveil ou durant la journée

Endormissement au cours de la journée

Agitation

Perturbation du comportement

Cernes profonds sous les yeux

CHEZ L'ENFANT

La perturbation du sommeil chez l'enfant est souvent reliée à la peur, à l'énurésie ou à l'inconstance des parents face aux règles du coucher (heure du coucher, par exemple). Elle se manifeste par les caractéristiques suivantes:

- Refus d'aller se coucher
- Désir de dormir avec ses parents
- Réveils fréquents pendant la nuit

FACTEURS D'INFLUENCE (*les plus fréquents*)

Facteurs liés à la maladie

Troubles liés au transport de l'oxygène

- Angine
- Troubles circulatoires
- Troubles respiratoires
- Artériosclérose périphérique

Troubles liés à l'élimination (urinaire ou intestinale)
- Constipation
- Dysurie
- Pollakiurie
- Diarrhée
- Incontinence
- Rétention

Troubles du métabolisme
- Hyperthyroïdie
- Ulcères gastriques
- Troubles hépatiques

Facteurs liés au traitement

Immobilité (imposée par un plâtre, une traction)

Médicaments
- Amphétamines
- Antidépresseurs
- Barbituriques
- Inhibiteurs de la mono-amine-oxydase (IMAO)
- Tranquillisants
- Anesthésiques
- Antihypertenseurs
- Hypnotiques
- Sédatifs
- Soporifiques
- Stéroïdes

Facteurs liés au contexte (*intrinsèques ou extrinsèques*)

Anxiété réactionnelle

Douleur

Grossesse

Manque d'exercice

Perturbation du mode de vie sur le plan émotif, financier, professionnel, sexuel ou social

Hospitalisation (bruit, compagnon de chambre bruyant, peur)

Voyage

Résultats escomptés/Critères d'évaluation
- La personne décrira les facteurs susceptibles de l'empêcher de dormir ou de nuire à son sommeil.
- La personne adoptera des méthodes visant à provoquer l'endormissement.
- La personne dira avoir atteint un équilibre repos-activité optimal.

Interventions infirmières

1. Réduire le bruit.
2. Organiser l'horaire des soins de façon à réveiller la personne le moins souvent possible (par exemple, lorsqu'il faut réveiller une personne pour lui donner ses médicaments, en profiter pour lui administrer d'autres soins et prendre ses signes vitaux).
3. Si la personne se réveille pour uriner, lui recommander de boire moins de liquides le soir et de vider sa vessie avant de se coucher.
4. Établir avec la personne un programme d'activités (marche, physiothérapie).
5. Limiter le nombre de siestes et leur durée si elles sont trop longues (c'est-à-dire plus d'une heure).
6. Demander à la personne, à la famille ou aux parents quels sont ses rituels du coucher : heure, habitudes d'hygiène, autres habitudes (lecture, jeu), et les respecter le plus possible.
7. S'il s'agit d'un enfant, procéder comme suit.
   a) Lui expliquer le phénomène de la nuit (les étoiles et la lune).
   b) Lui expliquer le travail que certaines personnes effectuent la nuit (infirmières, policiers).
   c) Lui expliquer que, lorsque c'est la nuit pour certains habitants de la planète, c'est le jour pour d'autres.
   d) S'il fait un cauchemar, l'inciter à en parler, le réconforter en lui expliquant qu'il ne s'agit que d'un rêve, même s'il semble très réel, lui expliquer que les grandes personnes font aussi des rêves.
   e) Lui fournir une veilleuse ou une lampe de poche pour le rassurer dans le noir.
   f) Le rassurer en lui expliquant que quelqu'un est tout près pendant la nuit.
8. Expliquer au client et aux personnes clés dans sa vie les causes de la perturbation des habitudes de sommeil et les façons de les éviter ou de les réduire.

INFECTION, RISQUE ÉLEVÉ D'

Contagion, risque élevé de

DÉFINITION

Risque élevé d'infection : Situation où une personne risque d'être infectée par un germe opportuniste ou un agent pathogène (virus, champignon, bactérie, protozoaire ou autre parasite) d'origine endogène ou exogène.

Note de l'auteure

Réflexions sur le diagnostic

Le diagnostic de *Risque élevé d'infection* s'applique à une personne plus vulnérable aux agents pathogènes du milieu ou à sa propre flore parce que ses mécanismes de défense sont inadéquats.

FACTEURS DE RISQUE

Voir Facteurs d'influence.

FACTEURS D'INFLUENCE

Divers problèmes de santé et diverses situations peuvent créer des conditions propices à l'infection. Voici les plus courants.

Facteurs liés à la maladie

Maladie chronique

- Cancer
- Arthrite
- Diabète sucré
- Maladie hépatique
- Maladie du collagène
- Sida
- Insuffisance rénale
- Trouble hématologique
- Maladie rénale
- Maladie respiratoire
- Anomalie héréditaire

Alcoolisme

Altération du système immunitaire

Anomalie des leucocytes ou leucopénie

Dyscrasie sanguine

Problème circulatoire

Trouble hémodynamique

Altération de l'enveloppe tégumentaire

Obésité

Altération de l'état mental

Déséquilibre hormonal

Dysphagie

Splénectomie

Anomalie anatomique

Facteurs liés au traitement

Médicaments

- Antibiotiques
- Agents antiviraux
- Antiacides
- Tranquillisants
- Corticostéroïdes
- Insuline
- Agents antifongiques
- Immunosuppresseurs

Intervention chirurgicale

Radiothérapie

Dialyse

Alimentation parentérale totale

Chimiothérapie

Intervention effractive (perfusion intraveineuse, sonde d'alimentation entérale, gastro-intestinale, endotrachéale, urétrale, etc.)

Greffe d'organe

Facteurs liés au contexte (*intrinsèques ou extrinsèques*)

Infections antérieures

Immobilisation prolongée

Traumatisme (accidentel ou intentionnel)

Postpartum

Exposition à des agents contagieux (au centre hospitalier ou à l'extérieur)

Période postopératoire

Séjour prolongé au centre hospitalier

Malnutrition

Stress

Piqûre ou morsure (animal, insecte, humain)

Brûlure

Zones cutanées exposées à la chaleur, à l'humidité ou à l'obscurité (plis cutanés, plâtre)

Mauvaise hygiène personnelle

Immunisations insuffisantes

Tabagisme

Facteurs liés à la croissance et au développement

Nouveau-né

Manque d'anticorps maternels

Flore normale insuffisante

Plaie ouverte (ombilic, circoncision)

Système immunitaire immature

Enfant

Immunisations insuffisantes

Personne âgée

Affaiblissement

Diminution de la réponse immunitaire

Maladies chroniques

Résultats escomptés/Critères d'évaluation

- La personne appliquera méticuleusement la technique de lavage des mains avant de quitter le centre hospitalier.
- La personne sera protégée des infections nosocomiales pendant son séjour au centre hospitalier.
- La personne énumérera les facteurs de risque d'infection et adoptera les mesures préventives qui s'imposent.

Interventions infirmières

1. Dépister les personnes qui courent un risque élevé de contracter une infection nosocomiale.
   a) Rechercher les prédicteurs :
      - Infection (avant une chirurgie),
      - Chirurgie abdominale ou thoracique,
      - Opération durant plus de deux heures,
      - Intervention touchant l'appareil génito-urinaire,

- Présence d'appareils ou de dispositifs (ventilateur, appareil d'aspiration, cathéter, nébuliseur, canule trachéale, dispositif de monitorage effractif),
- Anesthésie.

b) Rechercher les facteurs confondants :
- Âge (moins de 1 an ou plus de 65 ans),
- Obésité,
- Maladie sous-jacente (bronchopneumopathie chronique obstructive [BPCO], diabète, dyscrasie sanguine),
- Toxicomanie,
- Prise de médicaments modifiant la réponse immunitaire (traitement aux corticostéroïdes, chimiothérapie, antibiothérapie),
- Déficit nutritionnel,
- Tabagisme.

2. Empêcher les germes de pénétrer dans l'organisme en utilisant des mesures appropriées :

a) Lavage des mains minutieux,

b) Techniques d'asepsie,

c) Isolement,

d) Examens diagnostiques ou traitements inutiles,

e) Réduction des germes aérobies.

3. Protéger les personnes atteintes d'un déficit immunitaire de l'infection.

a) Expliquer à la personne qu'elle doit demander à tous ses visiteurs et au personnel soignant de se laver les mains avant de l'approcher.

b) Réglementer les visites, au besoin.

c) Réduire au minimum les interventions effractives (injections, prélèvements), dans la mesure du possible.

d) Enseigner à la personne et à sa famille quels sont les signes et les symptômes d'infection.

4. Réduire la susceptibilité à l'infection.

a) Aider la personne à adopter un régime alimentaire à forte teneur énergétique et protéique. (Voir *Altération de la nutrition*, p. 288.)

b) Vérifier si elle prend bien ses médicaments antibactériens.

c) Administrer les antibactériens à l'heure prescrite (plus ou moins 15 minutes).

d) Réduire au minimum la durée du séjour au centre hospitalier.

5. Enseigner à la personne et à sa famille les causes de l'infection, ses facteurs de risque et ses modes de transmission.
6. Signaler au département de santé communautaire toute maladie à déclaration obligatoire.

Risque élevé de contagion*

DÉFINITION

Risque élevé de contagion: Situation où une personne risque de transmettre un agent opportuniste ou pathogène à d'autres.

FACTEURS DE RISQUE

Voir Facteurs d'influence.

FACTEURS D'INFLUENCE

Facteurs liés à la maladie

Colonisation par des germes très résistants aux antibiotiques

Exposition à une infection à germes aérobies

Exposition à une infection transmissible par contact (direct, indirect, gouttelettes)

Exposition à une infection transmissible par un véhicule

Exposition à une infection transmissible par un vecteur

Facteurs liés au traitement

Opération septique (incision et drainage d'abcès, blessure ouverte)

Dispositif de drainage (sonde urétrale, drain thoracique)

Appareil d'aspiration

Dispositif effractif (sonde endotrachéale)

* Ce diagnostic ne figure pas actuellement sur la liste de l'ANADI, mais l'auteure l'a ajouté par souci de clarté et pour des raisons pratiques.

Facteurs liés au contexte (*intrinsèques ou extrinsèques*)

Catastrophe naturelle augmentant les risques de contamination

Milieu insalubre (absence d'égouts, mauvaise hygiène personnelle)

Voyage dans une région où les infections transmises par un vecteur (paludisme, rage, peste bubonique) sont endémiques

Voyage dans une région où les infections transmises par un véhicule (hépatite A, *Shigella, Salmonella*) sont endémiques

Manque de connaissances

Administration de drogues ou de médicaments par voie intraveineuse

Partenaires sexuels multiples

Facteurs liés à la croissance et au développement

Nouveau-né

Naissance à l'extérieur d'un centre hospitalier dans un milieu non stérilisé

Exposition à une maladie transmissible par la mère avant ou pendant la naissance

Résultats escomptés/Critères d'évaluation

- La personne saura pourquoi elle devra s'isoler jusqu'à ce qu'il n'y ait plus de risques de contagion.
- La personne connaîtra les modes de transmission de son infection avant de quitter le centre hospitalier.
- La personne se lavera les mains en respectant les techniques d'asepsie pendant son séjour au centre hospitalier.

Interventions infirmières

1. Dépister les hôtes réceptifs à partir des éléments d'évaluation essentiels et des antécédents d'exposition à l'infection.

2. Trouver les modes de transmission possibles de l'agent infectieux identifié :
   a) Par l'air,
   b) Par contact (direct, indirect, gouttelettes),
   c) Par un véhicule,
   d) Par un vecteur.
3. Prendre les mesures d'isolement requises.
4. Choisir la chambre d'isolement en tenant compte du type d'infection et des pratiques d'hygiène.
5. Respecter les précautions universelles.
6. Diriger la personne vers un spécialiste des infections (médecin ou infirmière épidémiologiste), qui assurera un suivi familial.
7. Expliquer à la personne la chaîne d'infection et les précautions qu'elle doit prendre au centre hospitalier et chez elle.

INTERACTIONS SOCIALES, PERTURBATION DES

DÉFINITION

Perturbation des interactions sociales : Situation où une personne a des rapports sociaux non constructifs, insuffisants ou insatisfaisants, ou risque d'en avoir.

CARACTÉRISTIQUES

essentielle (*doit être présente*)

Incapacité d'établir ou de maintenir des relations stables et constructives (signalée par la personne).

secondaires (*peuvent être présentes*)

Opinions tranchées et impopulaires (racisme, sexisme, etc.)

Isolement social

Relations superficielles

Difficulté à conserver un emploi

Rejet sur autrui de la responsabilité des problèmes interpersonnels

Égocentrisme

Manque de motivation
Anxiété grave
Dépendance
Perte d'espoir
Illusions/hallucinations
Pensée désorganisée
Inaptitude à accomplir ses soins personnels
Impulsivité

FACTEURS D'INFLUENCE

L'incapacité d'établir et de maintenir des relations satisfaisantes peut être due à des situations ou à des problèmes de santé divers. Les facteurs d'influence les plus fréquents sont les suivants.

Facteurs liés à la maladie

Perte d'une fonction corporelle
Déficience visuelle
Déficience auditive
Arriération mentale
Trouble de l'élocution
Phase terminale d'une maladie
Maladie chronique (maladie de Crohn, insuffisance rénale, épilepsie)
Trouble psychiatrique
Perte d'une partie du corps

Facteurs liés au traitement

Défigurement chirurgical
Dialyse
Réaction à un médicament

Facteurs liés au contexte (*intrinsèques ou extrinsèques*)

Barrières linguistiques et culturelles
Isolement social
Manque d'aptitudes professionnelles
Toxicomanie
Inconscience de l'impression produite sur autrui
Neurasthénie
Anxiété

Divorce, décès du conjoint

Institutionnalisation

Manque de savoir-faire social

Facteurs liés à la croissance et au développement

Enfant, adolescent

Altération de l'apparence physique

Trouble de l'élocution

Séparation d'avec la famille

Adulte

Perte de la capacité d'exercer son emploi

Personne âgée

Décès du conjoint

Retraite

Résultats escomptés/Critères d'évaluation

- La personne énumérera les comportements qui perturbent ses interactions sociales.
- Elle changera ses comportements indésirables pour des comportements constructifs.
- La famille trouvera des stratégies visant à favoriser de bonnes interactions sociales.

Interventions infirmières

1. Établir une relation d'aide personnalisée.
2. Aider la personne à préciser le rôle du stress dans ses problèmes.
3. L'encourager à adopter des mécanismes d'adaptation efficaces.
4. L'aider à découvrir d'autres moyens d'action.
5. L'aider à analyser les solutions qui se sont révélées les plus efficaces.
6. Donner l'exemple de comportements sociaux acceptés dans des situations qui posent problème.

7. Favoriser la participation de la personne à une thérapie de groupe.
   a) Inciter la personne à se centrer sur le présent (ici et maintenant).
   b) Définir des normes de fonctionnement de groupe qui dissuadent les comportements indésirables.
   c) Encourager la personne à essayer de nouveaux comportements sociaux.
   d) Servir des collations ou du café pour réduire l'anxiété qu'engendre la séance de thérapie de groupe.
   e) Donner l'exemple de comportements sociaux acceptés (répondre à un accueil amical plutôt que de ne pas en tenir compte, par exemple)
   f) Favoriser les relations entre les membres du groupe en les incitant à parler avec les autres et à faire preuve d'authenticité.
   g) Inviter les personnes qui ont des aptitudes sociales limitées à s'ouvrir au groupe en s'adressant directement à elles et en formulant des paroles encourageantes.
   h) Encourager chacun des membres du groupe à valider ses perceptions auprès des autres membres.
   i) Mentionner les points forts des membres du groupe et passer outre aux faiblesses relevées.
8. Dans le cas d'une maladie mentale chronique, prendre les mesures suivantes.
   a) Aider les membres de la famille à comprendre la personne et à lui apporter leur soutien.
   b) Fournir aux membres de la famille des informations factuelles sur la maladie, son traitement et ses progrès.
   c) Rassurer les membres de la famille en reconnaissant qu'il est normal qu'ils se sentent frustrés face aux problèmes quotidiens auxquels ils doivent faire face.
   d) Aider la famille et l'entourage à reconnaître les situations trop stimulantes et celles qui ne le sont pas assez.

   e) Permettre aux membres de la famille d'exprimer leurs sentiments de culpabilité et de discuter de la façon dont leur conduite peut influencer le client.
   f) Agir de connivence avec la famille.
   g) Prendre des dispositions pour que la famille puisse avoir des répits, de façon régulière.
9. Discuter avec la personne*:
   a) de ses responsabilités en tant qu'usager du système de soins (formuler clairement ses demandes, participer aux traitements) ;
   b) de la nécessité d'ébaucher des projets d'activités quotidiennes et de mobiliser son énergie pour les mettre à exécution ;
   c) de sa façon d'aborder les autres ;
   d) des types d'interactions sociales qui apportent le respect et l'estime des autres ;
   e) du rôle qu'elle peut jouer au sein de sa famille et de la façon de s'y conformer ;
   f) des signes d'anxiété et des mesures visant à la réduire ;
   g) des comportements positifs et de la satisfaction qu'elle tire de ses choix constructifs.
10. Au besoin, diriger la personne vers différents services comunautaires (service social, technique de recherche d'emploi, thérapie familiale, services d'intervention en situation de crise, par exemple).

INTOLÉRANCE À L'ACTIVITÉ

DÉFINITION

Intolérance à l'activité : Diminution de la capacité physiologique de tolérer le degré d'activité voulu ou requis**.

* G. McFarland et E. Wasli, « Manipulation in nursing diagnoses and process », dans B. S. Johnson, *Psychiatric-mental health nursing*, Philadelphie, J. B. Lippincott, 1986, p. 92.

** A. M. Magnan, « Activity intolerance: Toward a nursing theory of activity », communication présentée au Fifth Annual Symposium de la Michigan Nursing Diagnosis Association, Detroit, 1987.

Note de l'auteure

Réflexions sur le diagnostic

On pose un jugement diagnostique d'*Intolérance à l'activité* lorsque la condition physique de la personne s'est détériorée et que cette dernière peut prendre des mesures pour augmenter sa force et son endurance. L'*Intolérance à l'activité* se distingue de la *Fatigue* en ce qu'elle est soulagée par le repos. De plus, en cas d'*Intolérance à l'activité,* le mandat de l'infirmière consiste à accroître la tolérance à l'activité, tandis que, en cas de *Fatigue*, l'infirmière cherchera plutôt à aider la personne à trouver des moyens de conserver l'énergie dont elle dispose.

CARACTÉRISTIQUES

essentielles (*doivent être présentes*)

Altération de la réaction physiologique à l'activité (exemples)

- Respiration
  - Dyspnée
  - Essoufflement
  - Diminution de la fréquence respiratoire
  - Augmentation excessive de la fréquence respiratoire
- Pouls
  - Faiblesse
  - Diminution de la fréquence cardiaque
  - Maintien d'une valeur anormale au-delà de trois minutes après la fin de l'activité
  - Augmentation excessive de la fréquence cardiaque
  - Modification du rythme cardiaque
- Pression artérielle
  - Augmentation de la pression diastolique > 15 mm Hg
  - Stabilité pendant l'activité

secondaires (*peuvent être présentes*)

Faiblesse
Fatigue
Pâleur ou cyanose
Confusion
Vertige

FACTEURS D'INFLUENCE

Tout facteur qui nuit au transport de l'oxygène, qui entraîne une détérioration de la condition physique, ou qui crée une demande d'énergie trop grande (supérieure aux ressources physiques ou psychologiques de la personne) peut causer l'intolérance à l'activité. Voici les plus courants.

Facteurs liés à la maladie

Troubles cardiaques
- Insuffisance cardiaque
- Myocardiopathie
- Cardiopathie congénitale
- Angine
- Dysrythmies
- Infarctus du myocarde
- Sténose idiopathique de la chambre de chasse du ventricule gauche
- Valvulopathie

Troubles respiratoires
- Atélectasie
- Dysplasie bronchopulmonaire
- Bronchopneumopathie chronique obstructive (BPCO)

Troubles circulatoires
- Anémie
- Hypovolémie
- Artériopathie oblitérante

Infection aiguë ou chronique
- Infection virale
- Hépatite
- Mononucléose

Trouble endocrinien ou métabolique

Maladie chronique
- Maladie du rein
- Inflammation
- Maladie neurologique
- Maladie du foie
- Maladie de l'appareil locomoteur

Troubles nutritionnels
- Obésité
- Malnutrition
- Déséquilibre alimentaire

Déséquilibre électrolytique

Tumeurs malignes

Facteurs liés au traitement

Intervention chirurgicale

Examens diagnostiques

Traitements épuisants et trop fréquents

Alitement prolongé

Traitement médicamenteux

- Antinéoplasiques
- Tranquillisants mineurs
- Inhibiteurs bêta-adrénergiques
- Antihypertenseurs
- Somnifères
- Antidépresseurs
- Antihistaminiques

Radiothérapie

Facteurs liés au contexte (*intrinsèques ou extrinsèques*)

Sédentarité

Stress extrême

Douleur

Dépression

Fatigue chronique

Utilisation d'appareils d'appoint exigeant une force accrue (déambulateur, béquilles, orthèse, prothèse)

Manque de motivation

Trouble du sommeil

Obstacles matériels (escaliers, par exemple)

Conditions climatiques extrêmes (climats chauds et humides, surtout)

Pollution de l'air (smog, par exemple)

Pression atmosphérique (vie en haute altitude, par exemple)

Facteurs liés à la croissance et au développement

Le vieillissement entraîne une baisse de la force et de la souplesse musculaire ainsi que de la qualité des perceptions sensorielles. Ces phénomènes peuvent saper la confiance de la personne âgée sur le plan physique et favoriser, de façon directe ou indirecte, l'intolérance à l'activité.

Résultats escomptés/Critères d'évaluation

- La personne énumérera les facteurs qui aggravent l'intolérance à l'activité.
- La personne accroîtra son niveau d'activité jusqu'à (préciser le niveau voulu ou requis).
- Les signes hypoxiques associés à une activité accrue seront moins marqués (pouls, pression artérielle, respiration).

Interventions infirmières

1. Vérifier la réaction de la personne à l'activité.
   a) Mesurer le pouls, la pression artérielle et la respiration au repos.
   b) Évaluer la fréquence, le rythme et la qualité des signes vitaux. S'ils sont anormaux (pouls supérieur à 100, par exemple), demander au médecin s'il est recommandé d'augmenter l'activité.
   c) Immédiatement après l'activité, prendre les signes vitaux.
   d) Après un repos de trois minutes, prendre à nouveau les signes vitaux.
   e) Interrompre l'activité si la personne y réagit par l'un des signes suivants :
      - Plaintes de douleur thoracique, de vertige ou de confusion,
      - Diminution de la fréquence du pouls,
      - Non-augmentation de la pression systolique,
      - Diminution de la pression systolique,
      - Augmentation de plus de 15 mm Hg de la pression diastolique,
      - Diminution de la fréquence respiratoire.
   f) Réduire l'intensité ou la durée de l'activité en présence de l'un ou l'autre des phénomènes suivants :
      - Le pouls ne revient pas à moins de six battements de la valeur au repos après trois ou quatre minutes.
      - On enregistre une augmentation excessive de la fréquence respiratoire après l'activité.
      - D'autres signes d'hypoxie se manifestent (confusion, vertige, etc.).
2. Augmenter graduellement l'activité.
   a) En cas d'alitement prolongé, faire faire des exercices d'amplitude des mouvements au moins deux fois par jour.
   b) Prévoir des périodes de repos dans l'horaire quotidien. (Ces périodes doivent être réparties tout au long de la journée et entre les activités.)

c) Encourager la personne à accroître ses activités et reconnaître ses capacités en cette matière ; souligner ses progrès.

d) Demander à la personne d'établir des objectifs personnels et un horaire d'activités. Si l'objectif paraît trop modeste, négocier avec elle. (Par exemple, on peut lui dire : « Dix mètres à pied, ce n'est pas beaucoup ; faites plutôt 20 mètres et je vous accompagnerai. »)

e) Augmenter la tolérance à l'activité en demandant à la personne d'exécuter l'activité plus lentement, de la faire pendant une période plus courte, de prendre des pauses plus fréquentes, ou en lui offrant plus d'aide.

f) Augmenter graduellement la tolérance à l'activité en augmentant de 15 minutes par jour le temps que la personne passe hors du lit.

g) Laisser la personne avancer au rythme qui lui convient.

h) Recommander à la personne de porter des chaussures de marche confortables (les pieds ne sont pas bien soutenus dans des pantoufles).

3. Expliquer à la personne les moyens qu'elle peut appliquer pour régulariser sa dépense d'énergie lorsqu'elle accomplit une activité.

   a) S'accorder des périodes de repos au cours de l'activité, à intervalles pendant la journée, et une heure après chaque repas.

   b) Dans la mesure du possible, effectuer les activités assis plutôt que debout.

   c) Prendre toutes les trois minutes une pause de cinq minutes afin de permettre au cœur de récupérer.

   d) Interrompre l'activité dès l'apparition de la fatigue ou d'un signe d'hypoxie cardiaque (augmentation de la fréquence du pouls, dyspnée, douleur thoracique).

4. Recommander à la personne de consulter le médecin et un spécialiste pour la mise au point d'un programme d'entraînement physique à long terme, ou de communiquer avec une association communautaire pour cardiaques afin de connaître les programmes de réadaptation offerts.

5. En cas de maladie pulmonaire chronique, prendre les mesures suivantes.
   a) Inciter la personne à recourir aux techniques de respiration contrôlée (respiration avec les lèvres pincées et respiration diaphragmatique) en période d'activité accrue ou de stress émotionnel et physique.
   b) La technique de respiration avec les lèvres pincées consiste à inspirer par le nez puis à expirer lentement par la bouche, les lèvres partiellement fermées; on compte jusqu'à sept en faisant le son « fu ». (Beaucoup de gens atteints d'une maladie pulmonaire évolutive adoptent spontanément cette technique.)
   c) La technique de respiration diaphragmatique s'exécute ainsi.
      - Poser les mains sur l'abdomen de la personne, sous la base des côtes, et les y laisser pendant l'inspiration.
      - À l'inspiration, la personne relâche les épaules; elle inspire par le nez en poussant l'estomac contre les mains de l'infirmière, elle bloque l'inspiration pendant une ou deux secondes pour garder les alvéoles ouvertes, puis expire.
      - La personne expire lentement, par la bouche, pendant que l'infirmière exerce une légère pression à la base des côtes.
      - L'infirmière fait l'exercice plusieurs fois avec la personne pour qu'elle s'y habitue; puis, celle-ci s'entraîne à faire l'exercice seule en plaçant ses mains à la base des côtes.
      - Une fois que la personne a maîtrisé la technique, s'assurer qu'elle la met en pratique plusieurs fois par heure.
   d) Encourager la personne à augmenter graduellement son degré d'activité quotidien afin d'éviter la réduction de sa capacité pulmonaire.
   e) Inciter la personne à utiliser les techniques de respiration contrôlée pour réduire le travail ventilatoire pendant l'activité.
   f) Repérer, au travail et au foyer, les obstacles physiques (comme les escaliers); chercher des moyens d'alterner les périodes d'effort et de repos (placer un siège près du lavabo de la salle

de bains pour que la personne puisse se reposer en faisant sa toilette, par exemple).

6. Au besoin, demander à une infirmière en santé communautaire d'assurer le suivi.

IRRIGATION TISSULAIRE, DIMINUTION DE L' (PRÉCISER) : CARDIOPULMONAIRE, CÉRÉBRALE, GASTRO-INTESTINALE, PÉRIPHÉRIQUE, RÉNALE

Irrigation tissulaire périphérique, diminution de l'

DÉFINITION

Diminution de l'irrigation tissulaire : Situation où une personne subit ou risque de subir une altération de la nutrition et de l'oxygénation cellulaires consécutive à une circulation capillaire insuffisante.

Note de l'auteure

Réflexions sur le diagnostic

L'irrigation tissulaire est fonction de nombreux facteurs physiologiques touchant tout l'organisme ainsi que les structures et les fonctions cellulaires. Lorsqu'une *Diminution de l'irrigation tissulaire périphérique* survient, l'infirmière doit tenir compte de la nature de cette diminution. Les deux principales composantes du système vasculaire périphérique sont le système artériel et le système veineux. Les signes, les symptômes, les facteurs favorisants et les interventions infirmières diffèrent selon que le problème touche l'un de ces deux systèmes. Par conséquent, l'infirmière doit traiter ces deux problèmes séparément. De plus, l'infirmière doit formuler ce diagnostic seulement lorsqu'elle peut prescrire les interventions permettant d'atteindre les résultats escomptés. Exception faite du diagnostic de *Diminution de l'irrigation tissulaire périphérique,* tous les autres diagnostics de *Diminution de l'irrigation tissulaire* ne constituent qu'une autre formulation de diagnostics médicaux, et ils ne relèvent pas des soins infirmiers.

Diminution de l'irrigation tissulaire périphérique

DÉFINITION

Diminution de l'irrigation tissulaire périphérique: Situation où une personne subit ou risque de subir une altération de la nutrition et de l'oxygénation cellulaires périphériques consécutive à une circulation capillaire insuffisante.

CARACTÉRISTIQUES

essentielles (*doivent être présentes*)

Claudication

Douleur de décubitus

Douleur continue

Diminution ou absence de pouls artériel

Changements dans la couleur de la peau
- Pâleur (trouble de la circulation artérielle)
- Cyanose (trouble de la circulation veineuse)

Changements dans la température de la peau
- Refroidissement (trouble de la circulation artérielle)
- Réchauffement (trouble de la circulation veineuse)

Changements dans la pression artérielle aux membres (trouble de la circulation artérielle)

Temps de remplissage capillaire supérieur à trois secondes (trouble de la circulation artérielle)

secondaires (*peuvent être présentes*)

Œdème (trouble de la circulation veineuse)

Perte de sensibilité (trouble de la circulation artérielle)

Perte de motricité (trouble de la circulation artérielle)

Altération de la nutrition tissulaire (trouble de la circulation artérielle)

Ongles durs et épais

Absence de poils

Absence de lanugo (nouveau-né)

FACTEURS D'INFLUENCE

Facteurs liés à la maladie

Troubles vasculaires

- Artériosclérose
- Hypertension
- Anévrysme
- Varices
- Maladie de Léo Buerger
- Drépanocytose
- Cirrhose
- Polyarthrite rhumatoïde
- Syndrome de Leriche
- Maladie ou syndrome de Raynaud
- Thrombose artérielle
- Thrombose veineuse profonde
- Maladie du tissu conjonctif
- Alcoolisme

Diabète sucré

Hypotension

Réaction au stress du système sympathique (angiospasme, vasoconstriction)

Perturbation de la crase sanguine (anomalie des plaquettes)

Insuffisance rénale

Cancer ou tumeur

Facteurs liés au traitement

Immobilité

Présence de lignes de perfusion

Points de pression ou constriction vasculaire (bandes Ace, bas)

Médicaments (diurétiques, tranquillisants, anticoagulants)

Anesthésie

Lésion ou compression d'un vaisseau sanguin

Facteurs liés au contexte (*intrinsèques ou extrinsèques*)

Grossesse

Hérédité

Obésité

Alimentation (hyperlipidémie)

Anorexie ou malnutrition

Déshydratation

Stase veineuse en position déclive

Hypothermie

Exposition fréquente à des vibrations (outils ou matériel)
Tabagisme
Effort
Lésion

Facteurs liés à la croissance et au développement

Nouveau-né
Immaturité de la circulation périphérique
Incompatibilité Rhésus (érythroblastose fœtale)
Hypothermie

Personne âgée
Altération de la perception sensorielle
Plaques d'athérome
Fragilité des capillaires

Résultats escomptés/Critères d'évaluation

- La personne énumérera les mesures qui amélioreront la circulation périphérique.
- La personne définira les modifications qu'elle devra apporter à ses habitudes de vie.
- La personne décrira le traitement médical, le régime alimentaire, les médicaments et les activités qui favorisent la dilatation vasculaire.
- La personne dira que la douleur a diminué.
- La personne saura quand elle doit contacter un médecin ou un professionnel de la santé.

Interventions infirmières

1. Améliorer la circulation dans les artères.
   a) Garder les membres en position déclive.
   b) Garder les membres au chaud. (Ne pas utiliser de coussin chauffant ni de bouillotte, car les personnes souffrant d'une maladie vasculaire périphérique peuvent présenter un déficit sensoriel; si le coussin ou la bouillotte sont trop chauds, elles pourraient ne pas s'en apercevoir et se brûleraient. De plus, l'utilisation d'une

source de chaleur externe peut augmenter les besoins métaboliques des tissus au-delà de leur capacité.)

c) Réduire les risques de lésion.
- Recommander à la personne de changer de position au moins toutes les heures.
- Lui recommander de ne pas se croiser les jambes.
- Lui recommander de réduire les points de pressions externes. (Examiner tous les jours l'intérieur de ses chaussures.)
- Lui recommander de ne pas utiliser de talonnettes en peau de mouton. (Elles augmentent la pression sur les talons et sur le dos du pied.)
- L'inciter à faire des exercices d'amplitude des mouvements.

2. Élaborer un programme de marche quotidien avec la personne.

a) Lui expliquer la raison d'être d'un tel programme.

b) Lui enseigner comment éviter la fatigue.

c) Lui expliquer qu'elle doit demander à un médecin d'évaluer l'état de son cœur avant d'augmenter son activité physique.

d) La rassurer en lui expliquant que la marche n'endommage pas les vaisseaux sanguins ni les muscles ; lui expliquer qu'en marchant jusqu'à l'apparition de douleur, en se reposant, puis en reprenant la marche, elle améliore sa circulation collatérale.

3. Améliorer la circulation dans les veines.

a) Élever le membre au-dessus du niveau du cœur (cela peut être contre-indiqué en cas de maladie cardiaque ou respiratoire grave).

b) Recommander à la personne de ne pas rester longtemps debout ou assise avec les jambes en position déclive.

c) Envisager l'application de bandes Ace ou le port de mi-bas élastiques pour prévenir l'insuffisance veineuse.

d) Réduire ou enlever toute compression externe qui gêne la circulation veineuse.
- Ne pas placer d'oreillers sous les genoux ni utiliser de lit Gatch surélevé aux genoux.
- Recommander à la personne de ne pas se croiser les jambes.
- Lui recommander de changer de position, de bouger les membres ou de remuer les doigts ou les orteils toutes les heures.
- Lui recommander de ne pas porter de jarretières ni de bas élastiques trop serrés au-dessus du genou.

4. Mesurer la circonférence des mollets et des cuisses si la personne présente des risques de thrombose veineuse profonde, afin d'obtenir des valeurs comparatives.
5. Prodiguer l'enseignement nécessaire, en faisant les recommandations générales suivantes.

a) Se dégourdir les jambes toutes les heures en marchant ou en faisant des exercices, lors de longs trajets en voiture ou en avion.

b) Appliquer une crème hydratante sur la peau lorsqu'elle est sèche (lorsque la peau est craquelée, elle laisse plus facilement place à l'infection).

c) S'habiller chaudement par temps froid.

d) Porter des chaussettes en coton ou en laine.

e) Boire beaucoup par temps chaud pour ne pas se déshydrater.

f) Porter une attention particulière à l'hygiène des pieds et des orteils.
- Se laver les pieds tous les jours, sans toutefois prendre de bains de pieds, et bien les sécher.
- Ne pas utiliser de savons forts ni de produits chimiques (y compris l'iode) sur les pieds.
- Garder les ongles courts et bien limés.

g) Inspecter ses pieds et ses jambes chaque jour afin de déceler rapidement les lésions et les points de pression.

h) Toujours porter des chaussettes propres.

i) Porter des chaussures confortables qui soutiennent bien le pied.

j) Examiner l'intérieur de ses chaussures chaque jour pour déceler les endroits irritants.

6. Expliquer les modifications à apporter aux habitudes de vie

   a) Changer son régime alimentaire.
   - S'abstenir d'aliments à forte teneur en cholestérol.
   - Réduire sa consommation de sodium pour maîtriser l'hypertension.
   - Consulter une diététicienne.

   b) Appliquer des techniques de relaxation pour réduire les effets du stress.

   c) Cesser de fumer.

   d) Suivre un programme d'exercices physiques.

ISOLEMENT SOCIAL

DÉFINITION

Isolement social: Situation où une personne ou un groupe a besoin de communiquer avec autrui ou désire le faire, mais en est incapable.

Note de l'auteure

Réflexions sur le diagnostic

L'infirmière doit considérer l'*Isolement social* comme un diagnostic infirmier décrivant la solitude. La solitude est un état subjectif qui est réel dès qu'une personne dit qu'elle se sent seule et qu'elle perçoit cette solitude comme imposée par autrui. L'isolement social *n*'est *pas* la solitude que l'on s'impose volontairement pour se ressourcer, ni la solitude créative de l'artiste, ni la solitude (et la souffrance) que peut ressentir une personne qui cherche à affirmer sa personnalité et à retrouver son autonomie (en déménageant dans une autre ville ou en allant dans un collège éloigné, par exemple).

CARACTÉRISTIQUES

Étant donné que l'isolement social est un état subjectif, l'infirmière doit valider toutes ses hypothèses concernant le sentiment qu'une personne a d'être isolée. Puisque les causes de l'isolement varient et que les personnes expriment leur sentiment de solitude de différentes manières, il n'existe pas de caractéristiques absolues pour ce diagnostic.

essentielles (*doivent être présentes*)

Sentiment d'être seul (signalé par la personne)

et/ou

Désir d'avoir plus de contacts sociaux (signalé par la personne)

secondaires (*peuvent être présentes*)

Impression que le temps ne passe pas vite (« Je trouve les lundis interminables. »)

Difficulté à se concentrer

Sentiment d'inutilité

Doutes au sujet de sa capacité de survivre

Sentiment d'être rejeté

Changements de comportement

- Augmentation de l'irritabilité ou de l'agitation
- Manque d'activité physique ou de moments d'échange verbal
- Incapacité de prendre des décisions
- Intensification des signes et symptômes de la maladie (ou apparition de la maladie)
- État dépressif, anxiété ou colère
- Remise à plus tard de la prise de décisions importantes
- Incapacité d'avoir des contacts avec l'entourage
- Perturbation des habitudes de sommeil (hypersomnie ou insomnie)
- Changement des habitudes alimentaires (boulimie ou anorexie)
- Désespoir
- Sentiment d'être déprimé sans autre symptôme de pathologie affective
- Passage à l'acte (violence envers soi ou envers les autres) pour attirer l'attention

FACTEURS D'INFLUENCE

L'isolement social peut être la conséquence de diverses situations ou de divers problèmes de santé reliés à une rupture des liens établis ou à l'incapacité de créer des liens dans des relations personnelles. Voici les motifs d'isolement les plus fréquents.

Facteurs liés à la maladie

Obésité

Cancer (opération défigurante à la tête ou au cou, superstitions de l'entourage)

Handicap physique (paraplégie, membre amputé, arthrite, hémiplégie)

Handicap émotionnel (anxiété grave, état dépressif, paranoïa, phobies)

Incontinence (gêne, odeur)

Maladie transmissible (syndrome d'immunodéficience acquise [sida], hépatite)

Maladie psychiatrique (schizophrénie, maladie à forme bipolaire, trouble de la personnalité)

Facteurs liés au contexte (*intrinsèques ou extrinsèques*)

Décès d'une personne clé

Divorce

Grande pauvreté

Hospitalisation ou phase terminale d'une maladie (agonie)

Intégration à une nouvelle culture (langue inconnue)

Toxicomanie

Perte du moyen de transport habituel

Chômage

Hébergement dans un établissement (hôpital psychiatrique, pensionnat, prison, caserne, etc.)

Facteurs liés à la croissance et au développement

Enfant

Placé en isolement de protection ou souffrant d'une maladie contagieuse

Personne âgée

Perte de personnes clés

Résultats escomptés/Critères d'évaluation

- La personne connaîtra la cause de son sentiment de solitude.
- La personne cherchera des moyens d'augmenter le nombre de ses relations personnelles signifiantes.
- La personne fera une liste d'activités de loisirs qui pourront l'aider.

Interventions infirmières

1. Apporter un soutien à la personne qui a vécu une perte dans sa progression à travers les étapes du processus de deuil. (Voir le diagnostic de *Chagrin* [deuil], p. 66.)
2. Inciter la personne à parler de son sentiment de solitude et de ses causes.
3. Organiser un réseau de soutien composé d'amis et de voisins.
4. Dresser une liste des moyens de transport offerts par la ville ou le village (transports en commun, transport adapté, transport offert par l'église locale, bénévolat).
5. Dresser une liste d'activités susceptibles de garder la personne occupée, pendant les périodes où elle risque le plus de se sentir seule. (Voir le diagnostic *Manque de loisirs*, p. 249.)
6. Aider la personne à résoudre certains problèmes incommodants. (Par exemple, suggérer à la personne de consulter un stomathérapeute si les odeurs provenant de la stomie sont gênantes, ou enseigner aux cancéreux comment réduire les odeurs provenant de la tumeur en couvrant la zone tumorale de yaourt ou de babeurre, puis en la rinçant avec une solution salée.)
7. Rechercher des stratégies qui permettent à la personne isolée d'élargir ses horizons :
   a) Clubs de l'âge d'or et groupes paroissiaux,
   b) Programmes de grands-parents bénévoles,
   c) Centres de jour pour personnes âgées,

d) Associations de retraités,
e) Partage du domicile avec une autre personne, famille d'accueil,
f) Cours offerts aux personnes âgées,
g) Adoption d'un animal domestique,
h) Contacts téléphoniques,
i) Consultation externe de santé mentale ou programme d'activités offerts par un établissement.

LOISIRS, MANQUE DE

DÉFINITION

Manque de loisirs : Ennui résultant d'une baisse d'intérêt pour les activités de loisirs ou de l'impossibilité d'en avoir (en raison de facteurs internes ou externes relevant ou non de la volonté).

CARACTÉRISTIQUES

essentielle (*doit être présente*)

Ennui, mélancolie ou cafard causés par l'inactivité (observés par l'infirmière ou exprimés par la personne)

secondaires (*peuvent être présentes*)

Expression constante de pensées ou de sentiments désagréables
Bâillements ou inattention
Inexpressivité du regard
Évitement du regard de son interlocuteur
Agitation
Immobilité (due à l'alitement)
Perte ou gain de poids
Hostilité
Handicap physique ou émotionnel

FACTEURS D'INFLUENCE

Facteurs liés à la maladie

Maladie transmissible
Douleur

Facteur lié au traitement

Traitements longs et fréquents

Facteurs liés au contexte (*intrinsèques ou extrinsèques*)

Perte du réseau social (dû à un déménagement, etc.)
Milieu de vie monotone
Long séjour au centre hospitalier ou alitement prolongé
Manque de motivation
Impossibilité de s'adonner à ses activités favorites
Longues journées de travail
Manque de temps pour les loisirs
Changements dans la vie professionnelle (personne qui quitte son travail pour s'occuper de son enfant à la maison, retraite, etc.)
Départ des enfants (syndrome du nid vide)
Immobilité
Déficiences sensorielles (visuelle, auditive, etc.)

Facteurs liés à la croissance et au développement

Enfant

Manque de jouets stimulants ou de contacts avec des enfants de son âge

Personne âgée

Déficience sensorielle ou motrice

Résultats escomptés/Critères d'évaluation

- La personne parlera de son ennui et cherchera des moyens pour se divertir.
- La personne cherchera des stratégies qui l'aideront à faire face à la colère ou au cafard causés par l'ennui.
- La personne affirmera qu'elle pratique plus d'activités agréables.

Interventions infirmières

1. Motiver la personne en montrant de l'intérêt pour elle et en l'encourageant à parler de ses sentiments et de ses expériences de vie.

2. Aider la personne à surmonter sa colère et son chagrin.
3. Diversifier les activités quotidiennes de la personne (changer l'heure du bain pour lui permettre de regarder une émission spéciale à la télévision ou de recevoir une visite imprévue, etc.).
4. L'inciter à collaborer à la planification de l'horaire des activités.
5. Organiser l'horaire des visites.
6. Faire preuve d'imagination pour transformer l'environnement et les activités habituelles de la personne.
7. Dans la mesure du possible, placer la personne près d'une fenêtre.
8. Lui fournir de la lecture, un poste de radio, un téléviseur ou des audiolivres (si elle présente un trouble visuel).
9. Planifier une activité par jour pour qu'elle ait toujours quelque chose à espérer; tenir toutes promesses qu'on lui fait.
10. Si elle regarde beaucoup la télévision, l'inciter à avoir d'autres activités, sans toutefois insister si elle y tient vraiment.
11. Demander à un bénévole de lui faire la lecture ou de l'aider à pratiquer une activité.
12. Fournir à l'enfant des jouets correspondant à son stade de développement et s'assurer qu'ils sont à sa portée.
13. Demander à la famille d'amener les jouets favoris de l'enfant, notamment des choses qui lui permettent de rester en contact avec la nature (poisson rouge, feuilles d'automne, etc.)

MAINTENIR EN SANTÉ, DIFFICULTÉ À SE

DÉFINITION

Difficulté à se maintenir en santé: Situation où une personne ou un groupe présente ou risque de présenter des problèmes de santé à cause d'un mode de vie malsain ou d'un manque de connaissances sur la façon de traiter un problème de santé.

Note de l'auteure

Réflexions sur le diagnostic

Le diagnostic de *Difficulté à se maintenir en santé* peut s'appliquer tant aux personnes bien portantes qu'aux personnes malades. La santé est un état physiologique dynamique en constante mutation que chacun définit selon ce qu'il croit être son degré de fonctionnement optimal. Ainsi, un marathonien n'aura pas la même définition de la santé qu'un paraplégique. À partir de ce diagnostic, l'infirmière peut motiver la personne à se traiter elle-même, car l'autonomie est la clé du traitement. Elle doit pour ce faire convaincre la personne qu'elle peut atteindre un meilleur niveau de santé. Quant au diagnostic *Gestion inefficace du programme thérapeutique* qui s'y apparente, il convient plutôt aux personnes qui doivent apprendre à gérer elle-même leur maladie ou leur état de santé.

CARACTÉRISTIQUES (*chez une personne en bonne santé*)

essentielle (*doit être présente*)

Habitudes ou mode de vie malsains

- Conduite automobile imprudente
- Toxicomanie
- Troubles de comportement manifestes (compulsion, agressivité)
- Pratique d'activités dangereuses (récréatives : parachutisme, plongée sous-marine, deltaplane, etc. ; professionnelles : policier, pompier, mineur, etc.)
- Suralimentation

secondaires (*peuvent être présentes*)

Peau et ongles

- Odeur nauséabonde
- Couleur inhabituelle, pâleur
- Cicatrices inexpliquées
- Lésions cutanées (pustules, éruptions, dessèchement ou desquamation)

Appareil respiratoire

- Infections fréquentes
- Dyspnée à l'effort
- Toux chronique

Cavité buccale
- Plaies fréquentes (langue et muqueuses)
- Chute précoce des dents en bas âge
- Lésions associées à une mauvaise hygiène buccodentaire ou à la toxicomanie (leucoplasie, fistules)

Appareil digestif et alimentation
- Obésité
- Élimination intestinale irrégulière
- Anémie chronique
- Dyspepsie chronique

Appareil locomoteur
- Fatigue musculaire, maux de dos et douleurs au cou fréquents
- Perte de la souplesse et de la force musculaires

Appareil génito-urinaire
- Maladies vénériennes fréquentes
- Consommation fréquente de médicaments en vente libre potentiellement dangereux (douches vaginales contenant des substances chimiques et parfumées, etc.)

Signes généraux
- Fatigue chronique, malaise, apathie

Fonction neurosensorielle
- Tics de la face (non convulsivants)
- Céphalées

Signes d'ordre psychologique et émotionnel
- Fragilité émotionnelle
- Sentiments fréquents d'accablement
- Troubles du comportement (compulsion, agressivité)

FACTEURS D'INFLUENCE (*les plus fréquents*)

Facteurs liés au contexte (*intrinsèques ou extrinsèques*)

Manque d'expérience

Barrière linguistique

Mauvaise interprétation de l'information

Caractères individuels
- Manque de motivation
- Manque d'éducation ou de bonne volonté
- Mécanismes de défense inefficaces (anxiété, sentiments dépressifs, déni, évitement, etc.)

Changements dans la situation financière

Difficulté d'accès aux soins et aux services nécessaires

Mauvaises pratiques sanitaires

Abandon du pouvoir d'agir et de décider

Croyances religieuses

Croyances culturelles

Facteurs liés à la croissance et au développement

Manque de connaissances sur des sujets susceptibles de contribuer à l'amélioration ou à la détérioration de la santé à différents âges

Enfant

Sexualité et développement sexuel

Risques pour la sécurité

Toxicomanie

Alimentation

Adolescent

Mêmes facteurs que chez l'enfant

Sécurité au volant

Toxicomanie (alcool, drogues) et tabagisme

Conduites propices à l'amélioration de la santé

Adulte

Responsabilités et obligations liées au rôle parental

Sexualité

Mesures de sécurité

Conduites propices à l'amélioration de la santé

Personne âgée

Effets du vieillissement

Troubles sensoriels

Voir le tableau I-2 sur la prévention pour chaque groupe d'âge.

Résultats escomptés/Critères d'évaluation

- La personne connaîtra les modes de vie propices à la santé.
- La personne décrira et mettra en pratique les comportements propices à la santé qui sont nécessaires pour son état.
- La personne connaîtra les signes et les symptômes qu'elle doit signaler à un professionnel de la santé.

Tableau I-2 Prévention primaire et secondaire en fonction de l'âge

Stade de développement	*Prévention primaire*	*Prévention secondaire*
Enfance (de la naissance à un an)	Enseignement aux parents Sécurité du bébé Nutrition Allaitement	Examen physique complet tous les 2 à 3 mois
	Stimulation sensorielle Massage du bébé et toucher Stimulation visuelle Activité Couleurs Stimulation auditive Verbale Musicale	Dépistage à la naissance Luxation congénitale de la hanche Phénylcétonurie Drépanocytose Anémie (hémoglobine ou hématocrite) Fibrose kystique Vision (réflexe de Moro) Ouïe (réactions auditives et localisation des sons) Tuberculose (test de dépistage à 12 mois) Évaluation du développement
	Immunisations DTC (diphtérie, tétanos et coqueluche) } à 2, 4 et 6 mois Vaccin antipoliomyélitique trivalent oral } à 2, 4 et 6 mois Hépatite B	Dépistage des risques élevés et interventions Faible poids à la naissance Usage de substances toxiques pendant la grossesse Alcool : syndrome d'alcoolisme fœtal Cigarette : mort subite du nourrisson Drogues : dépendance du nouveau-né, sida
	Hygiène buccodentaire Biscuits de dentition Fluorure Aliments et boissons sans sucre	Infection de la mère pendant la grossesse

Tableau I-2 (*Suite*)

Stade de développement	*Prévention primaire*	*Prévention secondaire*
Âge préscolaire (de 1 à 5 ans)	Enseignement aux parents Dentition Discipline Nutrition Prévention des accidents Normes de croissance et de développement Enseignement à l'enfant Façon de se brosser les dents Façon de se vêtir Façon de se laver avec l'aide des parents Façon de manger Immunisations DTC, Vaccin antipoliomyélitique trivalent oral } à 18 mois RRO (rubéole, rougeole et oreillons) à 15 mois Haemophilus influenza de type B à 24 mois Hygiène buccodentaire Traitements au fluorure Eau fluorée Régime alimentaire	Examen physique complet entre l'âge de 2 et 3 ans et avant de commencer l'école (analyse des urines, hémogramme) Évaluation du développement (annuelle) Langage Ouïe Vision Dépistage et interventions Saturnisme Retard de croissance Négligence ou mauvais traitements Strabisme Déficience auditive Déficience visuelle Tuberculose (test de dépistage à 3 ans)

Âge scolaire (de 6 à 11 ans)	Enseignement à l'enfant en matière de santé Quatre groupes alimentaires Prévention des accidents Sécurité à l'extérieur Information sur la toxicomanie Information sur les changements physiques survenant à la puberté Immunisations Tétanos à 10 ans DTC } Rappel entre 4 et 6 ans Vaccin antipoliomyélitique trivalent oral } Rappel entre 4 et 6 ans Visites chez le dentiste tous les 6 à 12 mois Traitements au fluorure Examen physique complet	Examen physique complet Évaluation du développement Langage Vision (échelle de Snellen à l'école) 6 à 8 ans : échelle des « E » 8 ans et plus : échelle de lettres Ouïe : audiogramme Tuberculose (test de dépistage tous les 3 ans : à 6 et à 9 ans)
Adolescence (de 12 à 19 ans)	Enseignement en matière de santé Bonne alimentation et régimes équilibrés Éducation sexuelle Choix Risques Précautions Maladies transmissibles sexuellement Sécurité au volant Défis du monde adulte Recherche d'un emploi et choix de carrière	Examen physique complet (avant la puberté ou à 13 ans) Pression artérielle Bilan lipidique Tuberculose (test de dépistage à 12 ans) Test VDRL, hémogramme, analyse des urines Filles : auto-examen des seins Garçons : auto-examen des testicules Filles actives sexuellement : cytologie et examen gynécologique à deux reprises, à intervalle de un an (recherche d'infection gonoccocique par culture des

Tableau I-2 (*Suite*)

Stade de développement	*Prévention primaire*	*Prévention secondaire*
Adolescence (de 12 à 19 ans) (*suite*)	Fréquentations et mariage Problèmes de toxicomanie Sécurité dans les sports et dans l'eau Soins de la peau Visites chez le dentiste tous les 6 à 12 mois Immunisations Vaccin antitétanique préventif Rappel de vaccin antipoliomyélitique trivalent oral entre 12 et 14 ans	sécrétions cervicales), puis tous les trois ans si les deux cultures sont négatives Dépistage des risques élevés et interventions Dépression Suicide Toxicomanie Grossesse Antécédents familiaux d'alcoolisme ou de violence
Jeune adulte (de 20 à 39 ans)	Enseignement en matière de santé Régime à faible teneur en cholestérol Contrôle du poids par une bonne alimentation à mesure que le métabolisme basal change Conseils au sujet du mode de vie Stratégies d'adaptation au stress Sécurité au volant Planification des naissances Pratiques sexuelles Rôle parental Éducation des enfants	Examen physique complet à 20 ans environ, puis tous les cinq à six ans Examen de dépistage du cancer tous les trois ans Auto-examen mensuel des seins chez les femmes Auto-examen mensuel des testicules chez les hommes Mammographie de référence entre 35 et 40 ans pour toutes les femmes Dépistage du syndrome de Down et de la maladie de Tay-Sachs pour les femmes enceintes à risque élevé Maladies sexuellement transmissibles, taux des anticorps antirubéoliques, facteur Rh, amniocentèse pour les femmes enceintes de 35 ans et plus (sur demande)

	Exercice régulier Consommation d'alcool et de drogues Choix d'un milieu de vie sain Visites chez le dentiste tous les 6 à 12 mois Immunisations Tétanos à 20 ans, puis tous les 10 ans Rubéole chez les femmes en l'absence d'anticorps sériques Hépatite B chez les personnes à risque élevé	Dépistage des risques élevés et interventions appropriées Femmes avec antécédents de cancer du sein : mammographie annuelle à partir de 35 ans Femmes avec antécédents de cancer du sein chez la mère ou la sœur : voir ci-dessus Antécédents familiaux ou risque élevé de cancer colorectal : recherche de sang occulte dans les selles (examen annuel), examen digital du rectum et sigmoïdoscopie Tuberculine purifiée en cas d'exposition à la tuberculose Cholestérol sérique tous les ans ou tous les deux ans si les valeurs sont à la limite du pathologique
Adulte d'âge mûr (de 40 à 59 ans)	Enseignement en matière de santé : poursuivre l'enseignement amorcé à l'étape précédente Changements propres à l'âge mûr chez l'homme et la femme Syndrome du nid vide Conseils d'ordre préventif en vue de la retraite Responsabilités liées au rôle de grand-parent Visites chez le dentiste tous les 6 à 12 mois Immunisations Tétanos tous les 10 ans	Examen physique complet tous les 5 à 6 ans avec épreuves de laboratoire (sang, urines, radiographie, ECG, etc.) Examen annuel de dépistage du cancer Auto-examen mensuel des seins chez les femmes Auto-examen mensuel des testicules chez les hommes Mammographie tous les ans à partir de 50 ans pour toutes les femmes Tonométrie de Schiötz (glaucome) tous les trois à cinq ans Amniocentèse pour les femmes enceintes (sur demande) Sigmoïdoscopie à 50 et 51 ans, puis tous les 4 ans si les résultats sont négatifs Recherche de sang occulte dans les selles tous les ans à partir de 50 ans

Tableau I-2 (*Suite*)

Stade de développement	*Prévention primaire*	*Prévention secondaire*
Adulte d'âge mûr (de 40 à 59 ans) (*suite*)	Grippe : vaccin annuel en cas de risque élevé (maladie chronique grave [bronchopneumopathie obstructive chronique, coronaropathie]) Vaccin pneumococcique : dose unique	Dépistage des risques élevés et interventions appropriées Cancer de l'endomètre : biopsie d'endomètre à la ménopause Cancer de la bouche : examens de dépistage plus fréquents en cas d'usage abusif de certaines substances (tabac, médicaments, etc.)
Troisième âge (de 60 à 74 ans)	Enseignement en matière de santé : poursuivre l'enseignement amorcé à l'étape précédente Sécurité à domicile Retraite Perte du conjoint, de proches et d'amis Besoins spéciaux en matière de santé Changements dans l'alimentation Baisse de l'ouïe et de la vue Visites chez le dentiste tous les 6 à 12 mois Immunisations Tétanos tous les 10 ans Grippe : vaccin annuel en cas de risque élevé Vaccin pneumoccocique (dose unique)	Examen physique complet tous les deux ans avec épreuves de laboratoire Examen annuel de dépistage du cancer Mesure annuelle de la pression artérielle Auto-examen mensuel des seins chez les femmes Auto-examen mensuel des testicules chez les hommes Mammographie annuelle chez les femmes Recherche de sang occulte dans les selles tous les ans Sigmoïdoscopie tous les quatre ans Tonométrie de Schiötz (glaucome) tous les trois à cinq ans Examen podologique et soins des pieds au besoin Dépistage des risques élevés Dépression Suicide Consommation d'alcool et de drogues Mauvais traitements

Quatrième âge (75 ans et plus)	Enseignement en matière de santé : poursuivre l'enseignement amorcé à l'étape précédente Conseils d'ordre préventif Processus terminal de la vie et mort Perte du conjoint, de proches, d'amis Dépendance accrue envers les autres Visites chez le dentiste tous les 6 à 12 mois Immunisations Tétanos tous les 10 ans Grippe : vaccin annuel Vaccin pneumoccocique (s'il n'a pas déjà été reçu)	Examen physique complet tous les ans Épreuves de laboratoire Examen de dépistage du cancer Pression artérielle Recherche du sang occulte dans les selles Mammographie annuelle chez les femmes Sigmoïdoscopie tous les quatre ans Tonométrie de Schiötz (glaucome) tous les trois à cinq ans Examen podologique et soins des pieds, au besoin

Interventions infirmières

1. Évaluer les connaissances de la personne en matière de prévention primaire:
   a) Sécurité: prévention des accidents (en voiture, sur des machines, en plein air, etc.),
   b) Régime équilibré (aliments de base des quatre groupes, aliments faibles en gras et en sel, apport suffisant de vitamines, minéraux, 2 à 3 litres d'eau par jour, etc.),
   c) Contrôle du poids,
   d) Faible consommation de substances toxiques (alcool, drogues, tabac, etc.),
   e) Précautions contre les maladies sexuellement transmissibles,
   f) Hygiène buccodentaire (hygiène quotidienne, visite chez le dentiste, etc.),
   g) Immunisations,
   h) Exercice régulier,
   i) Contrôle du stress,
   j) Mode de vie (planification des naissances, rôle parental, etc.).
2. Enseigner les éléments essentiels de la prévention secondaire:
   a) Examen physique (selon l'âge),
   b) Examen mensuel des seins et des testicules,
   c) Mammographie annuelle à partir de 35 ans,
   d) Test du glaucome tous les 3 à 5 ans à partir de 30 ans.
3. Définir les notions que la personne doit acquérir pour se prendre en mains:
   a) Causes du problème médical,
   b) Traitements,
   c) Médicaments,
   d) Régime alimentaire,
   e) Activité,
   f) Facteurs de risque,

g) Signes et symptômes de complications,

h) Restrictions,

i) Suivi.

4. Vérifier si les ressources nécessaires sont disponibles :
   a) Ressources humaines,
   b) Ressources financières,
   c) Ressources matérielles.
5. Évaluer si des demandes de consultation sont indiquées (services sociaux, services d'aide ménagère, soins de santé à domicile, etc.).

MÉCANISMES DE PROTECTION, ALTÉRATION DES

Intégrité de la muqueuse buccale, atteinte à l'
Intégrité de la peau, atteinte à l'
Intégrité de la peau, risque élevé d'atteinte à l'
Intégrité des tissus, atteinte à l'

DÉFINITION

Altération des mécanismes de protection : Baisse de l'aptitude à se protéger contre des menaces internes ou externes telles que la maladie ou les accidents.

Note de l'auteure

Réflexions sur le diagnostic

Le diagnostic d'*Altération des mécanismes de protection* est un diagnostic général qui regroupe les diagnostics d'*Atteinte à l'intégrité des tissus,* d'*Atteinte à l'intégrité de la muqueuse buccale* et d'*Atteinte à l'intégrité de la peau.* En tant que catégorie diagnostique, l'*Altération des mécanismes de protection* sert à classer les diagnostics infirmiers ci-dessus plus utiles sur le plan clinique parce que plus précis.

L'infirmière doit se garder de formuler le diagnostic d'*Altération des mécanismes de protection* pour décrire une perturbation du système immunitaire, le sida, un syndrome de coagulation intravasculaire disséminée, le diabète sucré ou d'autres maladies. Dans ces cas, l'infirmière doit plutôt formuler des diagnostics qui décrivent les problèmes qu'engendre ou que risque d'engendrer l'altération des mécanismes de protection ; ce pourrait être, par exemple, *Fatigue, Risque élevé d'infection* ou *Risque élevé d'isolement social*. L'infirmière doit également déceler et traiter en collaboration avec le médecin les complications physiologiques qu'entraîne l'altération des mécanismes de protection, notamment les problèmes de collaboration comme *Complication possible – Thrombopénie* ou *Complication possible – Septicémie.*

CARACTÉRISTIQUES

essentielles (*doivent être présentes*)

Déficit immunitaire
Mauvaise cicatrisation
Temps de coagulation anormal
Réaction inadaptée au stress
Altérations neurosensorielles

secondaires (*peuvent être présentes*)

Frissons
Insomnie
Transpiration abondante
Fatigue
Dyspnée
Anorexie
Toux
Faiblesse
Prurit
Immobilité
Agitation
Désorientation
Escarres de décubitus

Atteinte à l'intégrité de la muqueuse buccale

DÉFINITION

Atteinte à l'intégrité de la muqueuse buccale: Rupture ou risque de rupture des couches tissulaires de la cavité buccale.

CARACTÉRISTIQUES

essentielle (*doit être présente*)

Rupture de la muqueuse buccale

secondaires (*peuvent être présentes*)

Langue saburrale
Leucoplasie
Xérostomie (bouche sèche)
Œdème
Stomatite
Hémorragie gingivale
Tumeur buccale
Écoulement purulent
Lésion de la bouche

FACTEURS D'INFLUENCE

Facteurs liés à la maladie

Diabète sucré
Cancer de la bouche
Maladie du parodonte
Infection
- Herpès simplex
- Gingivite

Fracture de la mâchoire

Facteurs liés au traitement

Diète absolue (NPO) pendant plus de 24 heures
Irradiation à la tête ou au cou
Utilisation prolongée de stéroïdes ou d'autres immunosuppresseurs
Médicaments antinéoplasiques
Sonde endotrachéale
Sonde nasogastrique

Facteurs liés au contexte (*intrinsèques ou extrinsèques*)

Traumatisme chimique

- Aliments acides
- Médicaments
- Agents nocifs
- Alcool
- Tabac

Traumatisme mécanique

- Dent brisée ou ébréchée
- Appareil orthodontique
- Prothèses dentaires mal adaptées

Malnutrition

Déshydratation

Respiration par la bouche

Mauvaise hygiène buccodentaire

Manque de connaissances

Résultats escomptés/Critères d'évaluation

- La cavité buccale ne présentera pas de lésion.
- La personne préviendra les infections secondaires en éliminant la plaque dentaire.
- Elle ne ressentira pas de douleur lorsqu'elle mangera ou boira.
- Elle connaîtra les soins essentiels à une hygiène buccodentaire optimale.

Interventions infirmières

1. Discuter avec la personne de l'importance d'une bonne hygiène buccodentaire quotidienne et des consultations périodiques chez le dentiste.
2. Évaluer dans quelle mesure la personne est capable d'appliquer ses soins d'hygiène buccodentaire.
3. Enseigner à la personne les soins buccodentaires appropriés.
   a) Inciter la personne à enlever et nettoyer les prothèses dentaires (totales ou partielles) tous les jours.
   b) Lui montrer comment utiliser le fil dentaire.

   c) Lui recommander de se brosser les dents après les repas et au coucher.
   d) Inspecter la bouche pour déceler les lésions, les plaies ou un saignement excessif.

4. Effectuer les soins d'hygiène de la personne inconsciente ou qui court des risques d'aspiration, aussi souvent que nécessaire.
5. Enseigner aux personnes risquant de souffrir de stomatite des mesures préventives d'hygiène buccodentaire.
   a) Procéder aux soins d'hygiène buccodentaire après chaque repas et au coucher. (S'il y a beaucoup d'exsudat, effectuer les soins avant le petit déjeuner également.)
   b) Utiliser le fil dentaire seulement une fois par jour.
   c) Ne pas utiliser le fil dentaire si la personne saigne beaucoup et faire preuve d'une extrême prudence avec les personnes dont la numération plaquettaire est inférieure à 50 000.
   d) Ne pas utiliser de tiges citronnées ou glycérinées ni d'eau dentifrice contenant beaucoup d'alcool, et ne pas utiliser d'eau oxygénée pendant de longues périodes.
   e) Utiliser un oxydant pour enlever les sécrétions épaisses et tenaces (se gargariser et cracher); utiliser, par exemple, une solution d'eau oxygénée et d'eau (1 pour 4) ou de bicarbonate de sodium (5 mL dans 250 mL d'eau). Il est possible d'aromatiser ces solutions avec de l'eau dentifrice ou avec une goutte d'huile de thé des bois.
   f) Se rincer la bouche avec une solution salée après s'être gargarisé.
   g) Appliquer un hydratant sur les lèvres (lanoline, pommade à la vitamine A et D ou vaseline, par exemple) toutes les deux heures ou au besoin.
   h) Inspecter sa bouche tous les jours pour déceler les lésions et l'inflammation et signaler tout changement au médecin ou au dentiste.
6. Enseigner aux personnes qui ne tolèrent pas le brossage des dents ni l'utilisation des tiges

comment s'irriguer la bouche (toutes les deux heures ou au besoin).

a) Remplir de soluté physiologique une poire à lavement (destinée à un usage buccal seulement) munie d'un embout souple.

b) Enlever les prothèses dentaires avant l'irrigation. (Ne pas les remettre si la personne souffre d'une stomatite grave.)

c) Placer le bout du cathéter dans la bouche et augmenter lentement le débit en veillant à rester au-dessus du lavabo ou en demandant à quelqu'un de lui tenir un haricot sous le menton.

7. Inspecter la cavité buccale trois fois par jour à l'aide d'un abaisse-langue et d'une lampe ; en cas de stomatite grave, inspecter la bouche toutes les quatre heures.

8. S'assurer que les soins d'hygiène buccodentaire sont effectués toutes les deux heures pendant le jour et toutes les six heures pendant la nuit (toutes les quatre heures dans les cas graves).

9. Faire les recommandations suivantes.

a) Éviter les eaux dentifrices contenant de l'alcool, les jus d'agrume, les aliments épicés, les aliments très chauds ou très froids, les aliments croustillants ou rugueux, l'alcool.

b) Consommer des aliments fades et frais (des sorbets, par exemple).

c) Boire des boissons fraîches toutes les deux heures ou au besoin.

10. Demander une ordonnance médicale pour le soulagement de la douleur buccale.

a) Expectorant ou gargarisme à la xylocaïne visqueuse à 2 %. (Si la gorge est douloureuse, la personne peut avaler la solution ; lorsqu'elle est avalée, la xylocaïne produit une anesthésie locale qui peut inhiber le réflexe pharyngé.)

b) Mélanger des parties égales de xylocaïne visqueuse, de solution aqueuse de Benadryl 0,5 et de Maalox, se gargariser et avaler 30 mL du mélange toutes les 2 à 4 heures au besoin.

c) Mélanger des parties égales de solution aqueuse de Benadryl 0,5 et de Kaopectate ; se gargariser et avaler toutes les deux à quatre heures au besoin.

11. Enseigner à la personne et à sa famille les facteurs contribuant à la formation et à l'aggravation de la stomatite.
12. Demander à la personne de décrire les soins d'hygiène buccodentaire qu'elle devra effectuer à domicile et d'en faire la démonstration.

Atteinte à l'intégrité de la peau

DÉFINITION

Atteinte à l'intégrité de la peau : Détérioration ou risque de détérioration de l'épiderme et du derme.

CARACTÉRISTIQUES

essentielle (*doit être présente*)

Rupture de l'épiderme ou du derme

secondaires (*peuvent être présentes*)

Peau écorchée
Érythème
Lésion (primaire, secondaire)
Prurit

FACTEURS D'INFLUENCE

Voir le diagnostic *Atteinte à l'intégrité des tissus*, p. 272.

Résultats escomptés/Critères d'évaluation

- La personne connaîtra les facteurs étiologiques des escarres de décubitus.
- La personne connaîtra le but des mesures de prévention et du traitement.
- La personne participera au programme thérapeutique prescrit pour favoriser la cicatrisation.
- L'escarre de décubitus guérira progressivement.

Interventions infirmières

1. Déterminer le stade d'évolution de l'escarre de décubitus :
   a) Stade I : Érythème sans lésion cutanée qui ne blanchit pas à la pression,
   b) Stade II : Ulcération de l'épiderme et/ou du derme,
   c) Stade III : Ulcération atteignant le tissu adipeux,
   d) Stade IV : Ulcération avancée touchant les muscles, les os ou les structures de soutien.
2. Laver doucement la zone présentant une rougeur avec un savon doux, la rincer à fond et l'assécher en tapotant la peau.
3. Masser doucement la peau saine autour de la zone touchée pour stimuler la circulation sanguine ; ne pas frotter les zones rougies.
4. Protéger la peau saine à l'aide d'une ou plusieurs des mesures suivantes :
   a) Application d'une mince couche de copolymère étanche sur la peau,
   b) Recouvrement de la zone avec un film perméable,
   c) Recouvrement de la zone avec une barrière hydrocolloïde et fixation avec des bandes de ruban à micropores ; laisser en place 2 ou 3 jours.
5. Accroître l'apport glucidique et protéique pour maintenir un bilan azoté positif et prendre note du taux d'albumine sérique une fois par semaine.
6. Peser la personne tous les jours.
7. Élaborer un programme de traitement des escarres de décubitus à l'aide des méthodes de cicatrisation en milieu humide.
   a) Évaluer l'état de l'escarre (couleur, odeur et quantité d'écoulement de la plaie).
   b) Si la plaie contient des tissus nécrosés, procéder au débridement (en collaboration avec le médecin).

c) Rincer le fond de l'escarre avec du soluté physiologique.

d) Protéger le tissu de granulation de la plaie des traumatismes et des bactéries.

e) Recouvrir l'escarre de décubitus d'un pansement stérile qui maintient l'humidité du fond de la plaie (film mince, pansement hydrocolloïde, gaze humide, par exemple).

f) Ne pas utiliser d'agents asséchants (lampe chauffante, Maalox, lait de magnésie).

g) Observer la personne afin de déceler rapidement tout signe clinique d'infection de la plaie.

8. Consulter une infirmière clinicienne ou un médecin pour le traitement des escarres de décubitus profondes, infectées ou nécrosées.
9. Diriger la personne vers un service de santé communautaire si elle a besoin d'aide à domicile.

Risque élevé d'atteinte à l'intégrité de la peau

Résultats escomptés/Critères d'évaluation

1. La personne se dira prête à prendre les mesures nécessaires pour prévenir la formation des escarres de décubitus.
2. Elle connaîtra les facteurs d'influence et appliquera les mesures de prévention.
3. La peau sera intacte et exempte d'escarres de décubitus.

Interventions infirmières

1. Favoriser une bonne hydratation en maintenant un apport liquidien adéquat (environ 2500 mL de liquides par jour, à moins de contre-indication); vérifier l'humidité de la muqueuse buccale et mesurer la densité des urines.
2. Établir un horaire pour les mictions (commencer par toutes les deux heures). Si la personne est

confuse, noter à quels moments elle est incontinente et intervenir avant que l'incontinence ne se produise.

3. Expliquer le problème à la personne et obtenir sa collaboration au plan de traitement.
4. Lorsque la personne est incontinente, lui laver le périnée avec un savon doux qui ne modifie pas le pH de la peau. Appliquer une barrière protectrice sur la région périnéale.
5. Si possible, inciter la personne à faire des exercices d'amplitude des mouvements et de transfert de poids pour améliorer la circulation dans toutes les régions du corps.
6. Retourner la personne ou lui expliquer comment changer de position et déplacer son poids toutes les 30 minutes à 2 heures. (Il faut tenir compte des autres facteurs d'influence et de la capacité de résistance de la peau à la pression.)
7. Augmenter la fréquence des changements de position si une zone est encore rouge une heure après le dernier changement de position.
8. Garder le lit aussi plat que possible pour réduire les forces de cisaillement; ne pas laisser la personne en position de semi-Fowler plus de 30 minutes d'affilée.
9. Demander l'aide d'autres membres du personnel infirmier pour soulever une personne du lit ou du fauteuil afin de ne pas tirer ni frotter la peau.
10. Recommander à la personne de se soulever de son siège toutes les 10 minutes à l'aide des accoudoirs du fauteuil, ou l'aider à se lever du fauteuil au moins toutes les heures, selon les facteurs de risque présents.
11. Observer la personne afin de déceler l'érythème et les signes d'hypoxie (pâleur). Palper la zone à risque pour évaluer la température et la texture spongieuse des tissus à chaque changement de position.
12. Masser doucement les zones vulnérables à chaque changement de position. (Ne pas frotter les régions rouges.) Pour éviter d'endommager les capillaires, ne pas masser la peau à ces endroits.

13. Accroître l'apport protéique et glucidique pour maintenir un bilan azoté positif et prendre note de son taux d'albumine sérique une fois par semaine.
14. Peser la personne tous les jours.
15. Expliquer à la personne et à sa famille les méthodes à utiliser à la maison pour prévenir les escarres de décubitus.

Atteinte à l'intégrité des tissus

DÉFINITION

Atteinte à l'intégrité des tissus : Lésion ou risque élevé de lésion aux muqueuses, à la cornée, aux téguments ou aux tissus sous-cutanés.

Note de l'auteure

Réflexions sur le diagnostic

Le diagnostic d'*Atteinte à l'intégrité des tissus* est un diagnostic général qui regroupe les diagnostics d'*Atteinte à l'intégrité de la peau* et d'*Atteinte à l'intégrité de la muqueuse buccale*. Étant donné que le corps humain est composé fondamentalement de quatre types de tissus : épithéliaux, conjonctifs, musculaires et nerveux, le diagnostic d'*Atteinte à l'intégrité des tissus* s'applique en présence d'escarres de décubitus plus profondes que le derme. Le diagnostic d'*Atteinte à l'intégrité de la peau* ne doit être formulé qu'en présence de lésions de l'épiderme et du derme. Lorsqu'une escarre de décubitus est au stade 4, qu'elle est nécrosée ou infectée, il est parfois plus approprié de formuler le diagnostic comme un problème à traiter en collaboration, tel que *Complication possible – Escarre de décubitus de stade 4*, car il s'agit d'un problème qui doit être traité par des interventions autonomes et de collaboration. Lorsqu'une personne hospitalisée a une escarre de décubitus de stade 2 ou 3 qui doit être recouverte d'un pansement prescrit par le médecin, l'infirmière peut continuer de formuler ce problème comme un diagnostic infirmier, car il s'agirait là d'une intervention autonome dans un autre milieu de soins (en santé communautaire, par exemple). Si une personne risque de subir une lésion de la cornée, l'infirmière peut formuler, par exemple, un diagnostic de *Risque élevé d'atteinte à l'intégrité de la cornée relié à l'assèchement de la cornée et à la diminution de la production de larmes, consécutifs à un état comateux.* Lorsqu'une personne est immobilisée et que plusieurs organes sont affectés (appareils respiratoire, circulatoire, locomoteur, et téguments), l'infirmière peut formuler le diagnostic de *Syndrome d'immobilité.*

CARACTÉRISTIQUES

essentielle (*doit être présente*)

Blessures superficielles ou profondes de la cornée, des téguments ou des muqueuses, ou endommagement d'une structure corporelle (incision, ulcère cutané, ulcération de la cornée, lésion buccale)

secondaires (*peuvent être présentes*)

Lésion (primaire, secondaire)

Œdème

Érythème

Sécheresse de la muqueuse

Leucoplasie

Langue saburrale

FACTEURS D'INFLUENCE

Facteurs liés à la maladie

Altération auto-immune
- Lupus érythémateux
- Sclérodermie

Altération métabolique ou endocrine
- Diabète sucré
- Hépatite
- Cirrhose
- Insuffisance rénale
- Ictère
- Cancer
- Trouble thyroïdien

Problème nutritionnel
- Obésité
- Émaciation
- Déshydratation
- Malnutrition
- Œdème

Trouble lié au transport de l'oxygène
- Altération des vaisseaux périphériques
- Trouble cardiopulmonaire
- Insuffisance veineuse
- Artériosclérose
- Anémie

Psoriasis

Eczéma

Infection
- Infection bactérienne (impétigo, folliculite, cellulite)
- Infection virale (zona, herpès, gingivite, sida)
- Mycose (dermatophytose, pied d'athlète, vaginite)

Caries dentaires ou parodontite

Facteurs liés au traitement

Diète absolue (NPO)

Hypothermie ou hyperthermie provoquée

Radiothérapie

Intervention chirurgicale

Traitement médicamenteux (local ou systémique)
- Stéroïdes

Immobilité imposée par la sédation

Traumatisme mécanique
- Appareil de fixation thérapeutique
- Traction
- Appareil orthopédique, orthèse
- Garrot
- Appui-pieds
- Pansement, bandage, solution
- Sonde nasogastrique
- Prothèses dentaires, appareil dentaire
- Embrochage de la mâchoire
- Plâtre
- Coussinet gonflable ou en caoutchouc mousse, en forme de beigne
- Dispositifs de contention
- Étui pénien (condom Texas)
- Sonde endotrachéale
- Lentilles cornéennes

Facteurs liés au contexte (*intrinsèques ou extrinsèques*)

Traumatisme chimique
- Excrétions
- Sécrétions
- Substances ou agents nocifs

Radiothérapie, coup de soleil

Température

Humidité

Parasites

Morsure, piqûre

Inhalants

Plantes vénéneuses

Immobilité

- Liée à la douleur, à la fatigue, à un manque de motivation, à un déficit cognitif, sensoriel ou moteur

État dépressif

Allergies

Mauvaises habitudes (hygiène personnelle, hygiène dentaire, régime alimentaire, habitudes de sommeil)

Constitution physique, répartition du poids, proéminences osseuses, masse musculaire, amplitude des mouvements, mobilité articulaire

Stress

Type de travail

Grossesse

Facteurs liés à la croissance et au développement

Enfant

Érythème fessier du nourrisson

Maladies de l'enfance (varicelle, etc.)

Adulte

Maladie professionnelle (contact avec des substances chimiques, port de gants de caoutchouc, etc.)

Personne âgée

Peau sèche, peau fine, perte de l'élasticité de la peau, diminution du tissu sous-cutané

Résultats escomptés/Critères d'évaluation

- La personne saura ce qui entraîne la destruction mécanique des tissus.
- La personne participera au traitement visant à accélérer la cicatrisation.
- Les tissus cicatriseront progressivement.

Interventions infirmières

1. Inciter la personne à bouger le plus possible pour éviter de subir des pressions prolongées.
2. Appliquer les mesures suivantes en cas d'atteinte neuromusculaire.
   a) Enseigner au client ou à la personne clé dans sa vie les mesures visant à éliminer la compression, les forces de cisaillement, le frottement et la macération.
   b) Lui expliquer comment déceler les premiers signes de lésion tissulaire.
   c) Changer sa position toutes les deux heures, jour et nuit.
   d) Retourner souvent la personne en lui imposant de faibles déplacements de poids.
3. Maintenir la peau propre et sèche.
4. Enlever délicatement les bandes adhésives afin de ne pas écorcher la peau.
5. Utiliser un appareil de répartition de la pression, au besoin.
6. Ne pas placer les personnes à risque en position semi-Fowler. (Ne pas relever la tête du lit à plus de 30°.)
7. Ne pas plier les genoux des personnes à risque lorsqu'elles sont au lit.
8. Appliquer un programme de rééducation vésicale ou intestinale, au besoin. On trouvera aux diagnostics *Altération de l'élimination urinaire* (p. 150) et *Altération de l'élimination intestinale* (p. 134) des interventions infirmières visant à résoudre ces problèmes.
9. Enseigner à la personne comment installer correctement le sac collecteur.
10. Si la personne a une fistule ou un ulcère, utiliser un sac pour stomie pour contenir l'écoulement.
11. Recommander à la personne d'utiliser un savon doux qui ne change pas le pH de la peau.
12. Montrer à la personne comment utiliser les gants ou les vêtements de protection lorsqu'elle manipule des substances chimiques à son travail.

MOBILITÉ PHYSIQUE, ALTÉRATION DE LA

DÉFINITION

Altération de la mobilité physique: Situation où une personne a perdu ou risque de perdre sa pleine capacité de mouvement, sans être totalement immobilisée.

Note de l'auteure

Réflexions sur le diagnostic

L'*Altération de la mobilité physique* désigne la limitation des mouvements d'un bras (ou des deux) ou d'une jambe (ou des deux) et/ou une diminution de la force musculaire. On ne devrait pas utiliser ce diagnostic pour désigner une immobilité totale; dans ce dernier cas, on formulera plutôt le diagnostic *Syndrome d'immobilité*. L'altération de la mobilité physique peut aussi être un facteur favorisant pour d'autres diagnostics infirmiers, tels que l'*Incapacité totale ou partielle de se prendre en charge* et le *Risque élevé d'accident*.

Les interventions infirmières visant à résoudre un problème d'*Altération de la mobilité physique* sont axées sur le renforcement et le rétablissement des capacités fonctionnelles ainsi que sur la prévention de la détérioration de ces capacités.

CARACTÉRISTIQUES*

essentielles (*présentes dans 80 à 100 % des cas*)

Incapacité de se mouvoir à volonté: de changer de position dans le lit, de se déplacer, de marcher

Diminution de l'amplitude des mouvements

Diminution de la force, du contrôle et/ou de la masse des muscles

Trouble de coordination

* R. F. Levin, B. C. Krainovitch, E. Bahrenburg et C. A. Mitchell, « Diagnostic content validity of nursing diagnoses », *Image: Journal of Nursing Scholarship*, 21(1), 1989, p. 40-44.

secondaires (*présentes dans 50 à 79 % des cas*)

Restriction imposée des mouvements

Réticence à effectuer des mouvements

FACTEURS D'INFLUENCE

Facteurs liés à la maladie

Altération de l'appareil neuromusculaire

- Affection auto-immune (par exemple : sclérose en plaques, arthrite)
- Maladie du système nerveux (par exemple : maladie de Parkinson, myasthénie)
- Dystrophie musculaire
- Paralysie partielle ou totale (lésion médullaire, accident vasculaire cérébral)
- Tumeur cérébrale
- Hypertension intracrânienne
- Déficit sensoriel

Altération de l'appareil locomoteur

- Spasmes
- Fractures
- Flaccidité, atrophie, faiblesse
- Œdème (accumulation de liquide synovial)
- Maladie du tissu conjonctif (lupus érythémateux disséminé)

Facteurs liés au traitement

Dispositifs externes (plâtre ou attelle, orthèse, tubulure intraveineuse)

Intervention chirurgicale (amputation)

Facteurs liés au contexte (*intrinsèques ou extrinsèques*)

Fatigue

Neurasthénie

Douleur

Facteurs liés à la croissance et au développement

Personne âgée

Diminution des capacités motrices

Faiblesse musculaire

Résultats escomptés/Critères d'évaluation

- La personne utilisera des appareils d'appoint pour accroître sa mobilité.
- La personne appliquera des mesures de protection pour réduire les risques d'accident.
- La personne fera la démonstration des mesures à prendre pour accroître sa mobilité.
- La personne dira que sa capacité de se mouvoir s'est accrue.

Interventions infirmières

1. Consulter le diagnostic *Syndrome d'immobilité* (p. 375) pour connaître les interventions visant à prévenir les complications de l'immobilité.
2. Recommander à la personne de faire des exercices actifs d'amplitude des mouvements avec les membres non atteints au moins quatre fois par jour.
   a) Faire bouger les jambes et les bras de la personne avec douceur, sans dépasser son seuil de tolérance de la douleur.
   b) Amener la personne à intégrer les exercices actifs d'amplitude des mouvements dans les activités quotidiennes.
3. Effectuer des exercices passifs d'amplitude des mouvements aux membres atteints.
   a) Procéder lentement.
   b) Soutenir le membre en aval et en amont de l'articulation.
4. Procéder à une mobilisation progressive*.
   a) Aider la personne à s'asseoir; procéder lentement.
   b) Lui recommander de s'asseoir sur le bord du lit pendant quelques minutes, les jambes pendantes, avant de se lever.

* Il peut être nécessaire d'obtenir une ordonnance médicale.

c) Au début, ne pas la laisser se lever plus de 15 minutes à la fois et ce, trois fois par jour.

d) Augmenter graduellement le temps qu'elle passe hors du lit, selon sa tolérance et à raison de 15 minutes de plus chaque fois.

e) L'amener progressivement à marcher, avec ou sans aides techniques.

f) Si elle est incapable de marcher, l'aider à se lever et à s'installer dans un fauteuil roulant ou sur une chaise.

g) L'inciter à marcher peu longtemps mais souvent (au moins trois fois par jour) en l'aidant si sa démarche est instable.

h) La faire marcher un peu plus chaque jour.

5. Dispenser l'enseignement nécessaire.

a) Béquilles

- Les béquilles ne devraient pas toucher les aisselles ; le poids doit plutôt être supporté par les mains.
- La démarche à enseigner dépend du problème de la personne.
- La crosse (extrémité supérieure) de la béquille doit se trouver à 5 ou 6 cm sous l'aisselle, et le sabot de la béquille doit être placé à 15 cm à côté du pied.

b) Déambulateur

- Montrer à la personne comment utiliser la force de ses bras pour compenser la faiblesse de ses membres inférieurs.
- La démarche à enseigner dépend du problème de la personne.

c) Fauteuil roulant

- Apprendre à la personne comment se déplacer du lit au fauteuil.
- Apprendre à la personne comment contourner les obstacles.

d) Prothèses

- Enseigner à la personne comment envelopper le moignon avant de mettre la prothèse.
- Lui montrer comment mettre la prothèse.
- Lui enseigner les soins à donner au moignon.

- Insister sur le fait qu'il faut bien nettoyer le moignon et sécher la peau avant de mettre la prothèse.

e) Écharpe
- S'assurer que l'écharpe est bien installée : elle devrait être lâche autour du cou et soutenir le coude et le poignet au-dessus du niveau du cœur.
- Enlever l'écharpe pour faire les exercices d'amplitude des mouvements*.

f) Bandes Ace
- S'assurer que les bandes sont bien placées.
- Installer les bandes en appliquant une pression uniforme, en allant de la partie distale vers la partie proximale.
- S'assurer que les bandes ne se tassent pas.
- Rechercher les signes d'irritation cutanée (rougeurs, ulcérations) et vérifier si les bandes sont trop serrées (peau comprimée).
- Réinstaller les bandes deux fois par jour ou au besoin, à moins de contre-indication. (Si, par exemple, les bandes servent de pansement compressif en période postopératoire, il faut les laisser en place.)

6. Enseigner à la personne les mesures de sécurité nécessaires.

a) Lui recommander de protéger les régions insensibles des températures extrêmes (chaudes ou froides).

b) Lui montrer comment tomber et comment se relever de façon sûre.

c) Si la personne ne perçoit pas un membre inférieur (négligence de l'hémicorps due à un accident vasculaire cérébral, par exemple), lui recommander de vérifier la position de sa jambe avant de bouger ou de passer l'embrasure d'une porte, de s'assurer que ses deux chaussures sont bien lacées, de recouvrir d'un vêtement la jambe atteinte et de veiller à ce que le vêtement ne traîne pas.

* Il peut être nécessaire d'obtenir une ordonnance médicale.

d) Si la personne est dans un fauteuil roulant, lui recommander de changer de position et de lever les fesses toutes les 15 minutes pour atténuer la pression aux points d'appui ; lui montrer aussi comment prendre un virage, monter une rampe d'accès ou une pente et contourner les obstacles ; lui rappeler de toujours bloquer les roues avant de s'asseoir dans le fauteuil roulant ou d'en sortir.

7. Recommander à la personne d'utiliser le bras atteint, si possible.

   a) L'inciter à se servir le plus possible du bras atteint pour manger, se vêtir ou se brosser les cheveux, par exemple.

   b) Si la personne ne perçoit pas son bras à la suite d'un accident vasculaire cérébral, voir *Négligence de l'hémicorps*, p. 282.

   c) Conseiller à la personne d'utiliser le bras indemne pour faire faire des mouvements au bras atteint.

   d) Recourir aux aides spécialisées appropriées pour qu'elle puisse utiliser ses bras le plus possible.
   - Lui procurer une courroie universelle pour les repas si elle maîtrise mal les mouvements de ses bras ou de ses mains.
   - Lui procurer des couverts à large manche ou à manche coussiné si elle n'a pas une bonne motricité fine.
   - Lui servir la nourriture dans une assiette profonde pour qu'elle puisse saisir les aliments sans les faire glisser hors de l'assiette.
   - Utiliser des ventouses pour empêcher la vaisselle de glisser.

   e) Recourir aux bains chauds pour réduire la raideur matinale et améliorer la mobilité de la personne.

8. Dispenser l'enseignement nécessaire.

NÉGLIGENCE DE L'HÉMICORPS (DROIT OU GAUCHE)

DÉFINITION

Négligence de l'hémicorps : Situation où une personne est incapable de percevoir une moitié de son corps, ou encore les objets, les personnes ou les sons du côté atteint, ou refuse d'y porter attention.

CARACTÉRISTIQUES

essentielles (*doivent être présentes*)

Indifférence face aux parties atteintes et/ou à l'environnement immédiat (négligence hémispatiale)

Déni de l'existence du membre ou du côté atteint (anosognosie)

secondaires (*peuvent être présentes*)

Hémiplégie gauche, hémiparésie et/ou hémianesthésie

Hémianopsie homonyme gauche

Difficulté à effectuer des activités qui font appel à sa perception spatiale

FACTEURS D'INFLUENCE

Facteurs liés à la maladie

Trouble ou lésion neurologique

Tumeur cérébrale

Accident vasculaire cérébral

Lésion ou traumatisme cérébral

Anévrysme cérébral

Résultats escomptés/Critères d'évaluation

- La personne sera capable de sonder le champ visuel pour compenser la perte fonctionnelle ou sensorielle du membre atteint.
- La personne réduira les risques pour sa sécurité dans son milieu de vie.
- La personne décrira sa déficience et comprendra la raison d'être du traitement.

Interventions infirmières

1. Adapter le milieu de vie en fonction du problème.
   a) Installer la personne du côté indemne, et placer la sonnette d'appel, la table de chevet, le téléviseur, le téléphone et ses effets personnels de ce côté.
   b) Placer le lit de façon à ce que le côté indemne soit tourné vers la porte.
   c) S'approcher de la personne par le côté indemne et lui parler de ce côté.
   d) S'il faut approcher la personne par le côté atteint, signaler sa présence aussitôt qu'on entre dans la chambre pour ne pas la faire sursauter.
2. Modifier le décor au fur et à mesure que la personne apprend à reconnaître la perte du champ visuel et à la compenser. Placer les meubles et ses effets personnels hors de son champ visuel.
3. Si la personne est en fauteuil roulant, lui installer une tablette (de préférence en plexiglass) et lui placer le bras atteint dessus en veillant à ce que le bout de ses doigts soit au milieu. Lui demander de regarder son bras sur la tablette.
4. Si la personne peut marcher, lui mettre le bras en écharpe pour qu'il ne pende pas, car cela pourrait provoquer une subluxation de l'épaule.
5. Toujours donner à la personne des points de repère dans son environnement immédiat.
6. Recommander à la personne de porter ses verres correcteurs ou son appareil auditif.
7. Lui donner les conseils suivants concernant le bain, l'habillage et la toilette.
   a) S'occuper d'abord du membre ou du coté atteint.
   b) Regarder le membre atteint en effectuant les activités de la vie quotidienne afin de toujours savoir où il se trouve.
   c) Manipuler le membre atteint pendant le bain et essayer de le sentir en le frottant ou en le massant.

8. Favoriser une bonne alimentation.
   a) Demander à la personne de manger de petites quantités à la fois et de mâcher les aliments du côté sain de la bouche.
   b) Lui conseiller d'explorer ses joues avec sa langue pour déloger les boules d'aliments du côté atteint après chaque bouchée.
   c) Examiner la cavité buccale après chaque repas ou chaque prise de médicaments pour s'assurer que la personne a bien tout avalé.
   d) Donner des soins quotidiens d'hygiène bucco-dentaire trois fois par jour, au besoin.
   e) Placer d'abord les aliments dans le champ de vision de la personne. Graduellement, déplacer les aliments hors de sa vue et lui montrer comment explorer systématiquement tout son champ de vision.
9. Montrer à la personne comment explorer systématiquement tout son environnement.
10. Demander à la personne de masser le côté atteint avec la main du côté indemne et de regarder la jambe ou le bras massé.
11. S'assurer que la personne et sa famille comprennent la raison d'être de toutes les interventions infirmières.

NON-OBSERVANCE (PRÉCISER)

DÉFINITION

Non-observance: Refus d'adhérer au traitement recommandé chez une personne qui voulait se faire soigner.

Note de l'auteure

Réflexions sur le diagnostic

Le diagnostic de *Non-observance* s'adresse à des personnes qui souhaitent adhérer au traitement prescrit, mais qui en sont empêchées à cause de divers facteurs. Pour résoudre ce problème, l'infirmière doit s'efforcer d'atténuer ou d'éliminer ces facteurs. Elle ne doit pas utiliser le diagnostic de *Non-observance* pour désigner le cas d'une personne qui décide de plein gré et en toute connaissance de cause de ne pas observer les prescriptions.

CARACTÉRISTIQUES

essentielles (*doivent être présentes*)

Aveu de non-observance du traitement prescrit, de non-participation ou de confusion

Comportement indiquant que la personne n'adhère pas à la thérapeutique

secondaires (*peuvent être présentes*)

Non-respect des rendez-vous

Médicaments utilisés en partie seulement ou non utilisés

Persistance des symptômes

Progression du processus morbide

Apparition d'effets indésirables (morbidité postopératoire, grossesse, obésité, accoutumance aux médicaments, régression pendant la convalescence)

FACTEURS D'INFLUENCE

Facteurs liés à la maladie

Handicap empêchant la personne d'accomplir certaines tâches (par exemple : trous de mémoire, déficits moteurs et sensoriels)

Chronicité d'une maladie

Augmentation des symptômes reliés à la maladie malgré l'observance du traitement prescrit

Facteurs liés au traitement

Effets indésirables

Résultats infructueux obtenus antérieurement avec le même traitement

Caractère impersonnel de l'orientation vers les soins et services appropriés

Milieu défavorable au traitement

Traitement complexe, non supervisé ou de longue durée

Traitement coûteux

Relation non thérapeutique entre la personne et l'infirmière

Facteurs liés au contexte (*intrinsèques ou extrinsèques*)

Maladie simultanée d'un membre de la famille

Températures extrêmes empêchant la personne d'aller à ses rendez-vous

Manque de soutien de la part de la famille, des amis et du milieu social

Manque de connaissances

Manque d'autonomie empêchant la personne d'adopter des comportements visant le mieux-être

Piètre estime de soi

Perturbation de l'image corporelle

Itinérance

Source externe du pouvoir d'agir et de décider

Facteur lié à la croissance et au développement

Âge développemental ne correspondant pas à l'âge réel

Résultats escomptés/Critères d'évaluation

- La personne exprimera ses craintes à l'égard de ses besoins en matière de santé.
- La personne énumérera les facteurs qui contribuent à l'anxiété.
- La personne connaîtra de nouveaux mécanismes d'adaptation.

Interventions infirmières

1. Inciter la personne à parler des expériences qu'elle a vécues dans le système de soins en posant des

questions ouvertes (sur des sujets comme les hospitalisations, le décès d'un proche, les examens diagnostiques, les analyses sanguines ou les radiographies, par exemple).

2. Lui demander directement ce qui l'inquiète par rapport aux soins, par exemple :
   a) Prise du médicament,
   b) Diète prescrite,
   c) Analyses sanguines,
   d) Examen radiologique,
   e) Intervention chirurgicale,
   f) Utilisation d'un appareil d'appoint,
   g) Frais, etc.
3. Évaluer les changements qui se sont produits récemment dans le mode de vie de la personne (dans sa vie personnelle, professionnelle ou familiale, ou concernant sa santé et sa situation financière).
4. Vérifier quels aspects du traitement prescrit posent des problèmes (effets secondaires, coûts, etc.).
5. Aider la personne à réduire les effets indésirables du traitement prescrit.
   a) Si elle souffre d'irritation gastrique, lui conseiller de prendre le médicament avec du lait ou de la nourriture (à moins de contre-indication, il est parfois préférable de le prendre avec du yogourt).
   b) Si elle souffre de somnolence, lui conseiller de prendre le médicament au coucher ou vers la fin de l'après-midi ; demander au médecin de réduire la posologie, s'il y a lieu.
6. Expliquer à la personne pourquoi il est important d'observer le traitement prescrit.

NUTRITION, ALTÉRATION DE LA : DÉFICIT NUTRITIONNEL

Incapacité (partielle ou totale) d'avaler
Mode d'alimentation inefficace chez le nourrisson

DÉFINITION

Déficit nutritionnel : Situation où une personne qui n'est pas soumise à une diète absolue perd ou risque de perdre du poids en raison d'un apport nutritionnel insuffisant par rapport à ses besoins métaboliques ou en raison d'un trouble du métabolisme.

Note de l'auteure

Réflexions sur le diagnostic

Le diagnostic *Déficit nutritionnel* se rapporte à une personne qui est capable de manger mais dont l'apport alimentaire est insuffisant ou déséquilibré. Ce diagnostic ne peut être formulé pour une personne incapable de manger ou soumise à une diète absolue. Il faudrait dans ces cas formuler ces problèmes traités en collaboration : *Complication possible – Déséquilibre électrolytique* et *Complication possible – Bilan azoté négatif.*

Dans les cas de diète absolue, l'infirmière évalue la personne pour déceler les complications reliées à cette diète et consulte le médecin au sujet de l'alimentation parentérale. Les diagnostics infirmiers qui peuvent s'appliquer comprennent, par exemple, *Risque élevé d'atteinte à l'intégrité de la muqueuse buccale* et *Altération du bien-être.*

CARACTÉRISTIQUES

essentielles (*doivent être présentes*)

Ration alimentaire inférieure aux apports quotidiens recommandés, avec perte pondérale

et/ou

Ration alimentaire insuffisante par rapport aux besoins métaboliques actuels ou futurs, avec perte pondérale

secondaires (*peuvent être présentes*)

Poids d'au moins 10 à 20 % inférieur au poids idéal

Mesures du pli cutané du triceps, du périmètre du bras à mi-longueur et du périmètre du muscle du bras à mi-longueur de 60 % inférieures à la normale

Faiblesse et douleur musculaires

Diminution du taux d'albumine sérique

Diminution du taux de sidérophiline sérique ou de la capacité de fixation du fer

FACTEURS D'INFLUENCE

Facteurs liés à la maladie

Affections accélérant les réactions métaboliques (réactions anaboliques et réactions cataboliques) dans l'organisme

- Brûlures (après la phase aiguë)
- Traumatisme
- Infection
- Cancer

Pharmacodépendance

Trouble du métabolisme

- Cirrhose
- Gastrectomie partielle

Dysphagie

- Accident vasculaire cérébral (AVC)
- Infirmité motrice cérébrale (IMC)
- Maladie de Parkinson
- Dystrophie musculaire
- Sclérose latérale amyotrophique
- Trouble neuromusculaire

Trouble de l'absorption

- Maladie de Crohn
- Diverticulose
- Fibrose kystique

Stomatite

Traumatisme

Altération de la conscience

Parasites

Intolérance au lactose

Facteurs liés au traitement

Intervention chirurgicale

Pharmacothérapie (chimiothérapie)

Reconstruction chirurgicale de la bouche

Embrochage des mâchoires

Radiothérapie

Prise de médicaments entravant l'absorption intestinale

- Colchicine
- Acide para-aminosalicylique
- Pyriméthamine
- Néomycine
- Antiacide gastrique

Facteurs liés au contexte (*intrinsèques ou extrinsèques*)

Peur de s'étouffer

Anorexie

État dépressif

Stress

Isolement social

Nausées et vomissements

Allergie

Incapacité de se procurer de la nourriture (à cause d'un handicap physique, de problèmes d'argent ou de problèmes de transport)

Adoption d'une diète trop stricte ou déséquilibrée

Incapacité de mâcher (à cause d'un embrochage des mâchoires, de dents brisées ou manquantes, d'une prothèse dentaire mal adaptée, etc.)

Diarrhée

Restrictions alimentaires imposées par la religion ou les coutumes du pays d'origine

Facteurs liés à la croissance et au développement

Nouveau-né, enfant

Anomalie congénitale

Poussée de croissance

Altération des habitudes alimentaires reliée à un stade de développement

Malabsorption

Trouble du métabolisme

Maladie chronique

Adolescent

Anorexie mentale (après la phase aiguë)

Personne âgée

Altération du sens du goût

Résultats escomptés/Critères d'évaluation

- La personne augmentera son apport nutritionnel par voie orale, ce qui se manifestera par (préciser).
- La personne expliquera les causes du problème, si elles sont connues.
- La personne expliquera le but et l'application du traitement.

Interventions infirmières

1. Expliquer à la personne pourquoi il est important de consommer une quantité suffisante de matières nutritives.
2. Lui expliquer comment elle peut améliorer la saveur et l'arôme des aliments à l'aide d'aromates (jus de citron, menthe, clous de girofle, basilic, thym, cannelle, romarin, morceaux de bacon).
3. Inciter la personne à manger avec d'autres. (Lui recommander de prendre ses repas dans la salle à manger ou une pièce commune, ou encore dans un lieu de rencontre comme un centre communautaire ou une salle paroissiale.)
4. Planifier les soins de façon à ce que la personne n'ait pas à subir d'interventions irritantes ou douloureuses juste avant les repas.
5. Créer un climat agréable et détendu durant les repas (dissimuler le bassin hygiénique; prendre son temps); ménager de petites surprises de temps à autre (mettre une fleur sur le plateau de repas, par exemple).
6. Planifier l'horaire des soins de façon à ce que les interventions qui dégagent des odeurs susceptibles de couper l'appétit soient effectuées à des moments éloignés de l'heure des repas.
7. Conseiller à la personne de se reposer avant les repas.
8. Conseiller à la personne d'éviter si possible les odeurs de cuisson (friture, café en train d'infuser). (Lui suggérer d'aller faire une promenade pendant

la cuisson d'un plat odorant ou de choisir des aliments qui se mangent froids.)

9. Maintenir une bonne hygiène buccodentaire (se brosser les dents, se rincer la bouche) avant et après les repas.
10. Offrir des repas fréquents en petites portions (six par jour plus des collations) afin d'atténuer la sensation de ballonnement dans l'estomac.
11. Prendre les dispositions nécessaires pour que les aliments à forte valeur énergétique et protéique soient servis à un moment où la personne aura le plus d'appétit (par exemple, si la chimiothérapie a lieu le matin, servir ces aliments vers la fin de l'après-midi).
12. Faire les recommandations suivantes.
    a) Consommer des aliments secs (pain grillé, craquelins) au lever.
    b) Consommer des aliments salés, si cela est permis.
    c) Éviter les aliments très sucrés, très riches et très gras, ainsi que la friture.
    d) Essayer de boire des liquides clairs et froids.
    e) Boire lentement avec une paille.
    f) Manger tout ce qu'on pense tolérer.
    g) Manger fréquemment de petites portions d'aliments à faible teneur en gras.
13. Essayer les suppléments protéiques du commerce, vendus sous plusieurs formes (liquide, poudre, crème-dessert) ; changer de marque jusqu'à ce que la personne en trouve une dont elle aime le goût et la consistance.

Incapacité (partielle ou totale) d'avaler

DÉFINITION

Incapacité (partielle ou totale) d'avaler : Difficulté à faire passer volontairement des liquides et/ou des solides de la bouche à l'estomac.

CARACTÉRISTIQUES

essentielles (*doivent être présentes*)

Signes de difficulté à avaler

et/ou

Signes d'aspiration (fausse route)

Stagnation des aliments dans la cavité buccale

secondaires (*peuvent être présentes*)

Toux

Étouffement

Apraxie (idéatoire, constructive ou oculomotrice)

FACTEURS D'INFLUENCE

Facteurs liés à la maladie

Fissure labiale ou palatine

Trouble neuromusculaire (infirmité motrice cérébrale, dystrophie musculaire, myasthénie, syndrome de Guillain et Barré, botulisme, poliomyélite, maladie de Parkinson)

Néoplasie (tumeur touchant le cerveau et/ou le tronc cérébral)

Accident vasculaire cérébral (AVC)

Lésion de l'hémisphère cérébral droit ou gauche

Lésion des 5e, 7e, 9e, 10e ou 11e nerfs crâniens

Fistule œsophagotrachéale

Tumeur ou œdème de l'œsophage ou de la trachée

Facteurs liés au traitement

Reconstruction chirurgicale de la bouche, de la gorge, des mâchoires et/ou du nez

Anesthésie

Obstruction mécanique (canule trachéale)

Facteurs liés au contexte (*intrinsèques ou extrinsèques*)

Altération de la conscience

Fatigue

Altération du goût

Irritation de la cavité oropharyngée

Résultats escomptés/Critères d'évaluation

- La personne dira qu'elle a moins de difficulté à avaler.
- La personne et sa famille expliqueront les causes du problèmes si elles sont connues.
- La personne et sa famille décriront le but et l'application du traitement.

Interventions infirmières

1. Aider la personne à envoyer la nourriture au fond de la bouche.
   a) Déposer la nourriture au fond de la bouche pour faciliter la déglutition.
   b) Prévenir ou réduire la viscosité des sécrétions.
2. L'amener graduellement à avaler de la glace pilée, de l'eau, et enfin des aliments quand le risque d'aspiration (fausse route) a diminué.
3. Appliquer les interventions suivantes à ceux qui souffrent d'une altération de la cognition ou de la conscience.
   a) Donner surtout des solides, car les liquides sont souvent moins bien tolérés.
   b) Réduire le plus possible les stimuli qui peuvent distraire la personne pendant qu'elle mange (éteindre le téléviseur ou la radio, ne parler que pour donner les directives concernant la déglutition).
   c) Demander à la personne de se concentrer sur la déglutition.
   d) Lui demander de s'asseoir dans un fauteuil, le cou légèrement fléchi.
   e) Lui demander de retenir sa respiration pendant qu'elle avale.
   f) L'observer pour voir si elle déglutit et s'assurer qu'il ne reste plus d'aliments dans sa bouche.
   g) Ne pas donner de trop grosses bouchées, car cela réduit l'efficacité de la déglutition.

h) Donner les liquides et les solides séparément.

i) Inciter la personne à adopter les comportements souhaités en lui donnant des directives simples et brèves.

4. Réduire les risques d'aspiration (fausse route).

a) Avant de commencer à alimenter la personne, s'assurer qu'elle est assez alerte et en état de réagir, qu'elle est capable de maîtriser les mouvements de sa bouche et d'avaler sa salive, et que les réflexes tussigène et pharyngé sont présents.

b) Garder le matériel d'aspiration à portée de la main et s'assurer qu'il est en bon état de fonctionnement.

c) Installer la personne correctement.
- Si possible, l'asseoir avec le dos droit (60 à 90°) sur une chaise ou sur le bord du lit (caler des oreillers s'il le faut).
- L'installer dans cette position 10 à 15 minutes avant le repas et la laisser ainsi 10 à 15 minutes après.
- Lui demander de pencher la tête vers l'avant, à un angle d'environ 45° par rapport au plan médian du corps, afin de garder l'œsophage bien ouvert.

d) Aider la personne à se concentrer sur ce qu'elle fait en lui donnant des directives jusqu'à ce qu'elle ait avalé la bouchée.

e) Augmenter graduellement les portions de nourriture à mesure qu'elle maîtrise les étapes de la déglutition :
- Glace pilée,
- Compte-gouttes complètement rempli d'eau,
- Compte-gouttes rempli de jus,
- 1 mL, 2,5 mL, puis 5 mL d'un aliment semi-solide,
- Purée maison ou en pot pour bébé,
- La moitié d'un craquelin,
- Régime de consistance molle,
- Régime ordinaire.

5. Procéder lentement en s'assurant que la personne a avalé la bouchée précédente avant de lui en donner une autre.

6. Consulter une orthophoniste.

Mode d'alimentation inefficace chez le nourrisson

DÉFINITION

Mode d'alimentation inefficace chez le nourrisson: Difficulté à téter ou à coordonner les mouvements de succion et de déglutition qui empêche un bébé (de la naissance à neuf mois) d'avoir une alimentation qui réponde à ses besoins métaboliques.

Note de l'auteure

Réflexions sur le diagnostic

Le diagnostic *Mode d'alimentation inefficace chez le nourrisson* est en quelque sorte un sous-diagnostic de *Déficit nutritionnel* et représente un problème nutritionnel qui touche un bébé. Les interventions infirmières consisteront à appliquer auprès du bébé des méthodes visant à lui donner un apport nutritionnel suffisant pour lui faire prendre du poids et à montrer ces méthodes aux personnes qui prennent soin de lui. Elles visent également à obtenir que le bébé puisse être nourri exclusivement par la bouche.

CARACTÉRISTIQUES

essentielles (*doivent être présentes*)

Incapacité d'amorcer ou de maintenir une succion efficace

Incapacité de coordonner la succion, la déglutition et la respiration

Besoins métaboliques supérieurs à l'apport nutritionnel par voie orale avec perte pondérale et/ou nécessité d'un supplément nutritionnel par voie entérale

secondaires (*peuvent être présentes*)

Alimentation irrégulière (variations dans la quantité, la fréquence ou la durée)

Retard de développement de la motricité buccale

Tachypnée accompagnée d'un effort respiratoire accru

Régurgitation et/ou vomissement après la tétée

FACTEURS D'INFLUENCE

Facteurs liés à la maladie

Augmentation des besoins énergétiques

- Température corporelle instable
- Cicatrisation
- Maladie ou insuffisance d'un organe majeur
- Infection
- Besoins reliés à la croissance
- Tachypnée accompagnée d'un effort respiratoire accru
- Insuffisance cardiaque

Faiblesse musculaire ou hypotonie

- Malnutrition
- Maladie aiguë ou chronique
- Trouble ou retard neurologique
- Prématurité
- Léthargie
- Malformation congénitale

Facteurs liés au traitement

Intervention chirurgicale

Pharmacothérapie

- Myorelaxants (anticonvulsivants, prise antérieure d'agents paralysants, sédatifs, narcotiques)

Interventions douloureuses

Privation de sommeil

Hypersensibilité buccale

Obligation de rester à jeun (NPO)

Facteurs liés au contexte (*intrinsèques ou extrinsèques*)

Inconstance dans la façon de nourrir le bébé

Ignorance ou indifférence de la part de la personne qui prend soin du bébé quant à son alimentation ou quant à ses besoins nutritionnels particuliers

Milieu incompatible avec le tempérament du bébé

Stimuli désagréables dirigés vers le visage ou la bouche du bébé

Résultats escomptés/Critères d'évaluation

- Le bébé recevra un apport nutritionnel adapté à ses besoins et à son âge qui lui permettra de bien se développer.
- Le bébé s'alimentera de mieux en mieux par voie orale.

Interventions infirmières

1. Évaluer le mode d'alimentation et les besoins nutritionnels du bébé.
   a) Vérifier la quantité de lait donné, la durée de la tétée ainsi que l'effort déployé par le bébé ; mesurer la fréquence et l'effort respiratoire ; noter tout signe de fatigue.
   b) Noter l'apport énergétique antérieur du bébé, sa courbe pondérale, la courbe du bilan de ses ingesta et de ses excreta, s'il a déjà souffert de troubles rénaux ou de rétention liquidienne.
2. Collaborer avec une diététicienne pour fixer des objectifs concernant l'apport énergétique, la quantité de lait à donner et la prise de poids.
3. Demander aux parents s'ils ont déjà utilisé des techniques qui se sont révélées efficaces avec ce bébé ou avec leurs autres enfants.
4. Appliquer des interventions axées directement sur l'acquisition d'un mode d'alimentation efficace.
   a) Aider le bébé à améliorer sa succion en lui donnant une sucette avant la tétée.
   b) Fixer une durée limite aux tétées.
   c) Veiller à ce que toute personne qui nourrit l'enfant (parents, personnel soignant) utilise les mesures préconisées dans le programme d'alimentation établi.
   d) Appliquer des interventions axées directement sur le traitement du retard de la motricité buccale (mise en position, matériel spécial, exercices de la musculature des mâchoires et de la bouche).
   e) Réduire les stimuli dérangeants ou désagréables dirigés sur le visage et la bouche de l'enfant.
5. Favoriser le sommeil du bébé et ménager ses forces.
6. S'il est nécessaire d'alimenter le bébé par voie entérale, élaborer un programme visant à accroître les tétées par voie orale et à diminuer graduellement l'alimentation entérale à mesure que le bébé maîtrise mieux la succion.
7. Faire participer les parents à toutes les étapes du plan de soins.

8. Expliquer aux parents les besoins particuliers de l'enfant au fur et à mesure qu'ils se présentent et les aider à trouver l'aide dont ils ont besoin (matériel spécial, soins infirmiers, service d'aide à domicile).

NUTRITION, ALTÉRATION DE LA : EXCÈS NUTRITIONNEL

Risque élevé d'excès nutritionnel

DÉFINITION

Excès nutritionnel : Situation où une personne prend du poids en raison d'un apport nutritionnel excédant ses besoins métaboliques.

Note de l'auteure

Réflexions sur le diagnostic

En formulant ce diagnostic pour une personne qui souffre d'embonpoint ou d'obésité, on axe les interventions sur l'alimentation. Or, l'obésité est un problème complexe où interviennent aussi des facteurs d'ordre socioculturel, psychologique et métabolique. Il est donc inutile d'appliquer des interventions visant essentiellement à réduire l'apport alimentaire. Pour qu'une personne perde du poids de façon définitive, il faut orienter les résultats escomptés d'un programme d'amaigrissement vers la modification du comportement et du mode de vie.

Si on vise les résultats précités, il conviendra d'utiliser le diagnostic *Difficulté à se maintenir en santé reliée à un apport alimentaire excédant les besoins métaboliques*, qui traduit mieux la nécessité d'accélérer les réactions métaboliques grâce à l'exercice physique et à la diminution de l'apport alimentaire. Le diagnostic *Excès nutritionnel* est tout de même utile sur le plan clinique pour la personne qui prend trop de poids en raison d'une grossesse, d'une perte du goût et de l'odorat ou des effets d'un médicament (des corticostéroïdes, par exemple).

CARACTÉRISTIQUES

essentielles (*doivent être présentes*)

Embonpoint (masse corporelle de 10 % supérieure au poids idéal)

ou

Obésité (masse corporelle de 20 % supérieure au poids idéal)

Pli cutané du triceps mesurant plus de 15 mm chez un homme et plus de 25 mm chez une femme

secondaires (*peuvent être présentes*)

Mauvaises habitudes alimentaires (signalées par la personne)

Apport excessif par rapport aux besoins métaboliques

Sédentarité

FACTEURS D'INFLUENCE

Facteurs liés à la maladie

Altération de la sensation de satiété

Altération du goût et de l'odorat

Facteurs liés au traitement

Pharmacothérapie (corticostéroïdes)

Radiothérapie

Facteurs liés au contexte (*intrinsèques ou extrinsèques*)

Grossesse (risque de gain pondéral supérieur à 15 kg)

Manque de connaissances de base sur l'alimentation

Facteurs liés à la croissance et au développement

Adulte, personne âgée

Sédentarité

Ralentissement du métabolisme

Résultats escomptés/Critères d'évaluation

- La personne augmentera sa dépense énergétique et perdra du poids.
- La personne expliquera les effets de l'exercice physique sur le maintien du poids.

- La personne expliquera pourquoi elle risque de prendre du poids.
- La personne perdra du poids.

Interventions infirmières

1. Amener la personne à prendre conscience de la quantité et du genre de nourriture qu'elle mange.
   a) Lui demander de noter dans son journal alimentaire pendant une semaine les données suivantes :
   - Ce qu'elle a mangé, quand, où et pourquoi ;
   - Ce qu'elle a fait en mangeant (écouter la télévision ou cuisiner, par exemple) ;
   - L'état émotif dans lequel elle se trouvait avant de manger ;
   - Les personnes avec qui elle a mangé (collation avec le conjoint ou avec les enfants).

   b) Passer ce journal en revue avec elle et relever les éléments qui reviennent régulièrement (heure, endroit, émotions, aliments, personnes).

   c) Dresser avec elle une liste des aliments à haute teneur énergétique et à faible teneur énergétique.
2. Aider la personne à se fixer des objectifs réalistes. (Par exemple, en réduisant son apport énergétique de 2000 kJ par jour, elle pourra perdre un demi-kilo à un kilo par semaine.)
3. Enseigner à la personne des techniques de modification du comportement qui pourront l'aider à réduire son apport énergétique. En voici quelques exemples.

   a) Toujours manger au même endroit (uniquement à table, par exemple).

   b) Ne jamais manger en faisant autre chose (en lisant ou en regardant la télévision par exemple) ; manger seulement en position assise.

   c) Boire 250 mL d'eau juste avant de manger.

   d) Utiliser de petites assiettes pour que les portions semblent plus grosses.

e) Préparer de petites portions qui suffisent pour un seul repas, et se débarrasser des restes.

f) Ne jamais picorer dans l'assiette des autres ni vider l'assiette d'un autre.

g) Manger lentement et bien mastiquer.

h) Déposer ses ustensiles entre chaque bouchée et attendre 15 secondes avant de prendre la suivante.

i) Choisir des collations hypocaloriques composées d'aliments qui doivent être mastiqués, afin de satisfaire son besoin d'avoir quelque chose dans la bouche (carottes, pommes, céleri, par exemple).

j) Réduire l'apport énergétique provenant des boissons ; boire de l'eau et des boissons gazeuses à faible teneur énergétique.

4. Recommander à la personne de marcher tous les jours en augmentant graduellement la distance parcourue et le rythme de son pas. Lui proposer le programme suivant.

   a) Marcher un pâté de maisons (1,0 à 1,5 km) par jour et augmenter son parcours d'un pâté de maisons (200 m) par semaine.

   b) Ne pas augmenter trop vite l'intensité de l'activité.

   c) Ne pas y aller à fond de train, afin d'éviter l'épuisement.

   d) Cesser immédiatement de marcher si un des signes suivants se manifeste :
   - Vertige ou douleur thoracique,
   - Essoufflement intense,
   - Sensation ébrieuse,
   - Étourdissement,
   - Perte de contrôle des muscles,
   - Nausée.

   e) Faire de l'exercice à une heure fixe, à raison de trois à cinq séances hebdomadaires de 15 à 45 minutes.

5. Adresser, au besoin, la personne à un organisme qui offre un programme d'amaigrissement (Weight Watchers, etc.).

Risque élevé d'excès nutritionnel

DÉFINITION

Risque élevé d'excès nutritionnel: Situation où une personne risque d'avoir un apport alimentaire excédant ses besoins métaboliques.

Note de l'auteure

Réflexions sur le diagnostic

On formule ce diagnostic dans le cas d'une personne qui présente des antécédents familiaux d'obésité, qui a tendance à faire de l'embonpoint et/ou qui a des antécédents de gain pondéral excessif (lors d'une grossesse antérieure, par exemple). Tant que la recherche clinique n'aura pas établi la distinction entre ce diagnostic et les autres diagnostics acceptés actuellement, il vaut mieux utiliser les diagnostics *Difficulté à se maintenir en santé* et *Risque élevé de difficulté à se maintenir en santé*, qui permettent d'orienter l'enseignement de façon à aider les familles et les personnes à reconnaître leurs mauvaises habitudes alimentaires.

CARACTÉRISTIQUES

essentielles (*doivent être présentes*)

Obésité chez un des parents ou chez les deux parents

Passage rapide d'un percentile de croissance à un autre chez un bébé ou un enfant

Apport alimentaire essentiellement constitué d'aliments solides avant l'âge de cinq mois

Recours à la nourriture comme récompense ou source de réconfort

Poids en début de grossesse toujours supérieur au poids idéal

Mauvaises habitudes alimentaires

OPÉRATIONS DE LA PENSÉE, ALTÉRATION DES

DÉFINITION

Altération des opérations de la pensée: Situation où une personne subit une altération de ses facultés mentales affectant sa pensée consciente, son orientation dans la réalité, sa capacité de résoudre des problèmes, son jugement ou sa capacité de comprendre.

Note de l'auteure

Réflexions sur le diagnostic

Le diagnostic d'*Altération des opérations de la pensée* s'applique à une personne ayant des problèmes de perception et de cognition qui l'empêchent de vaquer aux activités de la vie quotidienne. Ces problèmes peuvent être dus à un dysfonctionnement physiologique (démence, par exemple) ou à un trouble psychologique (dépression, trouble de la personnalité, maladie bipolaire, par exemple). Pour les traiter, l'infirmière doit principalement réduire la perturbation des opérations de la pensée et aider la personne à s'orienter dans le temps et dans l'espace.

Il ne faut toutefois pas formuler systématiquement ce diagnostic pour tous ceux qui présentent des troubles de la pensée ou qui souffrent de confusion. On a tort de croire que la confusion est nécessairement due au vieillissement. Elle peut être causée par un facteur unique (démence, effets secondaires d'un médicament, trouble métabolique, par exemple) ou par la dépression consécutive à divers facteurs liés au vieillissement. Chez les personnes âgées, la dépression est une cause plus fréquente d'altération des opérations de la pensée que la démence*.

* C. A. Miller, *Nursing care of older adulte.* Glenview, IL., Scott Foresman, 1990.

CARACTÉRISTIQUES

essentielle (*doit être présente*)

Interprétation erronée des stimuli internes et/ou externes

secondaires (*peuvent être présentes*)

Troubles cognitifs touchant la capacité d'abstraction, la mémoire, etc.
Méfiance
Idées délirantes
Hallucinations
Phobies
Obsessions
Incapacité de se concentrer
Difficulté à valider ses perceptions auprès d'autres personnes
Troubles du langage (écholalie ou néologisme, par exemple)
Confusion, désorientation
Pratiques ritualisées
Impulsivité
Idées suicidaires ou homicides

FACTEURS D'INFLUENCE

Facteurs liés à la maladie

Troubles de la personnalité ou troubles mentaux

- Altération biochimique
- Démence évolutive
- Anomalie génétique
- Changement hormonal

Facteurs liés au contexte (*intrinsèques ou extrinsèques*)

Dépression ou anxiété
Alcoolisme, toxicomanie
Peur de l'inconnu
Perte (de contrôle, d'habitudes, de revenus, d'une personne clé, d'un objet familier) ou déménagement
Confusion
Traumatisme émotionnel
Rejet ou mépris
Réaction négative de l'entourage
Isolement
Agression sexuelle ou mauvais traitements
Torture

Facteurs liés à la croissance et au développement

Adolescent

Pression des pairs

Conflit

Séparation

Adulte

Conflit conjugal

Naissance ou décès dans la famille

Personne âgée

Isolement

Dépression d'involution

Démence

Résultats escomptés/Critères d'évaluation

- La personne reconnaîtra les situations qui provoquent l'anxiété.
- La personne exprimera moins souvent des idées délirantes.
- La personne décrira les problèmes de socialisation.
- La personne fera la distinction entre le réel et l'imaginaire.
- La personne participera aux activités organisées par le service (préciser).

Interventions infirmières

1. Aborder la personne avec calme et compassion.
2. Apprendre à reconnaître les moments où la personne vérifie si elle peut faire confiance aux autres.
3. Ne jamais faire de promesses qui ne pourront pas être tenues.
4. Faire une courte rencontre la première fois et allonger les rencontres au fur et à mesure que sa méfiance se dissipe.
5. S'assurer que l'on a bien interprété les réactions de la personne. (« Vous semblez avoir peur des autres. »)

6. Utiliser la communication de manière à aider la personne à préserver son individualité (dire « je » plutôt que « nous », par exemple).
7. Pour les personnes qui ont des hallucinations, prendre les mesures suivantes.
   a) Noter les signes verbaux et non verbaux de délire : si elle rit sans raison, si elle met beaucoup de temps à réagir, si elle bouge constamment les yeux, si elle bouge les lèvres sans parler, si elle semble agitée, si elle grimace.
   b) Lorsque la personne exprime des idées délirantes, détourner la conversation sur des sujets bien ancrés dans le réel.
   c) Aider la personne à distinguer les stimuli intérieurs des stimuli extérieurs. (Si elle dit : « J'entends des voix », lui répondre : « Elles viennent de personnes à la télévision » ou « Je n'entends personne parler maintenant ; ce sont vos propres pensées. »)
   d) Conserver une attitude neutre face aux déformations de la réalité (il ne faut ni les confirmer, ni les approuver).
   e) Ne pas laisser la personne parler sans fin de ses idées délirantes. (« Vous m'avez déjà parlé de ça. Parlons de choses plus réalistes. »)
   f) Rechercher avec elle quels besoins sont compensés par les hallucinations et les idées délirantes.
8. Aider la personne qui présente des troubles de la pensée à communiquer de manière plus efficace.
   a) Lui demander d'expliquer le sens de ses paroles et ne pas penser a priori que l'on a compris.
   b) Confirmer auprès d'elle que l'on a bien interprété ses propos. (« Est-ce bien ce que vous voulez dire ? »)
   c) Clarifier tous les pronoms pluriels – nous, ils (« Qu'entendez-vous par *ils* ? »).
   d) Recentrer la conversation lorsque la personne change de sujet au milieu d'une explication.
   e) Lui dire qu'on est incapable de suivre le fil de ses idées lorsque ses propos sont incohérents.

f) Ne pas contrefaire ni reformuler en d'autres mots les expressions que l'on ne comprend pas.

g) Lui montrer comment vérifier la pertinence des mots qu'elle emploie auprès des autres.

9. Aider la personne à se fixer elle-même des limites.

   a) Lui proposer d'autres façons de réagir (sortir se promener au lieu de pleurer, par exemple).

   b) Lui démontrer que les comportements régressifs ne sont pas acceptables.

   c) Lui expliquer que ses désirs ne peuvent être toujours satisfaits sur le champ. (« Je ne suis pas disponible tout de suite mais, si vous patientez cinq minutes, je pourrai vous aider à faire votre lit. »)

   d) L'inciter à avoir des attentes réalistes.

   e) Tempérer ses attentes afin d'éviter les frustrations.

10. Encourager et soutenir la personne lorsqu'elle doit prendre des décisions.

   a) La féliciter lorsqu'elle prend davantage de responsabilités.

   b) Lui offrir la possibilité de collaborer à la planification de ses soins.

   c) L'aider à se fixer des objectifs réalistes, étudier avec elle les difficultés qui peuvent surgir et suggérer diverses façons de les atteindre.

11. Aider la personne à faire la différence entre un besoin et une exigence indue.

   a) Expliquer la différence entre un besoin et une exigence (manger et se vêtir sont des besoins ; réclamer d'être vêtu et nourri par d'autres quand on peut le faire seul constitue une exigence indue).

   b) Examiner avec elle les effets de sa conduite sur autrui ; lui conseiller de changer sa conduite si les gens la réprouvent.

12. Aider la personne à reconnaître les comportements qui amènent les autres à la rejeter.

   a) Établir une liste d'activités susceptibles de réduire son anxiété face aux autres (exercices, respiration contrôlée, etc.).

b) Imposer gentiment mais fermement des limites à ses comportements destructeurs.

c) Lui permettre d'exprimer ses émotions négatives, verbalement ou à travers une activité constructive.

d) L'amener à reconnaître qu'elle est l'instigatrice des réactions qu'elle déclenche chez les autres.

e) Discuter avec elle de ses problèmes relationnels après la visite des membres de sa famille, s'il y a lieu.

f) L'aider à vérifier l'effet de ses nouvelles compétences relationnelles en faisant des jeux de rôles.

13. Prévoir les difficultés qu'aura la personne à se réintégrer dans son milieu; discuter avec elle des inquiétudes que son retour suscite en elle et essayer de savoir comment sa famille réagit à l'idée qu'elle revienne à la maison.

14. Lui enseigner à faire face aux situations de stress (méthodes de relaxation, techniques de résolution de problèmes, comment négocier avec les autres et exprimer ses sentiments de façon constructive).

15. Lui indiquer les services sociaux qui pourront l'aider à se réintégrer dans son milieu.

16. Fournir à la personne des stimuli sensoriels suffisants et significatifs.

a) L'orienter dans l'espace et dans le temps.
- Lui donner l'heure et lui rappeler où elle se trouve tous les matins.
- Lui procurer une horloge et un calendrier suffisamment visibles.
- Permettre à la personne de voir qu'il fait jour ou qu'il fait nuit en l'amenant à la fenêtre ou à l'extérieur.
- Marquer les jours de fête en lui offrant une carte ou en portant une broche spéciale (un cœur rouge pour la Saint-Valentin, par exemple).

b) Suggérer à la famille d'apporter des objets personnels de la maison (photographies dans des cadres à verre antireflet, veste).

c) Lui parler de l'actualité, de la saison (neige, activités nautiques); de ses propres intérêts (voyages, travaux manuels).

d) Demander aux proches si la personne est capable de pratiquer des activités manuelles (macramé, menuiserie, par exemple).

- Lui procurer de la lecture, des cassettes, des puzzles, des mots croisés, etc.
- L'inciter à tenir son propre dossier, si possible (ingesta et excreta, etc.).
- Lui confier des tâches (inscrire les adresses sur des enveloppes, ergothérapie, etc.).

17. Lui enseigner comment faire une tâche ou une activité (manger, par exemple) en la divisant en plusieurs étapes courtes et en ne donnant qu'une seule directive à la fois.

18. Conseiller à la personne de se vêtir pendant le jour et de porter des chaussures plutôt que des pantoufles.

19. Utiliser différentes méthodes pour stimuler la personne.

a) Musicothérapie

- Mettre une musique douce et familière pendant les repas.
- Organiser des fêtes avec chansons de groupe, en tenant compte des orientations culturelles ou ethniques des personnes.
- Mettre de la musique pendant les activités thérapeutiques (physiothérapie, ergothérapie, orthophonie, etc.).
- Mettre de la musique pendant les séances d'exercices physiques.

b) Thérapie par les loisirs

- Inciter la personne à s'engager dans des activités artistiques ou à faire de l'artisanat (tricot, crochet, etc.).
- Lui suggérer d'écrire.
- Lui procurer des puzzles.
- Organiser des jeux de groupes.

c) Thérapie de remotivation

- Choisir les sujets des séances de remotivation à partir des suggestions des animateurs et des intérêts du groupe. Voici quelques exemples: les animaux domestiques, les étendues d'eau, la mise en conserve des fruits et légumes, les moyens de transport, les vacances*.

- Lui faire faire des associations d'idées et des analogies.
  «Si la glace est froide, le feu est... ?»
  «Si le jour est clair, la nuit est... ?»

d) Stimulation sensorielle

- Stimuler la vue (avec des objets de couleur vive et de formes diverses, des images, des décorations colorées, des kaléidoscopes).
- Stimuler l'odorat (avec des fleurs, du café, de l'eau de Cologne).

20. Essayer de remplacer les dispositifs de contention par d'autres méthodes.

a) Installer la personne dans une pièce où se trouvent d'autres personnes qui pourront la surveiller.

b) Demander à des membres de sa famille ou à des amis de la surveiller lors des épisodes de confusion.

c) Si elle arrache les tubulures de perfusion, lui mettre des moufles plutôt que de lui lier les poignets.

21. Évaluer les risques pour la sécurité et adapter le milieu de vie de façon à prévenir les accidents. Voir *Risque élevé d'accident*, p. 24.

ORGANISER ET ENTRETENIR LE DOMICILE, INCAPACITÉ D'

DÉFINITION

Incapacité d'organiser et d'entretenir le domicile: Situation où une personne ou une famille a ou risque d'avoir de la difficulté à maintenir un milieu sûr, hygiénique et propice à la croissance personnelle.

* J. Jansen et D. Giberson (1988), «Remotivation therapy», *Journal of Gerontological Nursing*, 14(6), 1988, p. 31-34.

Note de l'auteure

Réflexions sur le diagnostic

Le diagnostic d'*Incapacité d'organiser et d'entretenir le domicile* s'applique aux personnes ou aux familles qui ont besoin d'information, de suivi et/ou d'aide pour entretenir leur domicile. Si ce problème est décelé lors de l'hospitalisation, l'infirmière du centre hospitalier demande qu'une infirmière en santé communautaire se rende au domicile de la personne pour évaluer son milieu de vie et son degré de fonctionnement dans ce milieu.

CARACTÉRISTIQUES

essentielles (*doivent être présentes*)

Difficulté à maintenir un milieu de vie hygiénique
Difficulté à assurer la sécurité de son milieu
Incapacité d'entretenir la maison convenablement
Manque de ressources financières

secondaires (*peuvent être présentes*)

Infections répétées
Accumulation de déchets
Logement surpeuplé
Infestations
Ustensiles de cuisine et vaisselle sales
Odeurs nauséabondes

FACTEURS D'INFLUENCE

Facteurs liés à la maladie

Maladie chronique invalidante

- Diabète sucré
- Bronchopneumopathie obstructive chronique (BPCO)
- Cancer
- Maladie de Parkinson
- Arthrite
- Sclérose en plaques
- Insuffisance cardiaque
- Dystrophie musculaire
- Accident vasculaire cérébral

Facteurs liés au contexte (*intrinsèques ou extrinsèques*)

Blessure subie par la personne ou un membre de la famille (fracture, lésion de la moelle épinière)

Opération (amputation, stomie)

Perturbation de l'état psychologique (pertes de mémoire, état dépressif, anxiété grave ou panique)

Toxicomanie (alcool, drogues, médicaments, etc.)

Absence de soutien adéquat

Perte d'un membre de la famille

Manque de connaissances

Ressources financières insuffisantes

Facteurs liés à la croissance et au développement

Nouveau-né

Soins à un nouveau-né présentant un risque élevé

Enfant

Enfant présentant un risque élevé de mort subite du nourrisson

Personne âgée

Dysfonctionnement cognitif, moteur ou sensoriel chez un membre âgé de la famille

Résultats escomptés/Critères d'évaluation

- La personne connaîtra les facteurs qui l'empêchent d'être autonome et d'entretenir son domicile.
- La personne sera capable d'effectuer les tâches nécessaires à l'entretien de la maison.
- La personne se dira satisfaite de sa vie domestique.

Interventions infirmières

1. Demander à la personne et à sa famille sur quels sujets ils ont besoin d'informations.
2. Déterminer le type de matériel nécessaire en tenant compte des critères suivants: il doit être facilement disponible, peu coûteux et durable.
3. Déterminer le type d'aide dont la personne aura besoin (repas, tâches ménagères, transport, etc.) et l'aider à l'obtenir.

4. Discuter des exigences qu'imposent les soins à un malade chronique :
   a) Exigences temporelles,
   b) Partage différent des responsabilités inhérentes au rôle (rôle de conjoint ou de parent, travail, etc.),
   c) Exigences physiques (soulever la personne malade, etc.).
5. Encourager l'aidant ou la famille à maintenir des contacts avec les amis et la famille élargie, ne serait-ce que par téléphone ; recommander à l'aidant de s'assurer que quelqu'un peut prendre la relève quand il veut sortir.
6. Permettre à la personne ou à la famille de parler de ses problèmes et de ses sentiments.
7. Diriger la personne vers un organisme communautaire au besoin (soins à domicile, service social, service de repas à domicile, etc.).

PERCEPTION SENSORIELLE, ALTÉRATION DE LA (PRÉCISER) : AUDITIVE, GUSTATIVE, KINESTHÉSIQUE, OLFACTIVE, TACTILE, VISUELLE

DÉFINITION

Altération de la perception sensorielle : Changement dans la quantité, la nature ou l'interprétation des stimuli que reçoivent les sens.

Note de l'auteure

Réflexions sur le diagnostic

Le diagnostic d'*Altération de la perception sensorielle* décrit la réaction de personnes dont la perception et la cognition sont modifiées par des facteurs physiologiques : douleur, manque de sommeil, immobilité, excès ou manque de stimuli signifiants, etc. Il ne faut pas oublier qu'une *Altération des opérations de la pensée* constitue une réaction possible lorsque la perception et la cognition sont modifiées. Pour différencier ces diagnostics, il faut se rappeler que le diagnostic infirmier d'*Altération de la perception sensorielle* s'applique lorsque des barrières ou des facteurs externes empêchent une personne d'interpréter correctement les stimuli que ses sens reçoivent. Par contre, lorsqu'une mauvaise interprétation des stimuli est due à un désordre mental ou à un trouble de la personnalité, le diagnostic d'*Altération des opérations de la pensée* est plus pertinent.

Le diagnostic *Altération de la perception sensorielle* se divise en six sous-catégories : *visuelle, auditive, kinesthésique, gustative, tactile* et *olfactive.* L'utilisation de ces sous-catégories peut poser certains problèmes sur le plan clinique. Ainsi, face à une personne atteinte d'un déficit visuel consécutif aux effets du glaucome, comment l'infirmière peut-elle intervenir pour résoudre un problème d'*Altération de la perception visuelle* ? Quels seraient les résultats escomptés ? L'infirmière pourrait évaluer la réaction de la personne à une perte de l'acuité visuelle et nommer précisément cette réaction, et non le déficit.

Sur le plan clinique, le diagnostic d'*Altération de la perception sensorielle* est plus utile lorsqu'on ne précise pas le déficit sensoriel. Voici quelques exemples de réactions à des déficits sensoriels.

Déficit visuel

Risque élevé d'accident

Syndrome d'incapacité (partielle ou totale) de se prendre en charge

Déficit auditif

Altération de la communication

Isolement social

Déficit kinesthésique

Risque élevé d'accident

Déficit olfactif

Altération de la nutrition : déficit nutritionnel

Déficit tactile

Risque élevé d'accident

Déficit gustatif

Altération de la nutrition : déficit nutritionnel

CARACTÉRISTIQUES

essentielles (*doivent être présentes*)

Mauvaise interprétation des stimuli reçus
et/ou
Baisse de la quantité ou de la nature des stimuli reçus

secondaires (*peuvent être présentes*)

Désorientation spatio-temporelle
Incapacité de reconnaître les personnes
Perturbation de l'aptitude à résoudre les problèmes
Changement de comportement ou altération des modes de communication
Perturbation des habitudes de sommeil
Agitation
Hallucinations auditives ou visuelles (signalées par la personne)
Peur
Anxiété
Apathie

FACTEURS D'INFLUENCE

Facteurs liés à la maladie

Déficit visuel, gustatif, auditif, olfactif ou tactile
Dysfonctionnement neurologique
- Accident vasculaire cérébral (AVC)
- Neuropathies
- Encéphalite ou méningite

Dysfonctionnement métabolique
- Déséquilibre hydroélectrolytique
- Acidose
- Alcalose
- Taux élevé d'azote uréique dans le sang (BUN)

Altération du transport de l'oxygène
- Dans le tissu cérébral
- Dans le tissu pulmonaire
- Dans le tissu cardiaque
- Anémie

Déficience musculosquelettique
- Paraplégie
- Quadriplégie

Facteurs liés au traitement

Amputation
Médicaments (sédatifs, tranquillisants)

Intervention chirurgicale (glaucome, cataracte, décollement de la rétine)

Isolement physique (isolement de protection contre les infections hospitalières, maladie contagieuse, emprisonnement)

Radiothérapie

Immobilité

Mobilité réduite (alitement, traction, plâtre, cadre de Stryker, lit circulaire)

Facteurs liés au contexte (*intrinsèques ou extrinsèques*)

Isolement social (agonie, risque de contagion)

Douleur

Stress

Environnement (bruit, pollution, unité de soins intensifs)

Résultats escomptés/Critères d'évaluation

- La personne présentera moins de manifestations de surcharge sensorielle, telles que (préciser).
- La personne décèlera et éliminera les facteurs de risque, dans la mesure du possible.
- La personne expliquera le but du programme thérapeutique.

Interventions infirmières

1. Réduire le bruit ou l'éclairage excessifs.
2. Parler avec la personne de la source du bruit.
3. Suggérer à la personne d'écouter de la musique douce et relaxante avec des écouteurs.
4. Expliquer aux membres du personnel qu'il est nécessaire de réduire le bruit et de veiller à ce que tous les malades puissent dormir au moins deux à quatre heures sans interruption.
5. Pour atténuer les inquiétudes de la personne, lui nommer les objets qui l'entourent, lui en expliquer l'usage et la rassurer sur les bruits qu'ils émettent.

6. Inviter la personne à parler de sa perception des bruits.
7. Orienter la personne dans les trois sphères (personnes, espace, temps).
8. Expliquer à la personne les activités prévues.
9. Inciter la personne à participer aux soins (se laver, se vêtir, se coiffer par exemple).
10. Inciter la personne à sortir de son lit le plus souvent possible.

PERTE D'ESPOIR

DÉFINITION

Perte d'espoir: État émotionnel permanent et subjectif dans lequel se trouve une personne qui ne voit pas de solutions ou de choix personnels valables et est incapable de mobiliser ses forces pour son propre compte.

Note de l'auteure

Réflexions sur le diagnostic

Il y a une distinction à faire entre la *Perte d'espoir* et le *Sentiment d'impuissance*: la personne qui a perdu espoir ne voit pas de solutions à son problème et/ou ne voit pas comment elle peut arriver à son but, mais elle se sent maîtresse de son destin. La personne qui se sent impuissante, au contraire, voit parfois une solution à son problème, mais se sent incapable de faire quoi que ce soit parce qu'elle ne se sent pas maîtresse de sa vie ou qu'elle manque de ressources.

CARACTÉRISTIQUES

essentielles (*doivent être présentes*)

Troubles physiologiques

- Ralentissement de la réaction aux stimuli
- Manque d'énergie
- Hypersomnie

Troubles émotionnels

- Apathie profonde, accablante et soutenue en réponse à une situation que la personne juge sans issue et pour laquelle elle ne voit pas de solution (explicite ou implicite)
  Indices verbaux
  – « Je ferais mieux d'abandonner tout de suite, car je n'y peux rien. »
  – « L'avenir me paraît sombre. »
  – « Je ne peux m'imaginer ce que sera ma vie dans 10 ans. »
  – « Je n'ai jamais eu de chance, et je ne vois pas pourquoi cela changerait. »
  – « Quand je pense à l'avenir, ça me déprime. »
  – « Je sais bien que je n'obtiendrai jamais ce que je veux vraiment. »
  – « Les choses ne tournent jamais comme je le souhaite. »
  – « C'est idiot de faire des rêves, ils ne se réalisent jamais. »
  – « Il est peu probable que je sois jamais heureux. »
  – « L'avenir m'apparaît flou et incertain. »
- Difficulté à éprouver des sentiments
  – Incapacité de faire confiance à la vie
  – Incapacité de trouver un sens ou un but à sa vie
  – Sentiment d'être vidé, sans énergie
  – Sentiment de manque ou de perte
  – Sentiment d'impuissance
  – Sentiment d'incompétence
  – Impression d'être pris au piège

Troubles du comportement

- Passivité
- Manque d'ambition, d'initiative et d'intérêt
- Diminution de l'expression verbale
- Diminution de l'affect

Troubles cognitifs

- Diminution de la capacité de résoudre des problèmes et de prendre des décisions
- Orientation vers le passé et l'avenir, désintérêt envers le présent
- Rigidité de la pensée
- Manque d'imagination et de volonté
- Manque de nuances (attitude de « tout ou rien », par exemple)
- Inaptitude à définir et/ou à atteindre des objectifs

- Incapacité de planifier sa vie, de s'organiser ou de prendre des décisions
- Inaptitude à reconnaître les sources d'espoir
- Pensées suicidaires

secondaires (*peuvent être présentes*)

Troubles physiologiques

- Anorexie
- Perte pondérale

Troubles émotionnels

- Accablement
- Découragement face à soi et aux autres
- Absence de gratification dans l'exercice du rôle et les relations
- Angoisse (« gorge serrée »)
- Impression d'être « au bout du rouleau »
- Tension
- Vulnérabilité

Troubles du comportement

- Regard fuyant : se détourne ou hausse les épaules quand on lui parle
- Manque d'initiative
- Régression
- Résignation
- Dépression
- Colère
- Perte de motivation
- Abattement
- Soupirs
- Isolement social
- Manque de collaboration aux soins (aide parfois l'infirmière, mais reste passif)

Troubles cognitifs

- Difficulté à assimiler des informations reçues
- Diminution de l'aptitude à communiquer
- Manque de discernement
- Perte de la notion du temps (passé, présent et avenir)
- Trous de mémoire
- Confusion
- Distorsion des perceptions et des associations d'idées

FACTEURS D'INFLUENCE

Facteurs liés à la maladie

Maladie chronique ou à pronostic sombre (cardiopathie, néphropathie, cancer, sida)

- Affaiblissement ou détérioration physique
- Altération de l'image corporelle

- Signes ou symptômes nouveaux et imprévus d'une maladie antérieure
- Douleur, malaise ou faiblesse prolongés
- Réduction des capacités fonctionnelles (par exemple : marcher, éliminer, se nourrir)

Facteurs liés au traitement

Traitements longs et incommodants (chimiothérapie ou radiothérapie, par exemple)

Traitements longs et infructueux

Traitements portant atteinte à l'image corporelle (opération ou chimiothérapie, par exemple)

Examens diagnostiques longs et infructueux

Rattachement prolongé à un appareil de survie (dialyseur, respirateur, par exemple)

Rattachement prolongé à un appareil de monitorage des fonctions vitales (appareil de télémesure, par exemple)

Facteurs liés au contexte (*intrinsèques ou extrinsèques*)

Immobilisation prolongée (à la suite d'une fracture ou d'une lésion de la moelle épinière, par exemple)

Isolement prolongé dû à une maladie (maladie infectieuse ou isolement de protection pour cause de déficit immunitaire, par exemple)

Séparation d'avec les personnes clés (parents, conjoint, enfants et autres) ou isolement

Incapacité d'atteindre des objectifs importants à ses yeux (mariage, études, enfants)

Incapacité de s'adonner aux activités désirées (marcher, pratiquer des sports)

Perte d'une personne clé ou d'un objet important (conjoint, enfant, ami, argent)

Charge d'un malade à long terme (conjoint, enfant, parent)

Exposition prolongée à un stress physiologique ou psychologique

Perte de la foi en des valeurs transcendantes ou en Dieu

Stimuli stressants et décisions cruciales à prendre

Facteurs liés à la croissance et au développement

Enfant

Perte de la personne qui s'occupe de lui

Perte de confiance en la personne clé dans sa vie (parent, frère ou sœur)

Abandon par les personnes qui s'occupaient de lui

Perte d'autonomie liée à la maladie (fracture, par exemple)

Perte d'une fonction corporelle

Incapacité de réaliser les tâches développementales propres à son âge (confiance, autonomie, initiative, sens du travail)

Adolescent

Perte d'une personne clé (camarade, membre de la famille)

Perte d'une fonction corporelle

Altération de l'image corporelle

Incapacité de réaliser les tâches développementales propres à son âge (acquisition de l'identité)

Adulte

Incapacité fonctionnelle ; perte d'un membre

Perturbation des relations (séparation, divorce)

Perte d'emploi ou des possibilités d'avancement

Perte d'une personne clé (enfant, conjoint)

Incapacité d'effectuer les tâches développementales propres à son âge (intimité, engagement, efficacité)

Personne âgée

Déficit sensoriel

Déficit moteur

Perte d'indépendance

Perte d'une personne clé ou d'un objet auquel elle tient

Incapacité d'effectuer les tâches développementales propres à son âge (intégrité)

Résultats escomptés/Critères d'évaluation

Résultats à court terme

- La personne parlera de façon ouverte et constructive de sa souffrance.
- La personne évoquera des souvenirs heureux et fera un bilan positif de sa vie.

- La personne réfléchira à ses valeurs et au sens de sa vie.
- La personne appréciera le moment présent.
- La personne créera et cultivera de bonnes relations avec les autres.
- La personne sera convaincue qu'elle atteindra les objectifs fixés.
- La personne aura confiance en elle-même et dans les autres.
- La personne se fixera des buts réalisables.

Résultats à long terme

- La personne sera plus énergique, ce qui se manifestera par sa participation aux activités (soins personnels, exercice, passe-temps, par exemple).
- La personne sera convaincue que l'avenir lui réserve de bonnes choses.
- La personne fera preuve d'initiative, de maîtrise et d'autonomie quand elle devra prendre des décisions et résoudre des problèmes.
- La personne s'exprimera dans les termes suivants.
  a) «J'ai hâte de...»
  b) «Quand ça ne va pas, ça me fait du bien de penser à...»
  c) «J'ai le temps de faire tout ce qui me plaît.»
  d) «J'ai encore de belles années devant moi.»
  e) «Je compte bien réussir à...»
  f) «J'ai l'intention de profiter davantage des bonnes choses de la vie.»
  g) «Mon passé m'a aidé à me préparer pour l'avenir.»
  h) «J'entends bien être heureux.»
  i) «J'ai confiance en l'avenir.»

Interventions infirmières

1. Exprimer de l'empathie pour encourager la personne à parler de ses doutes, de ses peurs et de ses inquiétudes.

2. L'inciter à parler de la part que prend l'espoir dans sa vie et lui demander de donner des exemples.
3. Lui demander d'expliquer pourquoi elle a peu d'espoir et de décrire les moments où l'espoir lui a fait défaut.
4. Lui faire comprendre qu'elle doit séparer les aspects désespérants de sa vie des aspects prometteurs.
5. Évaluer les ressources internes de la personne et les mobiliser (autonomie, indépendance, capacité d'analyse raisonnée, facultés cognitives, souplesse et spiritualité).
6. L'aider à se trouver des sources d'espoir (par exemple, dans ses relations, dans sa foi ou dans ses projets).
7. Fixer avec elle des objectifs réalisables à court terme et à long terme. (Toujours aller du plus simple au plus complexe ; établir au besoin un tableau décrivant chaque objectif et précisant une date limite pour l'atteindre.)
8. Lui conseiller d'anticiper le plaisir qu'elle aura à faire les activités agréables dans la journée (faire une promenade, lire un bon livre ou écrire une lettre, par exemple).
9. Évaluer les ressources externes de la personne et les mobiliser (personnes clés dans sa vie, équipe soignante, groupes de soutien, Dieu et/ou une force supérieure).
10. Amener la personne à reconnaître qu'on l'aime, qu'on s'inquiète pour elle et qu'on tient à elle en dépit de sa maladie.
11. Inciter la personne à parler de ses problèmes avec des gens aux prises avec un problème ou une maladie similaire et qui ont trouvé des façons efficaces d'y faire face.
12. Évaluer les valeurs et les croyances de la personne (expériences passées, pratiques religieuses, relation avec Dieu, sens et but de la prière ; voir *Détresse spirituelle*, p. 121).
13. Lui donner le temps de réfléchir sur le sens de sa souffrance, de la mort et de l'agonie.
14. Faire les demandes de consultation nécessaires (counseling spirituel ou autres).

Peur

DÉFINITION

Peur : Situation où une personne ou un groupe se sentent perturbés sur le plan physiologique ou émotionnel par un danger d'origine connue.

Note de l'auteure

Réflexions sur le diagnostic

Voir le diagnostic *Anxiété*, p. 37.

CARACTÉRISTIQUES

essentielles (*doivent être présentes*)

Sentiment d'effroi, de terreur, d'appréhension
Évitement
Concentration sur la source de la peur
Baisse de la capacité d'attention, du rendement et de la maîtrise de soi

secondaires (*peuvent être présentes*)

Panique et obsessions (signalées par la personne)
Réactions comportementales

- Larmes
- Fuite
- Tendance à poser beaucoup de questions et à parler sans arrêt
- Maniérisme compulsif
- Agressivité
- Immobilité dysfonctionnelle
- Hypervigilance (sur le qui-vive)

Réactions viscérales ou somatiques

- *Appareil locomoteur*
  - Fatigue et faiblesse dans les membres
  - Tremblements
  - Crispation
- *Appareil cardiovasculaire*
  - Augmentation de la pression artérielle
  - Palpitations
  - Pouls rapide
- *Appareil respiratoire*
  - Augmentation de la fréquence respiratoire
  - Essoufflement

- *Appareil gastro-intestinal*
  - Anorexie
  - Diarrhée et besoin impérieux d'aller à la selle
  - Nausées et vomissements
  - Sécheresse de la bouche ou de la gorge
- *Appareil génito-urinaire*
  - Pollakiurie, miction impérieuse
- *Peau*
  - Rougeur ou pâleur
  - Paresthésie
  - Sudation
- *Système nerveux central et perception*
  - Syncope
  - Manque de concentration
  - Cauchemars
  - Insomnie
  - Irritabilité
  - Distraction
  - Pupilles dilatées

FACTEURS D'INFLUENCE (*les plus fréquents*)

Facteurs liés à la maladie

Perte d'une partie du corps
Perte fonctionnelle
Maladie invalidante
Déficit sensoriel
Trouble cognitif
Possibilité d'invalidité permanente
Maladie en phase terminale

Facteurs liés au traitement

Hospitalisation
Opération et résultat
Anesthésie
Intervention effractive
Radiothérapie

Facteurs liés au contexte (*intrinsèques ou extrinsèques*)

Influence des autres
Douleur
Nouveau milieu
Nouvelles personnes
Crime
Manque de connaissances
Perte ou remplacement d'une personne clé
Divorce

Succès
Échec

Facteurs liés à la croissance et au développement

Enfant
Peurs reliées à l'âge (obscurité, étrangers)
Influence des autres

Adolescent
Adaptation au niveau secondaire
Compétition sur les plans sociaux et intellectuels
Autonomie
Refus de l'autorité

Adulte
Mariage
Grossesse
Éducation des enfants

Personne âgée
Retraite
Abandon de rôles
Vieillissement

Résultats escomptés/Critères d'évaluation

- La personne ressentira un plus grand bien-être psychologique et physiologique.
- La personne distinguera les situations réelles des situations imaginaires.
- La personne saura quels mécanismes d'adaptation sont efficaces et quels mécanismes sont inefficaces.
- La personne connaîtra ses propres mécanismes d'adaptation.
- L'enfant parlera de ses peurs.
- L'enfant se dira apaisé ou montrera des signes d'apaisement.

Interventions infirmières

1. Orienter la personne par rapport au milieu en lui donnant des explications simples.

2. Parler lentement et calmement.
3. Permettre à la personne de s'isoler.
4. S'exprimer par des phrases simples et directes. (Éviter les détails.)
5. Inciter la personne à exprimer ses sentiments (impuissance, colère, etc.).
6. Amener la personne à voir la réalité en face et à y réagir de manière appropriée.
7. Créer une atmosphère rassurante.
8. Accepter que l'enfant puisse avoir peur et lui expliquer ce qu'il en est, si possible, ou lui montrer comment maîtriser sa peur. Lui expliquer qu'il est normal d'avoir peur.
   a) Peur d'animaux ou d'intrus imaginaires: « Je ne vois pas de lion dans ta chambre, mais je vais te laisser de la lumière, et si tu as besoin de moi, appelle-moi tout de suite, d'accord ? »
   b) Peur que les parents soient en retard; conseiller aux parents d'établir avec l'enfant un plan d'urgence: « Si tu reviens de l'école et que maman n'est pas là, va chez la voisine, Mme S. »
   c) Peur d'être aspiré par l'écoulement de l'eau des toilettes ou de la baignoire: faire sortir l'enfant de la baignoire avant d'enlever le bouchon, laisser l'enfant descendre du siège des toilettes avant d'actionner la chasse d'eau, laisser des jouets dans la baignoire et montrer à l'enfant qu'ils ne sont pas aspirés par l'écoulement.
   d) Peur de l'obscurité: laisser une veilleuse allumée dans la chambre de l'enfant.
   e) Peur des chiens et des chats: montrer un autre enfant qui joue avec un chien, sans toutefois s'approcher de la scène; ne jamais forcer l'enfant à toucher un animal.
9. Expliquer aux parents que les peurs de leur enfant sont normales et qu'ils doivent les accepter; leur déconseiller de punir l'enfant ou de le forcer à surmonter sa peur.
10. Montrer à l'enfant un autre enfant qui réagit bien à une chose dont il a peur.
11. Quand les émotions de la personne sont moins intenses, lui faire prendre conscience de ses réactions comportementales ou somatiques face à la peur.

PROGRAMME THÉRAPEUTIQUE, PRISE EN CHARGE INEFFICACE DU

DÉFINITION

Prise en charge inefficace du programme thérapeutique: Situation où une personne a ou risque d'avoir de la difficulté à intégrer à sa vie quotidienne le traitement d'une maladie ou les séquelles d'une maladie, de façon à atteindre les objectifs de santé visés.

Note de l'auteure

Réflexions sur le diagnostic

Ce problème de soins infirmiers se rencontre très souvent dans presque tous les milieux de soins. Que le problème de santé soit aigu ou chronique, le traitement exige la plupart du temps un changement dans le mode de vie, et de ce changement dépend souvent l'issue du traitement.

Ce diagnostic s'applique aux personnes ou aux familles qui éprouvent de la difficulté à atteindre les objectifs du programme thérapeutique. L'infirmière joue un rôle de premier plan dans une telle situation, car c'est elle qui expose à la personne les diverses options qui s'offrent à elle et les méthodes qui lui permettront d'atteindre les objectifs du programme.

Quand une personne doit suivre un programme thérapeutique complexe ou a de la difficulté à suivre son programme à cause d'un trouble fonctionnel, l'infirmière doit choisir le diagnostic de *Risque élevé de prise en charge inefficace du programme thérapeutique.* Non seulement doit-elle alors apprendre à la personne comment appliquer son programme thérapeutique, mais elle doit aussi l'aider à trouver des mesures qui lui permettront de surmonter son déficit fonctionnel.

CARACTÉRISTIQUES

essentielles (*doivent être présentes*)

Mode de vie ne permettant pas d'atteindre les buts du traitement ou du programme de prévention

Désir de prendre en charge le plan de traitement de la maladie et le programme de prévention de ses séquelles

Difficulté à organiser ou à intégrer un ou plusieurs aspects du plan de traitement de la maladie et de ses effets ou du programme de prévention des complications

secondaires (*peuvent être présentes*)

Exacerbation (prévisible ou non) des symptômes de la maladie

Aucune mesure prise pour intégrer le programme thérapeutique aux habitudes

Aucune mesure prise pour empêcher la progression de la maladie et en prévenir les séquelles

FACTEURS D'INFLUENCE

Facteurs liés au traitement

Complexité du programme thérapeutique

Milieu non thérapeutique

Coût du programme

Complexité du système de soins

Effets indésirables du traitement

Facteurs liés au contexte (*intrinsèques ou extrinsèques*)

Conflits décisionnels

Manque de connaissances

Conflits familiaux

Méfiance à l'égard du plan de traitement

Méfiance à l'égard du personnel soignant

Conflits entre le traitement proposé et les croyances de la personne en matière de santé

Impression que la maladie n'est pas si grave

Impression que le traitement aura peu d'effet sur elle

Impression que ça ne vaut pas la peine

Absence d'initiative pour la recherche d'un meilleur niveau de santé

Manque de soutien

Facteur lié à la croissance et au développement

Enfant, adolescent

Peur d'être différent des autres

Résultats escomptés/Critères d'évaluation

- La personne et sa famille ressentiront moins d'anxiété face à la situation, devant l'inconnu ou en raison de fausses perceptions.
- La personne et sa famille décriront la maladie, ses causes, les facteurs favorisant l'apparition des symptômes, de même que le programme thérapeutique requis pour traiter la maladie ou atténuer les symptômes.
- La personne et sa famille adopteront les comportements prescrits ou désirés pour guérir la maladie et prévenir les récurrences et les complications.

Interventions infirmières

1. Rechercher les facteurs qui empêchent la personne de suivre son programme thérapeutique:
   a) Méfiance à l'égard du traitement ou du personnel soignant,
   b) Manque de confiance en ses capacités,
   c) Manque de connaissances,
   d) Manque de ressources.
2. Créer un climat de confiance.
   a) Permettre à la famille d'évoluer à son propre rythme.
   b) Faire de l'écoute active.
   c) Accepter les sentiments de la personne.
   d) Faire preuve d'honnêteté.
3. Aider la famille à prendre de l'assurance et à croire en ses capacités.
4. Trouver les facteurs qui font obstacle à l'apprentissage:
   a) Impression que la maladie n'est pas si grave,

   b) Peur des complications,
   c) Pronostic,
   d) Impression que l'évolution de la maladie est maîtrisée,
   e) Degré d'anxiété,
   f) Situation financière,
   g) Réseau de soutien,
   h) Expériences,
   i) État physique,
   j) État émotionnel,
   k) Capacités cognitives.

5. Encourager la personne et sa famille à adopter une attitude positive et à participer activement au traitement.
   a) Amener la personne et sa famille à verbaliser leurs sentiments, leurs craintes et leurs interrogations.
   b) Encourager la personne et sa famille à s'informer pour prendre des décisions éclairées.
   c) Expliquer à la personne et à sa famille leurs responsabilités et leur montrer comment les assumer.
6. Fournir des explications sur les sujets suivants :
   a) Maladie,
   b) Programme thérapeutique (médicaments, diète, interventions, exercices et appareils),
   c) Raison d'être du programme thérapeutique,
   d) Exigences du traitement pour la personne et sa famille,
   e) Effets secondaires du traitement,
   f) Changements à apporter dans le mode de vie,
   g) Méthodes de surveillance de l'état de santé,
   h) Suivi nécessaire,
   i) Signes et symptômes de complications,
   j) Services et sources de soutien offerts,
   k) Changements à apporter dans le domicile.
7. Expliquer que les changements au mode de vie et l'apprentissage nécessaire prendront du temps à se réaliser.
   a) Fournir de la documentation.

b) Donner le nom d'une personne-ressource qui peut répondre aux questions.

8. Faire les demandes de consultation nécessaires et prendre contact avec le centre local de services communautaires (CLSC).

RÉACTION POST-TRAUMATIQUE

Syndrome du traumatisme de viol

DÉFINITION

Réaction post-traumatique: Situation où une personne a une réaction pénible et prolongée à un événement très traumatisant qu'elle n'a pas encore intégré.

CARACTÉRISTIQUES

essentielles (*doivent être présentes*)

La personne revit l'événement traumatisant, ce qui peut se manifester sur les plans cognitif, affectif et/ou sensorimoteur:

- Retours en arrière («flashbacks»), pensées perturbantes
- Rêves ou cauchemars répétitifs
- Besoin de parler sans arrêt de l'événement traumatisant
- Sentiment de culpabilité d'avoir survécu ou d'avoir fait certains gestes pour survivre
- Émotions pénibles, autoaccusation, honte ou tristesse
- Vulnérabilité ou sentiment d'impuissance, anxiété ou panique
- Peur que l'événement se reproduise, peur de mourir ou de ne plus être maître de ses actes
- Crises de colère ou de rage, sursauts fréquents
- Hypervigilance

secondaires (*peuvent être présentes*)

Torpeur psychique et émotionnelle

- Mauvaise interprétation de la réalité, altération de la mémoire
- Confusion, dissociation ou amnésie
- Imprécision par rapport à l'événement traumatisant

- Baisse de la capacité d'attention, inattention ou ahurissement
- Sensation de torpeur, affect restreint
- Sentiment de détachement, d'aliénation
- Perte d'intérêt pour des activités importantes
- Exercice rigide du rôle ou comportement stéréotypé

Altération du mode de vie

- Attitude soumise, passive ou dépendante
- Comportements autodestructeurs (abus d'alcool ou de drogues, tentative de suicide, conduite imprudente, activités illégales, etc.)
- Recherche de sensations fortes
- Difficulté dans les relations interpersonnelles
- Phobie grandissante à l'égard de l'événement traumatisant
- Évitement des situations qui rappellent l'événement traumatisant
- Isolement social ou repli sur soi, mauvaise image de soi
- Troubles du sommeil, troubles émotionnels
- Irritabilité, difficulté à contenir ses impulsions, explosions de colère
- Perte de confiance à l'égard des gens ou du monde, sentiment que la vie est dénuée de sens
- Sentiment qu'on ne parviendra jamais à atteindre les buts que la plupart des gens atteignent dans la vie
- Anxiété ou dépression chronique
- Problèmes somatiques ou symptômes physiologiques multiples

FACTEURS D'INFLUENCE

Facteurs liés au contexte (*intrinsèques ou extrinsèques*)

Catastrophe naturelle : inondation, tremblement de terre, éruption volcanique, tornade, ouragan, avalanche, épidémie (peut être d'origine humaine), ou autre

Drame d'origine humaine : guerre, accident d'avion, grave accident de la route, incendie important, bombardement, camp de concentration, torture, agression, viol, catastrophe industrielle (déversement chimique ou autre, accident nucléaire), ou tout événement d'origine humaine qui cause ou peut causer la mort ou la destruction

Autres facteurs importants : vulnérabilité de la personne, gravité du traumatisme et contexte post-traumatique (notamment le soutien social)

Résultats escomptés/Critères d'évaluation

Objectifs à court terme

- La personne signalera qu'elle revit l'événement moins souvent ou qu'elle ressent moins de torpeur.
- La personne admettra que l'événement s'est bel et bien produit et commencera à essayer de s'en sortir en parlant de ce qui s'est passé et en exprimant ses sentiments (peur, colère, culpabilité, etc.).
- La personne saura où trouver du soutien et prendra contact avec les personnes et les services qui peuvent l'aider.

Objectif à long terme

- La personne donnera un sens à l'expérience qu'elle a vécue ; elle reprendra le cours de sa vie et se fixera des buts.

Interventions infirmières

1. Évaluer le degré de traumatisme que la personne estime avoir vécu.
2. Évaluer l'intensité de la réaction de la personne ainsi que les effets de cette réaction sur sa capacité de fonctionner.
3. Aider la personne à réduire les symptômes de réminiscence ou de torpeur.

   a) Créer un climat thérapeutique rassurant qui l'aidera à reprendre son emprise sur elle-même.

   b) Rester auprès d'elle et lui offrir son aide lorsqu'elle vit une période d'anxiété grave. (Voir *Anxiété* pour plus de détails, p. 41.)

   c) L'aider à contenir ses impulsions en lui fixant des limites, en l'invitant à extérioriser ses émotions et en l'incitant à canaliser son surplus d'énergie dans l'activité physique (gymnastique, marche, course à pied, etc.).

   d) La rassurer en lui expliquant que de tels sentiments et symptômes sont fréquents chez les personnes ayant vécu le même genre de traumatisme.

4. Aider la personne à accepter que la catastrophe a bel et bien eu lieu et à commencer à surmonter son traumatisme en en parlant et en exprimant ses sentiments (comme la peur, la colère et la culpabilité).
5. Aider la personne à trouver les personnes ou les services dont elle a besoin et à prendre contact avec eux.
6. L'aider à reprendre ses activités habituelles et à en découvrir de nouvelles.
7. Si la victime est un enfant, créer un cadre sécurisant (au cours d'une séance de thérapie par le jeu, par exemple) qui lui permettra de raconter l'expérience qu'il a vécue et d'exprimer ses sentiments (peur, culpabilité, rage, etc.).
8. Aider les membres de la famille à comprendre ce qui arrive à la victime.
   a) Les inviter à exprimer leurs sentiments.
   b) Leur offrir des séances de consultation psychologique et/ou les adresser aux services d'aide appropriés.
9. Prendre les dispositions nécessaires pour que la victime ait un suivi thérapeutique qui lui permette de surmonter le traumatisme et de l'intégrer à ses expériences de vie.

Syndrome du traumatisme de viol

DÉFINITION

Syndrome du traumatisme de viol: Situation où une personne a subi une agression sexuelle (pénétration vaginale ou anale) violente, sous contrainte, et sans son consentement. Le syndrome de traumatisme causé par une agression sexuelle ou une tentative d'agression sexuelle comporte une phase aiguë de déstabilisation dans la vie de la victime et de sa famille, et un processus de réorganisation à long terme*.

CARACTÉRISTIQUES

essentielles (*doivent être présentes*)

Plainte d'agression sexuelle
et/ou
Marques d'agression

secondaires (*peuvent être présentes*)

(**Remarque :** Si la victime est un enfant, les parents peuvent avoir des réactions analogues.)

◆ PÉRIODE DE DÉSTABILISATION (PHASE AIGUË)

Réactions somatiques

- Irritabilité digestive (nausées, vomissements, anorexie)
- Sensations gênantes aux organes génitaux (douleur, démangeaisons)
- Tension musculaire (spasmes, douleur)

Réactions psychologiques

- Déni
- Choc émotionnel
- Colère
- Peur de rester seule ou peur que l'agresseur ne revienne (l'enfant victime d'un viol aura peur d'être puni, peur de subir des représailles s'il dévoile le nom de son agresseur, peur d'être abandonné ou d'être rejeté)
- Culpabilité
- Panique à la vue de l'agresseur ou du lieu de l'agression

Réactions sexuelles

- Méfiance envers les hommes
- Perturbation du comportement sexuel

◆ PÉRIODE DE RÉORGANISATION (ÉVOLUTION À LONG TERME)

(**Remarque :** Tant que la réorganisation n'est pas amorcée, toute caractéristique aiguë peut persister.)

Réactions psychologiques

- Phobies
- Cauchemars ou troubles du sommeil
- Anxiété
- Dépression
- Idées suicidaires

* L. Holmstrom et A. W. Burgess, « Development of diagnostic categories: Sexual traumas », *American Journal of Nursing*, 1975, 75, p. 1288-1291.

Résultats escomptés/Critères d'évaluation

Objectifs à court terme

- La personne exprimera ses sentiments.
- La personne expliquera le but du traitement et le mode d'intervention.
- La personne désignera des membres de son réseau de soutien susceptibles de l'aider et fera appel à eux.

Objectifs à long terme

- Le viol ne laissera pas de séquelles paralysantes.
- L'enfant victime de viol parlera de l'agression.
- L'enfant victime de viol exprimera ses sentiments à l'égard de l'agression et du traitement.
- Les proches de la victime de viol parleront de leur réaction à l'agression.
- Les proches de la victime de viol ne seront pas paralysés par le viol.

Interventions infirmières

1. Établir une relation de confiance avec la victime; rester auprès d'elle durant la phase aiguë ou prendre des dispositions pour que quelqu'un demeure constamment auprès d'elle.
2. Lui expliquer les soins qu'elle recevra et les examens qu'elle subira.
   a) Procéder calmement à l'examen, sans précipitation.
   b) Expliquer en détail chacune des interventions avant de les effectuer.
   c) S'il s'agit de son premier examen gynécologique, lui expliquer la position à prendre ainsi que les instruments utilisés.
   d) Lui parler des risques de grossesse et de maladie sexuellement transmissible, et lui expliquer les traitements possibles.

3. Expliquer à la victime la procédure judiciaire et la façon dont l'enquête policière se déroulera*.
   a) Lui expliquer que les prélèvements effectués pourront servir de preuve devant le tribunal.
   b) Lui expliquer que c'est elle et elle seule qui décide si elle doit porter plainte ou non.
   c) Si l'équipe soignante a permis à la police d'interroger la victime, prendre les précautions suivantes.
      - Fixer la rencontre à une heure qui conviendra tant à la victime qu'aux policiers.
      - Expliquer à la victime le genre de questions qu'on lui posera.
      - Demeurer auprès d'elle durant l'entretien; ne pas poser de questions ni donner de réponses.
4. Noter la présence d'ecchymoses, de lacérations, d'œdème ou d'écorchures, ainsi que l'endroit où ils se trouvent sur le corps de la victime.
5. Autant que possible, recourir à un thérapeute spécialisé dans les cas de viol dans l'heure suivant le traumatisme.
6. Avant que la victime quitte le centre hospitalier, lui donner une carte sur laquelle figurent les dates et les heures de ses consultations de suivi ainsi que les noms et numéros de téléphone des centres qui offrent des services de consultation psychologique et d'aide aux personnes en situation de crise.
7. L'amener à reconnaître les réactions positives des membres du sexe opposé ou le soutien que lui apporte son partenaire sexuel.

RECHERCHE D'UN MEILLEUR NIVEAU DE SANTÉ (PRÉCISER LES COMPORTEMENTS)

DÉFINITION

Recherche d'un meilleur niveau de santé: Volonté d'une personne dont l'état de santé est stable de modifier ses

* L. Heinrich (1987), «Care of the female rape victim», *Nurse Practioner*, 12 (11), p. 9.

habitudes personnelles en matière de santé et/ou son milieu afin d'améliorer son bien-être*.

Note de l'auteure

Réflexions sur le diagnostic

Ce diagnostic peut s'avérer utile face à une personne ou à une famille qui désire de l'enseignement en matière de santé dans le but d'améliorer son état de santé ou de se garder en bonne santé (comportement préventif, examens de dépistage selon l'âge, régime équilibré, etc.). On réserve habituellement cette formulation aux personnes asymptomatiques, mais on peut parfois l'utiliser dans le cas d'une personne atteinte d'une maladie chronique qui désire un plus grand bien-être. Par exemple, pour une femme atteinte de lupus érythémateux, on pourrait formuler le diagnostic suivant: *Recherche d'un meilleur niveau de santé: programme d'exercices régulier.*

CARACTÉRISTIQUES

essentielle (*doit être présente*)

Désir de s'informer sur les moyens d'améliorer sa santé (exprimé par la personne ou observé par l'infirmière)

secondaires (*peuvent être présentes*)

Désir de mieux maîtriser ses pratiques sanitaires (exprimé par la personne ou observé par l'infirmière)

Inquiétudes face aux effets du milieu actuel sur son état de santé (exprimées par la personne)

Manque de connaissances sur la façon d'utiliser les services de santé communautaire (signalé par la personne ou observé par l'infirmière)

* Un état de santé stable se définit comme suit: la personne a adopté les mesures de prévention de la maladie appropriées à son âge, elle se dit en bonne ou en excellente santé et, le cas échéant, voit les signes et symptômes de maladie se stabiliser.

Manque d'informations sur les comportements propices à la santé (signalé par la personne ou observé par l'infirmière)

FACTEURS D'INFLUENCE

Facteurs liés au contexte (*intrinsèques ou extrinsèques*)

Changements de rôle

- Mariage
- Retraite
- Naissance d'un enfant
- Syndrome du nid vide

Manque d'informations sur les aspects suivants

- Mesures de prévention de la maladie
- Régime alimentaire équilibré et contrôle du poids
- Façon de remplir ses obligations familiales, sociales et professionnelles
- Dépistage des troubles et des facteurs de risque reliés à l'âge
- Programme d'exercices régulier
- Contrôle efficace du stress
- Réseaux de soutien social

Facteurs liés à la croissance et au développement

On trouvera au tableau I-2 (p. 253) les besoins et les tâches développementales propres aux divers groupes d'âge (0-18 ans) qui pourraient devenir des facteurs d'étiologie ou d'influence.

Résultats escomptés/Critères d'évaluation

- La personne décrira les examens de dépistage qu'elle devrait subir compte tenu de son âge et des facteurs de risque auxquels elle est exposée.
- La personne sera capable de faire seule les auto-examens permettant de dépister les premiers signes du cancer.
- La personne participera à un programme d'exercices régulier.
- La personne exprimera l'intention d'adopter des stratégies d'adaptation et de réduction du stress constructives.
- La personne se montrera responsable de sa santé (forme physique, hygiène dentaire, sécurité, alimentation, fonctionnement familial, etc.).

Interventions infirmières

1. Évaluer les connaissances ou les perceptions de la personne ou de la famille quant aux aspects suivants:
   a) Maladie (cardiopathie, cancer, maladie respiratoire, maladie infantile, infection, troubles dentaires, etc.),
   b) Vulnérabilité (présence de facteurs de risque, antécédents familiaux, etc.),
   c) Gravité du problème,
   d) Importance du dépistage.
2. Inventorier les comportements passés de la personne ou de la famille en matière de promotion de la santé:
   a) Attentes faces aux services de santé,
   b) Interactions avec les services de santé ou le personnel soignant,
   c) Influences de la famille, de la communauté culturelle, des amis et des médias.
3. Informer la personne sur les méthodes de dépistage des maladies qui touchent le plus son groupe d'âge. (Voir le tableau I-2, p. 253.)
4. Expliquer le rôle de l'alimentation dans le maintien de la santé et la prévention des maladies.
5. Décrire les avantages d'un programme d'exercices régulier.
6. Décrire les techniques de contrôle du stress:
   a) Apprentissage de l'affirmation de soi,
   b) Résolution de problèmes,
   c) Techniques de relaxation.
7. Parler des stratégies visant à créer des réseaux sociaux positifs.
8. Évaluer les pratiques sanitaires quotidiennes de la personne:
   a) Soins buccodentaires,
   b) Régime alimentaire,
   c) Apport liquidien,
   d) Programme d'exercices,

e) Loisirs,
f) Responsabilités au sein de la famille,
g) Tabagisme,
h) Consommation de sel, de sucre et de gras,
i) Consommation d'alcool,
j) Consommation de médicaments (en vente libre et sur ordonnance),
k) Prévention des incendies,
l) Sécurité aquatique,
m) Sécurité et conduite automobile (entretien, ceintures de sécurité),
n) Sécurité à bicyclette,
o) Prévention des empoisonnements.

SENTIMENT D'IMPUISSANCE

DÉFINITION

Sentiment d'impuissance: Situation où une personne ou un groupe a l'impression de n'avoir aucun pouvoir sur certains événements ou certaines situations, ce qui affecte sa vision de l'avenir, ses ambitions et son mode de vie.

Note de l'auteure

Réflexions sur le diagnostic

Tout être humain se sent plus ou moins impuissant à certains moments de sa vie. Ce diagnostic s'applique à la personne qui est incapable d'agir parce qu'elle a l'impression de ne pas être maîtresse de son destin ou de ne pas avoir les ressources nécessaires pour y parvenir. Un sentiment d'impuissance qui persiste peut faire perdre espoir.

CARACTÉRISTIQUES

essentielle (*doit être présente*)

Expression directe ou indirecte d'insatisfaction face à l'incapacité de maîtriser une situation (maladie, pronostic sombre, piètre qualité des soins, lenteur de la convalescence)

secondaires (*peuvent être présentes*)

Refus de prendre des décisions ou réticence à le faire

- Apathie
- Comportement destructeur ou dangereux
- Résignation
- Anxiété
- Agressivité
- Malaise
- Violence
- État dépressif

FACTEURS D'INFLUENCE

Facteurs liés à la maladie

(**Remarque:** N'importe quel processus morbide, qu'il soit aigu ou chronique, peut faire naître un sentiment d'impuissance ou l'aggraver. Les problèmes suivants sont souvent à l'origine d'un sentiment d'impuissance.)

Incapacité de communiquer (accident vasculaire cérébral, syndrome de Guillain et Barré, intubation)

Incapacité d'accomplir les activités de la vie quotidienne (accident vasculaire cérébral, lésion cervicale, infarctus du myocarde, douleur)

Incapacité d'exercer son rôle (intervention chirurgicale, traumatisme, arthrite)

Affection invalidante évolutive (sclérose en plaques, cancer en phase terminale)

Maladie mentale

Alcoolisme ou toxicomanie

Obésité

Défigurement

Douleur irréductible

Facteurs liés au contexte (*intrinsèques ou extrinsèques*)

Manque de connaissances

Personnalité volontariste (personne accordant beaucoup d'importance à la maîtrise de soi et de l'environnement)

Difficultés inhérentes à la vie dans un centre de soins

- Obligation d'abandonner certaines de ses responsabilités
- Manque d'intimité
- Sentiment de n'être pas suffisamment consulté dans les prises de décisions

- Changement de milieu social
- Transfert
- Isolement social
- Manque d'argent
- Harcèlement sexuel
- Envahissement de son espace personnel
- Manque d'explications de la part du personnel soignant

Impression d'être dans une situation sans issue

Expérience traumatisante (cambriolage, mauvais traitements, agression, filature, viol, etc.)

Facteurs liés à la croissance et au développement

Adolescent

Dépendance envers les pairs

Détachement de la famille

Jeune adulte

Mariage

Grossesse

Éducation d'un enfant

Adulte

Enfants adolescents

Signes physiques de vieillissement

Stress lié à la carrière

Divorce

Personne âgée

Retraite

Déficits sensoriels

Déficits moteurs

Pertes diverses (baisse de revenu, mort d'un être cher)

Résultats escomptés/Critères d'évaluation

- La personne indiquera les facteurs sur lesquels elle peut agir.
- La personne prendra des décisions concernant ses soins, son traitement et son avenir, dans la mesure du possible.

Interventions infirmières

1. Expliquer à la personne toutes les interventions, tous les règlements et tous les choix possibles ; éviter le jargon médical.
2. Prendre le temps de répondre à ses questions ; lui demander de noter ses questions par écrit pour ne pas les oublier.
3. Tenir la personne au courant des changements d'horaire, des traitements et des résultats des examens.
4. Pressentir les sujets qui l'intéressent et discuter de ce qu'on peut lui offrir.
5. Sans lui donner de faux espoir, attirer son attention sur les signes qui indiquent que son état s'améliore.
6. Donner à la personne la possibilité de prendre des décisions.
7. La laisser décider de l'endroit où elle désire mettre ses affaires (souliers sous le lit, photo sur le bord de la fenêtre, etc.).
8. Noter ses choix au plan de soins afin que les autres membres du personnel soignant soient au courant de ses préférences (« n'aime pas le jus d'orange », « préfère prendre des douches », « préfère avoir le changement de pansement à 7 h 30 avant la douche », par exemple).
9. Encourager la personne chaque jour en soulignant ses progrès.

SEXUALITÉ, PERTURBATION DE LA

Dysfonctionnement sexuel

DÉFINITION

Perturbation de la sexualité : Situation où une personne éprouve ou risque d'éprouver un changement dans sa santé sexuelle. La santé sexuelle est une intégration positive des aspects somatiques, émotionnels, intellectuels et sociaux de l'être sexué de sorte que celle-ci enrichisse la personnalité, la communication et l'amour (OMS, 1975).

Note de l'auteure

Réflexions sur le diagnostic

Il est difficile de différencier les diagnostics de *Perturbation de la sexualité* et de *Dysfonctionnement sexuel*. La *Perturbation de la sexualité* est un diagnostic général qui englobe le dysfonctionnement sexuel. L'infirmière spécialisée en thérapie sexuelle est mieux qualifiée pour déterminer le *Dysfonctionnement sexuel*. Jusqu'à ce que la distinction entre les diagnostics de *Dysfonctionnement sexuel* et de *Perturbation de la sexualité* soit clairement établie, seules les infirmières spécialisées devraient le poser.

CARACTÉRISTIQUES

essentielle (*doit être présente*)

Changement actuel ou prévisible dans le fonctionnement sexuel ou l'identité sexuelle

secondaires (*peuvent être présentes*)

Inquiétude face au fonctionnement sexuel ou à l'identité sexuelle

Comportement sexuel inadéquat (verbal ou non verbal)

Modification des caractéristiques sexuelles primaires et/ou secondaires

Changement important de l'apparence physique ou dysfonctionnement physique important

Changement important dans l'exercice des rôles ou dysfonctionnement psychosocial important

FACTEURS D'INFLUENCE

La sexualité peut être perturbée par de nombreux problèmes de santé, diverses circonstances ou des conflits. Les facteurs les plus fréquents figurent dans la liste ci-dessous.

Facteurs liés à la maladie

Troubles endocriniens
- Diabète sucré
- Diminution de la production d'hormones
- Hyperthyroïdie
- Maladie d'Addison
- Myxœdème
- Acromégalie

Troubles génito-urinaires
- Insuffisance rénale chronique
- Éjaculation rétrograde
- Infections vaginales chroniques
- Diminution de la lubrification vaginale
- Vaginisme
- Priapisme
- Structures altérées

Maladies sexuellement transmissibles (MST)
- Infection par le VIH ou sida
- Chlamydia
- Gonorrhée
- Papillomavirus humain
- Herpès
- Syphilis

Troubles neuromusculaires et squelettiques
- Arthrite
- Lésion de la moelle épinière
- Sclérose en plaques
- Accident vasculaire cérébral
- Sclérose latérale amyotrophique
- Autres troubles touchant les nerfs qui innervent le cerveau ou la moelle épinière, les nerfs sensitifs et les nerfs du système nerveux autonome

Troubles cardiorespiratoires
- Troubles respiratoires chroniques
- Insuffisance cardiaque congestive
- Infarctus du myocarde
- Maladie vasculaire périphérique

Troubles gastro-intestinaux
- Rectocolite hémorragique
- Maladie de Crohn
- Maladie du foie

Cancer

Facteurs liés au traitement

Médicaments

Radiothérapie

Intervention chirurgicale
- Mastectomie
- Prostatectomie
- Résection antéhypophysaire

- Colostomie
- Iléostomie
- Orchitectomie
- Hystérectomie
- Amputation

Facteurs liés au contexte (*intrinsèques ou extrinsèques*)

Partenaire
- Non consentant
- Mal informé
- Pas de partenaire
- Absent
- Violent
- Divorcé

Environnement
- Milieu étranger
- Établissement de soins prolongés
- Centre hospitalier
- Manque d'intimité

Facteurs de stress
- Problèmes professionnels
- Relations conflictuelles
- Valeurs conflictuelles
- Problèmes financiers

Manque de connaissances

Fatigue

Colère

Douleur

Consommation d'alcool (aigüe ou chronique)

Usage de drogues

Peur de l'échec sexuel

Peur d'une grossesse non désirée

Infertilité

Dépression

Anxiété

Culpabilité

Peur de contracter une MST

Facteurs liés à la croissance et au développement

Modèles masculins et/ou féminins négatifs

Éducation sexuelle néfaste ou absente

Vieillissement (séparation, isolement)

Adaptation au rôle de parents

Adolescence

Grossesse

Résultats escomptés/Critères d'évaluation

- La personne parle de ses craintes en ce qui concerne la fonction sexuelle.
- La personne se dira satisfaite de sa vie sexuelle.
- La personne reconnaîtra l'effet des facteurs de stress sur sa fonction sexuelle.
- La personne reprendra ses activités sexuelles antérieures ou s'engagera dans de nouvelles activités sexuelles qu'elle jugera satisfaisantes.

Interventions infirmières

1. Dresser le profil sexuel de la personne:
   a) Habitudes sexuelles,
   b) Satisfaction (personne, partenaire),
   c) Connaissances sur la sexualité,
   d) Problèmes,
   e) Attentes.
2. Aider la personne à reconnaître les facteurs de stress qui ont un effet néfaste sur sa fonction sexuelle; les classer en deux groupes: ceux que l'on peut maîtriser et ceux que l'on ne peut maîtriser.
3. Aider la personne à modifier son mode de vie pour réduire les facteurs de stress, si ces derniers ont un effet néfaste sur la fonction sexuelle.
4. Inciter la personne à débuter un programme régulier d'exercices pour réduire le stress. Voir *Recherche d'un meilleur niveau de santé*, p. 342, pour les interventions infirmières.
5. Rechercher des méthodes de remplacement pour canaliser l'énergie sexuelle en cas d'absence ou d'incapacité du partenaire.
   a) Vérifier si la personne considère la masturbation comme une façon acceptable de libérer sa tension.
   b) Enseigner les bienfaits physiques et psychologiques de la pratique régulière d'une activité

physique (au moins 3 fois par semaine, pendant 30 minutes).

c) Si le partenaire est décédé, chercher avec la personne des moyens de rencontrer d'autres gens et de socialiser avec eux (cours du soir, club de rencontres, travail communautaire).

6. Évaluer à quel stade du processus de deuil (déni, dépression, colère, résolution) en sont la personne et son partenaire par rapport à la perte, si un changement corporel ou la perte d'une partie du corps a un effet néfaste sur la fonction sexuelle. (Consulter le diagnostic de *Chagrin [deuil]*, p. 66.)

7. Expliquer à la personne les réactions normales à cette perte.

8. Inviter la personne à parler de ses craintes avec le partenaire :

   a) Réaction du partenaire,

   b) Peur du rejet,

   c) Peur d'une perte future,

   d) Peur de blesser physiquement le partenaire.

9. Inciter le couple à discuter des forces de sa relation et à évaluer si la perte la rend plus solide ou l'ébranle.

10. Encourager la personne à reprendre ses activités sexuelles habituelles, dans la mesure du possible.

11. Rechercher les facteurs qui gênent une fonction sexuelle satisfaisante (hypoxie, douleur, mobilité réduite, grossesse, etc.).

12. Discuter des moyens de réduire la consommation d'oxygène.

   a) Utiliser de l'oxygène pendant les rapports sexuels, si nécessaire.

   b) Choisir un moment opportun pour avoir des rapports sexuels (après un drainage postural, par exemple).

   c) Planifier les rapports sexuels au moment de la journée où la personne est le plus reposée.

   d) Adopter des positions confortables qui permettent une respiration aisée.

13. Discuter des moyens de réduire le travail cardiaque.
    a) Conseiller à la personne de se reposer avant d'avoir un rapport sexuel. (Choisir le matin de préférence.)
    b) Déconseiller aux personnes cardiaques d'avoir des rapports sexuels :
    - Dans une pièce trop chaude,
    - Après un repas copieux ou après avoir consommé de l'alcool,
    - Après avoir pris des narcotiques ou des sédatifs,
    - Dans un état de fatigue,
    - Avec de nouveaux partenaires.

    c) Cesser tout rapport sexuel dès l'apparition d'une douleur thoracique ou de dyspnée.
14. Discuter des moyens d'atténuer ou d'éliminer la douleur.
    a) Suggérer un lubrifiant hydrosoluble en cas de diminution de la lubrification vaginale.
    b) Prendre des médicaments contre la douleur avant d'avoir un rapport sexuel.
    c) Avoir recours à des techniques de relaxation avant le rapport sexuel (coussin chauffant, douche chaude, par exemple).
15. Discuter des effets du stress, de la fatigue et des autres changements que la grossesse et le rôle de mère ont sur la libido et la fonction sexuelle.
16. Inviter la femme enceinte à parler de ses craintes et de ses croyances sur la grossesse et les rapports sexuels.
17. Informer la femme enceinte qu'elle devra peut-être adopter une autre position au cours des rapports sexuels, à cause des formes de son corps (décubitus latéral pendant le 8e et le 9e mois).
18. Déconseiller à la femme enceinte d'avoir un orgasme lorsqu'elle présente des saignements, une rupture prématurée des membranes ou des antécédents de fausse couche.
19. Encourager l'emploi d'un lubrifiant hydrosoluble pour réduire les douleurs vaginales pendant les rapports sexuels.

20. Enseigner les règles de santé et faire les demandes de consultation nécessaires ; informer la personne ou le couple sur les groupes d'entraide disponibles.

Dysfonctionnement sexuel

DÉFINITION

Dysfonctionnement sexuel: Situation où une personne subit ou risque de subir un changement qu'elle juge indésirable dans sa fonction sexuelle.

CARACTÉRISTIQUES

essentielles (*doivent être présentes*)

Problème de dysfonctionnement sexuel (signalé par la personne)

Difficulté à accomplir l'acte sexuel à cause de la maladie ou du traitement (signalée par la personne)

secondaires (*peuvent être présentes*)

Crainte que ses capacités sexuelles ne soient bientôt restreintes

Informations erronées sur la sexualité

Manque de connaissances sur la sexualité et la fonction sexuelle

Valeurs conflictuelles concernant l'expression sexuelle (culture, religion)

Dégradation de sa relation avec la personne clé dans sa vie

Insatisfaction liée aux rôles sexuels (fondée ou non)

STRATÉGIES D'ADAPTATION FAMILIALE EFFICACES : POTENTIEL DE CROISSANCE

DÉFINITION

Stratégies d'adaptation familiale efficaces: potentiel de croissance: Situation où un membre de la famille qui s'occupe du client a réalisé le travail d'adaptation nécessaire. Il manifeste le désir et la volonté d'améliorer sa santé ainsi que celle du client et de favoriser sa croissance personnelle.

Note de l'auteure

Réflexions sur le diagnostic

Ce diagnostic reprend des éléments de *Perturbation de la dynamique familiale* et de *Recherche d'un meilleur niveau de santé.* Nous recommandons à l'infirmière de choisir l'un de ces deux derniers diagnostics, selon les données recueillies, tant que les recherches cliniques n'auront pas permis de les distinguer de *Stratégies d'adaptation familiale efficaces: potentiel de croissance.*

CARACTÉRISTIQUES

Conséquences positives d'une crise sur les valeurs, les priorités, les objectifs et les relations d'un membre de la famille

Cheminement d'un membre de la famille vers la promotion de la santé et l'enrichissement de son mode de vie, ce qui l'amène à avaliser et à suivre de près les processus de croissance, à contrôler et à négocier les programmes de traitement, et à choisir généralement les expériences qui lui apportent un bien-être optimal

Désir de rencontrer des gens ayant connu une situation similaire sur une base individuelle ou dans le cadre d'un groupe d'entraide.

FACTEURS D'INFLUENCE

Voir les diagnostics *Recherche d'un meilleur niveau de santé* (p. 341) et *Perturbation de la dynamique familiale* (p. 123).

STRATÉGIES D'ADAPTATION FAMILIALE INEFFICACES: ABSENCE DE SOUTIEN

DÉFINITION

Stratégies d'adaptation familiale inefficaces: absence de soutien: Situation où une famille manifeste des comportements destructeurs parce qu'elle est incapable de s'adapter adéquatement à des facteurs de stress internes ou externes, en raison de ressources insuffisantes sur le plan physique, psychologique ou cognitif.

Note de l'auteure

Réflexions sur le diagnostic

Le diagnostic *Stratégies d'adaptation familiale inefficaces: absence de soutien* s'applique aux familles qui ont déjà réagi par la violence à un agent stressant. Ce problème doit être traité par une infirmière dans le cadre de soins prolongés.

Cependant, nous traiterons ici de ce problème dans une perspective généraliste de soins de courte durée (service des urgences, centre local de services communautaires [CLSC] ou unité non psychiatrique, par exemple) et dans une perspective de prévention, car toutes les infirmières sont en mesure de prévenir l'apparition du problème de *Stratégies d'adaptation familiale inefficaces* par l'enseignement, la relation d'aide ou l'orientation vers un spécialiste.

CARACTÉRISTIQUES

essentielles (*au moins une doit être présente*)

Violence ou négligence envers une personne dépendante

Décisions ou gestes de la famille nuisant au bien-être économique ou social du client

Violence ou négligence envers d'autres membres de la famille

secondaires (*peuvent être présentes*)

Déformation de la réalité en ce qui a trait au problème de santé du client

Intolérance

Rejet

Abandon

Agitation

Dépression

Agressivité

Hostilité

FACTEURS D'INFLUENCE

Facteur lié à la maladie

Tout problème qui remet en question la capacité d'assurer ses soins personnels ou de remplir ses obligations, ou encore qui épuise ses ressources financières peut entraîner des *Stratégies d'adaptation familiale inefficaces.*

Facteurs liés au contexte (*intrinsèques ou extrinsèques*)

Changement dans l'état de santé (de la personne ou d'un membre de sa famille)

Modification du rôle au sein de la famille (nouvel emploi, retour aux études)

Religion ou culture différente

Éloignement des voisins ou de la parenté

Maladie d'un membre de la famille

Usage de médicaments ou de drogues, ou consommation d'alcool

Arrivée d'un nouveau membre dans la famille (naissance d'un enfant, prise en charge d'un parent âgé)

Perte d'emploi, revenu insuffisant

Besoin d'aide fréquent (pour prendre ses médicaments ou pour accomplir les activités de la vie quotidienne, par exemple)

Disputes portant sur l'argent ou la sexualité

Facteurs liés à la croissance et au développement

Faible estime de soi

Changements physiques et émotionnels de l'adolescence

Naissance d'un frère ou d'une sœur

Retraite

Échec scolaire

Perte d'autonomie d'un parent (besoin d'aide pour se déplacer, effectuer les activités de la vie quotidienne, gérer son argent, etc.)

Autres facteurs

Attentes irréalistes du parent à l'égard de l'enfant
Attentes irréalistes du parent envers lui-même
Attentes irréalistes de l'enfant à l'égard du parent
Non-satisfaction par le parent des besoins psychosociaux de l'enfant
Non-satisfaction par l'enfant des besoins psychosociaux du parent

Résultats escomptés/Critères d'évaluation

- La personne identifiera les facteurs qui contribuent à la violence ou à la négligence.
- La personne demandera de l'aide pour remédier à la situation.
- La personne fera la liste des services communautaires susceptibles de l'aider.

Interventions infirmières

1. Aider la famille à évaluer ses stratégies d'adaptation passées et actuelles.
2. Offrir aux membres de la famille l'occasion de discuter ensemble de l'évaluation de la situation.
3. Permettre l'expression de la colère mais ne pas tolérer les accusations mutuelles.
4. Clarifier les sentiments des membres de la famille.
5. Aider la famille à évaluer la situation.
   a) Quel est le problème ?
   b) Quelle est la cause (personne ou facteur) à l'origine du problème ?
   c) Quelles solutions s'offrent à nous ?
   d) Quels sont les avantages et les inconvénients de chacune des solutions ?
6. Au besoin, demander aux membres de la famille de faire preuve d'empathie et d'évaluer la situation en adoptant le point de vue des autres membres.
7. Si un membre est malade, aider la famille à modérer ses exigences.

8. Face à une victime de violence familiale, prendre les mesures suivantes.
   a) Donner à la victime la possibilité de dire qu'elle a été agressée et d'exprimer ses sentiments.
   b) Aller droit au but et ne pas porter de jugements (Blair).
      - Comment réagissez-vous au stress?
      - Comment votre conjoint (ou la personne qui s'occupe de vous) réagit-il au stress?
      - Que se passe-t-il quand vous vous disputez?
      - Avez-vous peur de lui?
      - Vous a-t-il déjà frappée, poussée ou blessée?
   c) Proposer des solutions, mais laisser la victime prendre une décision au rythme qui lui convient.
   d) Aider la victime à évaluer la situation de façon réaliste, à dissiper son sentiment de culpabilité et les illusions qu'elle entretient.
      - Souligner que la violence n'est pas un aspect normal de la vie de famille.
      - Lui expliquer que, même s'il arrive parfois que la violence cesse, elle s'aggrave la plupart du temps.
      - Lui expliquer qu'elle n'est pas responsable de la violence.
   e) Lui donner une liste des organismes communautaires susceptibles de l'aider et d'aider le conjoint violent (interventions d'urgence et à long terme):
      - Services d'écoute téléphonique,
      - Services juridiques,
      - Centres d'hébergement pour femmes battues,
      - Services de consultation psychologique.
   f) Expliquer les services offerts par les services sociaux.
   g) S'informer sur les aspects juridiques de la question auprès de spécialistes, et renseigner la victime sur les lois touchant:
      - l'éviction du conjoint violent,
      - la consultation psychologique,
      - l'hébergement,
      - les ordonnances de protection,
      - le droit criminel,
      - les différents types d'intervention policière.

h) Noter dans le dossier les résultats des examens et inscrire les paroles de la victime, car cela pourra contribuer à la preuve si la cause va devant les tribunaux.

9. Si l'on soupçonne qu'un enfant est victime de violence, prendre les mesures suivantes.

   a) Signaler le cas aux autorités compétentes.
   - Se renseigner sur les lois en matière de mauvais traitements envers les enfants, sur la démarche à suivre pour déclarer un cas.
   - Inscrire au dossier toutes les données objectives :
     - Description des blessures,
     - Conversations avec les parents et l'enfant (les noter textuellement, entre guillemets),
     - Description des comportements, sans interprétation (par exemple, écrire « Le père a crié à l'enfant : "Si tu avais été sage, ça ne serait pas arrivé" », et non « Le père était fâché »),
     - Description des interactions entre le parent et l'enfant (par exemple, écrire « L'enfant se dérobe quand la mère le touche »),
     - État nutritionnel de l'enfant,
     - Croissance et développement de l'enfant par rapport aux normes pour son âge.

   b) Montrer à l'enfant qu'on l'aime et qu'on l'accepte.

   c) S'il est nécessaire de confier l'enfant à une famille d'accueil, l'aider à traverser le processus de deuil.

   d) Donner à l'enfant la possibilité d'exprimer ses sentiments.

   e) Appliquer des interventions visant à rehausser l'estime de soi des parents et à obtenir leur confiance.
   - Leur dire qu'ils ont bien fait d'amener l'enfant au centre hospitalier.
   - Les mettre en confiance en adoptant une attitude chaleureuse et affable, et en les félicitant chaque fois qu'ils agissent en bons parents.
   - Leur offrir la possibilité de participer aux soins dispensés à l'enfant (repas, bain, etc.).

f) Diriger les parents violents vers un organisme ou un spécialiste qui pourra les aider.

g) Diffuser de l'information auprès du public sur le problème de la violence infligée aux enfants (par l'entremise des associations de parents d'élèves, de la radio, de la télévision, des journaux, etc.).

STRATÉGIES D'ADAPTATION FAMILIALE INEFFICACES : SOUTIEN COMPROMIS

DÉFINITION

Stratégies d'adaptation familiale inefficaces: soutien compromis: Situation où le soutien, le réconfort, l'aide et l'encouragement que fournit habituellement une personne clé (membre de la famille ou ami) sont compromis ou inefficaces. Le client n'a donc pas suffisamment de soutien pour prendre en charge le travail d'adaptation qu'exige son problème de santé.

Note de l'auteure

Réflexions sur le diagnostic

Ce diagnostic décrit des situations analogues à celles du diagnostic de *Perturbation de la dynamique familiale*. Nous recommandons à l'infirmière d'utiliser ce dernier diagnostic tant que les recherches cliniques n'auront pas permis d'établir la différence entre ces deux catégories.

CARACTÉRISTIQUES

essentielles (*doivent être présentes*)

◆ DONNÉES SUBJECTIVES

Inquiétude ou plaintes du client par rapport à l'attitude que la personne clé dans sa vie manifeste face à son problème de santé

Description par la personne clé de ses propres réactions (peur, chagrin par anticipation, sentiment de culpabilité, anxiété) face à la maladie ou à l'invalidité du client, ou à une crise de situation ou de maturation

Incompréhension ou manque de connaissances de la part de la personne clé l'empêchant d'aider le client ou de le soutenir efficacement.

◆ **DONNÉES OBJECTIVES**

Tentatives infructueuses d'aide ou de soutien de la personne clé.

Attitude distante de la personne clé lorsque le client a besoin d'elle

Attitude surprotectrice de la personne clé sans commune mesure avec les capacités ou le besoin d'autonomie du client

FACTEURS D'INFLUENCE

Voir le diagnostic *Perturbation de la dynamique familiale*, p. 123.

STRATÉGIES D'ADAPTATION INDIVIDUELLE INEFFICACES

Déni non constructif
Stratégies d'adaptation défensives

DÉFINITION

Stratégies d'adaptation individuelle inefficaces: Situation où une personne est incapable ou risque d'être incapable de réagir de façon adéquate à des facteurs de stress intrinsèques ou extrinsèques par manque de ressources sur le plan physique, psychologique, comportemental et/ou cognitif.

Note de l'auteure

Réflexions sur le diagnostic

Ce diagnostic s'applique aux personnes qui ont de la difficulté à s'adapter à un ou plusieurs événements stressants, soit parce qu'elles utilisent des mécanismes d'adaptation habituellement efficaces mais ne convenant pas à la situation, soit parce qu'elles ont toujours eu de la difficulté à surmonter le stress. Ce diagnostic peut décrire une variété de situations où la personne s'adapte mal aux facteurs de stress, manifestant notamment un repli sur elle-même ou des comportements agressifs ou destructeurs. Les diagnostics *Déni non constructif* et *Stratégies d'adaptation défensives* sont indiqués quand la personne emploie les mécanismes en question de façon inopportune.

CARACTÉRISTIQUES

essentielles (*doivent être présentes*)*

Changement marqué dans les modes de communication habituels en phase aiguë
Incapacité de faire face à la situation (signalée par la personne)
Emploi inapproprié des mécanismes de défense
Incapacité de remplir les obligations inhérentes à son rôle

secondaires (*peuvent être présentes*)

Anxiété
Stress lié au mode de vie (signalé par la personne)
Incapacité de résoudre ses problèmes
Dégradation de la vie sociale
Comportement destructeur envers soi ou les autres
Accidents fréquents
Maladies fréquentes
Incapacité de demander de l'aide (signalée par la personne)
Manipulation verbale
Incapacité de répondre à ses besoins fondamentaux

FACTEURS D'INFLUENCE

Facteurs liés à la maladie

Atteinte à l'intégrité physique
- Perte d'un membre ou d'un organe
- Défigurement consécutif à un traumatisme

* K. G. Vincent, «The validation of a nursing diagnosis», *Nursing Clinics of North America*, 20 (4), 1985, p. 631-639.

Altération de l'affect
- Modification de l'équilibre biochimique
- Tumeur cérébrale
- Injection d'une drogue psychoactive

Manifestations physiologiques d'un stress persistant

Maladie grave ou mortelle (sida ou cancer, par exemple)

Facteurs liés au traitement

Séparation d'avec la famille et le foyer (séjour au centre hospitalier, déménagement dans un centre d'accueil)

Conflit entre les exigences culturelles et un traitement nécessaire

Défigurement causé par une intervention chirurgicale

Apparence modifiée par un traitement (médicaments, radiothérapie ou autre)

Affect modifié par l'hormonothérapie

Surcharge sensorielle causée par l'équipement médical (aux soins intensifs, par exemple)

Congé prématuré du centre hospitalier

Facteurs liés au contexte (*intrinsèques ou extrinsèques*)

Problèmes liés au milieu physique
- Guerre
- Déménagement
- Obligation de vivre dans la rue (sans-abri)
- Catastrophe naturelle
- Emploi saisonnier
- Pauvreté

Perturbation des liens affectifs
- Décès
- Abandon
- Incarcération
- Séparation ou divorce
- Déménagement

Réseau de soutien insuffisant

Séjour en établissement
- Prison
- Orphelinat
- Centre pour handicapés
- Foyer d'accueil
- Centre de réadaptation

Surcharge sensorielle
- Vie urbaine : surpeuplement, bruit, suractivité
- Travail en usine

Insuffisance des ressources psychologiques
- Tâches développementales non résolues
- Manque d'estime de soi
- Opinion extrêmement négative de soi

- Sentiment d'impuissance
- Absence de motivation à agir

Conflit entre les valeurs culturelles et les phénomènes de la vie

- Rapports sexuels avant le mariage
- Avortement
- Attentes irréalistes

Facteurs liés à la croissance et au développement

Enfant

Régression développementale (passe de l'autonomie à la dépendance)

Adaptation difficile à l'école

Rivalité avec les camarades

Relations difficiles avec les camarades

Adolescent

Changements sur le plan physique et émotionnel

Indépendance vis-à-vis de la famille

Relations hétérosexuelles

Éveil de la sexualité

Exigences scolaires trop élevées

Choix de carrière

Jeune adulte

Choix de carrière

Exigences scolaires trop élevées

Départ du foyer familial

Mariage

Difficulté à développer de l'intimité dans ses relations

Paternité ou maternité

Adulte d'âge mûr

Apparition des signes physiques du vieillissement

Stress au travail

Difficultés dans l'exercice du rôle parental

Problèmes avec des membres de la famille

Exigences liées au statut social

Vieillissement des parents

Personne âgée

Changements physiques

Changements dans la situation financière

Changement de résidence

Retraite

Attitudes des autres envers les personnes âgées

Nombreux événements stressants dans un court laps de temps

Résultats escomptés/Critères d'évaluation

- La personne verbalisera ses émotions.
- La personne définira ses stratégies d'adaptation habituelles et en décrira les conséquences.
- La personne reconnaîtra ses forces personnelles et acceptera le soutien offert par l'infirmière.
- La personne prendra la décision de modifier les éléments de son milieu immédiat qui provoquent la dépression et agira en conséquence.

Interventions infirmières

1. Évaluer les stratégies d'adaptation actuelles de la personne.

   a) Demander à la personne à quel moment la mélancolie est apparue et si cela était relié à un événement ou à un changement particulier.

   b) Évaluer dans quelle mesure la personne est capable de rapporter les faits.

   c) Écouter attentivement la personne afin de recueillir les données factuelles et observer les expressions de son visage, ses gestes, la direction de son regard, la position de son corps, le ton et l'intensité de sa voix.

   d) Déterminer s'il existe un risque d'autodestruction et intervenir en conséquence. (Voir *Risque élevé de suicide*, p. 51.)

2. Offrir son soutien à la personne.

   a) L'inciter à exprimer ce qu'elle ressent et lui faire savoir qu'on la comprend.

b) Quand elle a tendance à se dévaloriser, lui donner une appréciation positive tout en demeurant réaliste.

3. Aider la personne à appliquer une démarche pour résoudre ses problèmes.
   a) Quel est le problème ?
   b) Quelle est la cause (personne ou facteur) à l'origine du problème ?
   c) Quelles sont les solutions possibles ? (En faire la liste.)
   d) Quels sont les avantages et les désavantages de chaque solution ?
4. Discuter des choix qui s'offrent à la personne : parler du problème avec les intéressés ; essayer d'intervenir pour modifier le cours des choses ; ne rien faire et en accepter les conséquences.
5. Aider la personne à reconnaître les problèmes sur lesquels elle n'exerce aucun pouvoir direct et lui conseiller d'y réagir en pratiquant des activités visant à réduire le stress (yoga, programme d'exercice physique).
6. Enseigner les techniques de relaxation ; souligner qu'il est nécessaire de se réserver 15 à 20 minutes par jour pour les pratiquer.
7. Demander à la personne de décrire les conflits antérieurs et la façon dont elle les a résolus.
8. Inciter la personne à augmenter graduellement son degré d'activité.
9. Chercher avec elle des exutoires qui lui permettront de se revaloriser et de se réaliser.
10. Donner à la personne l'occasion de pratiquer des méthodes de réduction du stress (jogging, yoga, etc.).
11. Établir un réseau de personnes qui comprennent la situation.
12. Recommander à la personne d'offrir son soutien aux autres lorsqu'elle en est capable.
13. Si l'état dépressif est tel qu'une infirmière n'est pas habilitée à intervenir, adresser la personne à un spécialiste (conseiller matrimonial, infirmière en psychiatrie, psychologue, psychiatre).

Déni non constructif

DÉFINITION

Déni non constructif: Tentative consciente ou inconsciente de désavouer la connaissance ou la signification d'un événement afin de réduire l'anxiété ou la peur, au détriment de sa santé.

Note de l'auteure

Réflexions sur le diagnostic

Le *Déni non constructif* est différent du déni qui se manifeste en réaction à une maladie ou à une perte. Dans ce dernier cas, le déni est une étape du processus de deuil, un mécanisme bénéfique et nécessaire au maintien de l'équilibre psychologique. Le *Déni non constructif* (la négation de sa toxicomanie, par exemple) n'est pas bénéfique: il empêche la personne de participer aux mesures visant à améliorer sa santé. Si l'on ne connaît pas la cause du *Déni non constructif*, on pourra formuler le diagnostic ainsi: *Déni non constructif relié à une étiologie inconnue, se manifestant par un refus réitéré d'admettre que la consommation de barbituriques est un problème.*

CARACTÉRISTIQUES

essentielles (*doivent être présentes*)*

Remise à plus tard de la demande de consultation ou refus de recevoir des soins au détriment de sa santé

Négation ou ignorance des symptômes ou du danger qui menacent sa santé.

secondaires (*peuvent être présentes*)

Soulagement des symptômes à l'aide de remèdes maison (autotraitement)

Négation de la peur de la mort ou de l'invalidité

* C. S. Lynch et M. W. Phillips, « Nursing diagnosis: Ineffective denial », dans R. M. Caroll-Johnson, *Classification of nursing diagnoses: Proceedings of the eight conference*, Philadelphia, J. B. Lippincott, 1989.

Minimisation des symptômes

Déplacement de l'origine des symptômes sur d'autres organes

Incapacité d'admettre que la maladie a des répercussions sur son mode de vie

Gestes ou commentaires de la personne pour chasser de son esprit les événements angoissants lorsqu'elle en parle

Déplacement de la peur des conséquences de la maladie

Affect inadéquat

FACTEURS D'INFLUENCE

Facteur lié à la maladie

Toute maladie chronique et/ou en phase terminale

Facteur lié au traitement

Traitement prolongé sans résultats positifs

Facteurs liés au contexte

Perte d'un emploi

Perte d'un conjoint ou d'un proche

Crise financière

Concept de soi négatif ou sentiments d'incompétence, de culpabilité, d'abandon, de désespoir, d'échec

Augmentation de l'anxiété ou du stress, besoin de fuir les problèmes personnels, colère, frustration

Sentiment d'être invincible

Laxisme en matière de consommation de drogue ou d'alcool

Interdits religieux

Abus de drogue ou d'alcool

Facteurs liés à la croissance et au développement

Adolescent

Pression du groupe de pairs

Adulte

Stress au travail

Attentes en matière de consommation d'alcool ou de drogue

Pertes (du conjoint, de l'emploi, des enfants)

Personne âgée

Pertes (du conjoint, des fonctions, du revenu)

Retraite

Résultats escomptés/Critères d'évaluation

- La personne nommera ses craintes ou ses anxiétés.
- La personne exprimera un sentiment d'espoir.
- La personne utilisera des mécanismes d'adaptation efficaces.

Interventions infirmières

1. Donner à la personne la possibilité de parler de ses craintes et anxiétés.
2. S'appuyer sur les comportements présents pour intervenir.
3. Aider la personne à atténuer l'anxiété. (Voir d'autres interventions au diagnostic *Anxiété*, p. 41.)
4. Ne pas essayer de prouver à la personne qu'elle pratique le déni.
5. Examiner attentivement, avec la personne, la façon dont elle interprète la situation. Lui signaler les mots qu'elle utilise pour minimiser le problème (« un peu », « seulement »).
6. Mettre en relief les aptitudes de la personne et les stratégies d'adaptation efficaces qu'elle a utilisées dans le passé.

Stratégies d'adaptation défensives

DÉFINITION

Stratégies d'adaptation défensives: Système d'autodéfense contre tout ce qui semble menacer une image positive de soi se traduisant par une surestimation systématique de soi.

CARACTÉRISTIQUES

essentielles (doivent être présentes)

Déni de faiblesses ou de problèmes évidents
Rejet de la responsabilité sur autrui
Rationalisation des échecs
Hypersensibilité à la moindre critique
Mégalomanie

secondaires (peuvent être présentes)

Attitude de supériorité envers les autres
Difficulté à établir ou à maintenir des relations
Railleries envers les autres
Difficulté à confronter ses perceptions à la réalité
Manque de persévérance ou de collaboration face au traitement

FACTEURS D'INFLUENCE

Voir les diagnostics de *Perturbation chronique de l'estime de soi*, p. 88, *Sentiment d'impuissance*, p. 343 et *Perturbation des interactions sociales*, p. 226.

Résultats escomptés/Critères d'évaluation

- La personne établira des objectifs réalistes, d'un commun accord avec le personnel soignant.
- La personne poursuivra ces objectifs sans recourir à des stratégies d'adaptation défensives.

Interventions infirmières

1. Réduire ses exigences envers la personne lorsqu'il y a augmentation de son niveau de stress et/ou de sa tendance à recourir à des stratégies d'adaptation défensives.
2. Adopter une position thérapeutique qui réduira le besoin d'autodéfense et favorisera l'utilisation de stratégies efficaces.
   a) Parler d'un ton neutre, calme et respectueux. S'assurer que tout le personnel se comporte de façon semblable et qu'il entretient les mêmes attentes.

b) S'appuyer sur les comportements du moment et amener la conversation sur des sujets qui sont liés au but visé lorsque la personne recourt à des stratégies d'adaptation défensives.

c) Inciter la personne à parler de ses buts et établir une entente avec elle concernant l'atteinte d'au moins un but.

d) Ne pas justifier les projections ou les déplacements négatifs de la personne ni même s'y arrêter.

e) N'entrer dans aucune controverse.

f) Ne pas s'inscrire en faux devant les fabulations, les manifestations d'irréalisme ou de mégalomanie. Essayer plutôt de ramener la conversation vers des sujets plus neutres ou plus concrets à propos desquels il y a déjà eu entente.

g) Inciter la personne à faire le point sur ses progrès.

h) Souligner à la personne les attitudes ou les gestes qui ont entravé l'atteinte des objectifs fixés.

i) Stimuler le recours à des stratégies d'adaptation plus efficaces (sublimation, méthode de résolution de problème, rationalisation, etc.) qui aideront la personne à atteindre les objectifs fixés.

j) Évaluer avec les autres membres de l'équipe de soins les interactions, les progrès et les méthodes pour assurer une cohérence d'action.

3. Établir avec le client une relation thérapeutique qui le dissuade de recourir à des stratégies d'adaptation défensives et qui permet de concentrer les interventions sur les facteurs d'influence. (Voir *Perturbation du concept de soi*, p. 87.)

a) Valider ses perceptions quant à la méfiance manifestée par le client, surtout au début.

b) Inciter le client à participer à des activités de loisirs à caractère non compétitif, qui ne sont pas orientés vers l'atteinte des buts fixés (par exemple, séances de relaxation, jeux, excursions, etc.)

c) Encourager la libre expression sur des thèmes neutres, des souvenirs agréables, etc.

d) Encourager d'autres moyens d'expression (l'écriture, la peinture ou d'autres formes d'art) où la personne excelle, si les échanges verbaux sont difficiles.

e) Écouter «passivement» les paroles grandiloquentes ou négatives afin de conserver une «vision positive» de la personne.

SYNDROME D'IMMOBILITÉ

DÉFINITION

Syndrome d'immobilité: Risque de détérioration des divers systèmes et appareils de l'organisme, ou d'un fonctionnement perturbé, dû à une inactivité musculosquelettique prescrite ou inévitable.

Note de l'auteure

Réflexions sur le diagnostic

Le diagnostic *Syndrome d'immobilité* s'applique à une personne vulnérable aux complications de l'immobilité ainsi qu'à une personne qui présente une altération de certains modes fonctionnels de santé. Nous n'avons pas ici utilisé la formule «risque élevé de syndrome d'immobilité» parce que les diagnostics de syndrome regroupent plusieurs diagnostics infirmiers, tant actuels que potentiels. De plus, la cause du problème étant toujours incluse dans la formulation des syndromes (immobilité), il n'est pas indiqué de relier la catégorie diagnostique à sa cause probable.

Le *Syndrome d'immobilité* regroupe les 11 diagnostics suivants.

- *Risque élevé d'atteinte à l'intégrité de la peau*
- *Risque élevé de constipation*
- *Risque élevé d'altération de la fonction respiratoire*
- *Risque élevé de diminution de l'irrigation tissulaire périphérique*
- *Risque élevé d'infection*
- *Risque élevé d'intolérance à l'activité*
- *Risque élevé d'altération de la mobilité physique*
- *Risque élevé d'accident*

- *Risque élevé d'altération de la perception sensorielle*
- *Sentiment d'impuissance*
- *Perturbation de l'image corporelle*

En utilisant un diagnostic de syndrome, l'infirmière n'a plus besoin de formuler une série de diagnostics distincts (*Risque élevé d'altération de la fonction respiratoire* ou *Risque élevé d'atteinte à l'intégrité de la peau*, par exemple), car ils font tous partie du syndrome. Cependant, si la personne immobilisée manifeste les signes ou symptômes d'un diagnostic particulier (comme l'*Atteinte à l'intégrité de la peau*), il est préférable de formuler le diagnostic précis, tout en conservant le diagnostic de *Syndrome d'immobilité* pour prévenir l'apparition d'autres complications de l'immobilité.

CARACTÉRISTIQUE

Présence d'un groupe de diagnostics infirmiers (problèmes existants ou risques élevés) reliés à l'inactivité

FACTEURS D'INFLUENCE

Facteurs liés à la maladie

Troubles de la perception

Inconscience

Atteinte neuromusculaire
- Sclérose en plaques
- Paralysie partielle ou totale
- Lésion de la moelle épinière
- Syndrome de Guillain et Barré
- Maladie de Parkinson
- Dystrophie musculaire

Atteinte musculosquelettique
- Fracture
- Affections rhumatismales

Maladie en phase terminale
- Sida
- Maladie rénale
- Maladie cardiaque
- Cancer

Troubles psychiatriques ou mentaux
- Grave dépression
- Phobies marquées
- Catatonie

Facteurs liés au traitement

Chirurgie orthopédique

Traction, plâtre, attelles

Immobilité prescrite
Ventilation artificielle
Lignes de perfusion

Facteurs liés au contexte (*intrinsèques ou extrinsèques*)

État dépressif
Fatigue
Affaiblissement
Douleur

Facteurs liés à la croissance et au développement

Nourrisson, jeune enfant et enfant
Syndrome de Down
Fragilité osseuse héréditaire
Spina bifida
Polyarthrite chronique de l'enfant
Ostéochondrite de la hanche
Encéphalopathie infantile
Corset de Risser
Autisme
Handicap physique ou mental

Personne âgée
Faiblesse musculaire
Démence présénile
Diminution de la dextérité motrice

Résultats escomptés/Critères d'évaluation

- La peau et les tissus resteront intacts.
- La fonction pulmonaire sera optimale.
- L'irrigation sanguine périphérique sera optimale.
- L'amplitude des mouvements sera complète.
- Les intestins, la vessie et les reins fonctionneront normalement.
- La personne aura des contacts avec les autres et des activités sociales.
- La personne expliquera le but du traitement.

- La personne prendra des décisions en matière de soins.
- La personne verbalisera ses sentiments par rapport à l'immobilité.

Interventions infirmières

1. Favoriser une fonction respiratoire optimale. Varier la position du lit.
2. Aider la personne à se tourner souvent (toutes les heures si possible).
3. Lui recommander de faire des exercices de respiration profonde et de toux contrôlée cinq fois par heure.
4. Ausculter les plages pulmonaires à intervalles de huit heures.
5. Maintenir une élimination intestinale normale. Voir les interventions relatives à cet objectif au diagnostic *Constipation*, p. 138.)
6. Prévenir la formation d'escarres de décubitus.
   a) Faire les changements de position dans l'ordre qui soulage le plus souvent la zone vulnérable.
   b) Tourner la personne, ou lui demander de se tourner ou de déplacer son poids, à un intervalle de 30 minutes à 2 heures.
   c) Maintenir le lit dans la position la plus horizontale possible afin de réduire les forces de cisaillement. Ne pas laisser la personne plus de 30 minutes à la fois dans la position de fowler.
   d) Employer des coussinets en caoutchouc mousse ou des oreillers pour soutenir le corps de part et d'autre de la zone ulcérée ou vulnérable, de façon à ce que celle-ci ne touche pas la surface du lit.
   e) Demander l'aide de plusieurs soignants pour déplacer la personne dans le lit ou le fauteuil.
7. À chaque changement de position, vérifier s'il y a des rougeurs ou des zones blanchies, et palper les tissus pour en évaluer la chaleur et l'élasticité.

8. Profiter de chaque changement de position pour masser doucement les zones vulnérables, à moins qu'elles ne soient rougies.
9. Voir *Atteinte à l'intégrité de la peau*, p. 268, pour d'autres interventions.
10. Élever les jambes au-dessus du niveau du cœur (cette mesure peut être contre-indiquée en présence d'une grave maladie cardiaque ou respiratoire).
11) Effectuer les exercices d'amplitude des mouvements (déterminer la fréquence selon l'état de la personne).
12. Installer la personne en respectant l'alignement corporel.
13. À moins de contre-indications, assurer un apport liquidien quotidien de 2 000 mL ou plus; voir *Déficit de volume liquidien*, p. 417, pour plus d'interventions.
14. Veiller dans la mesure du possible à ce que la personne fasse porter son poids sur ses jambes en lui procurant, par exemple, une table basculante.
15. Encourager la personne à parler de ses sentiments et de ses craintes concernant la restriction de ses mouvements.
16. Inciter la personne à porter des vêtements de ville au lieu de rester en pyjama.
17. Faire participer la personne à la planification des activités quotidiennes.
18. Faire preuve de créativité pour varier son cadre de vie et la routine quotidienne.
19. Donner à la personne la possibilité de prendre des décisions.

SYNDROME D'INADAPTATION À UN CHANGEMENT DE MILIEU

DÉFINITION

Syndrome d'inadaptation à un changement de milieu: Situation où une personne présente des troubles physiologiques et/ou psychologiques à cause d'un changement de milieu.

Note de l'auteure

Réflexions sur le diagnostic

L'ANADI a accepté ce diagnostic en tant que syndrome. Cependant, l'inadaptation à un changement de milieu ne répond pas à la définition du syndrome, qui correspond à un ensemble de diagnostics infirmiers (problèmes actuels, risques élevés). Or, les caractéristiques de l'inadaptation au changement de milieu sont des manifestations objectives et subjectives de l'inadaptation, et non d'autres problèmes de soins infirmiers. Pour cette raison, l'auteure recommande donc de ne pas employer le mot « syndrome » dans la formulation de cette catégorie diagnostique.

Le changement de milieu est toujours traumatisant. Il peut s'agir du transfert d'une unité de soins à une autre ou d'un établissement de soins à un autre, ou du déménagement dans un centre de soins de longue durée ou dans une nouvelle maison. Le changement de milieu est difficile à tout âge. Le diagnostic de *Syndrome d'inadaptation à un changement de milieu* s'applique à toute personne qui a de la difficulté à fonctionner à cause des problèmes physiques ou psychologiques suscités par le changement de milieu.

La meilleure façon de traiter le problème consiste à formuler le diagnostic ainsi : *Risque élevé d'inadaptation à un changement de milieu* et à prendre les mesures de prévention nécessaires.

CARACTÉRISTIQUES*

essentielles (*présentes dans 80 à 100 % des cas*)

Sentiment de solitude

Appréhension

* J. Harkulich et C. Brugler, « Nursing diagnosis-translocation syndrome: Expert Validation study », étude financée en partie par Peg Schiltz Fund, Delta Xi Chapter, Sigma Theta Tau International, 1988 ; et A. Barnhouse, « Development of the nursing diagnosis of translocation syndrome with critical care patients », mémoire de maîtrise non publié, Kent State University, Kent, OH, 1987.

Dépression
Anxiété

secondaires (*présentes dans 50 à 79 % des cas*)

Changement dans les habitudes alimentaires
Changement dans les habitudes de sommeil
Dépendance
Insécurité
Méfiance
Troubles digestifs
Verbalisation accrue des besoins
Besoin excessif d'être rassuré
Agitation
Tristesse
Préférence pour la précédente équipe de soins
Verbalisation de sentiments d'inquiétude ou d'insatisfaction au sujet du transfert
Verbalisation de sentiments d'insécurité face à la nouvelle situation
Vigilance
Changement pondéral
Repli sur soi

FACTEURS D'INFLUENCE

Facteurs liés à la maladie

Altération de la santé physique
- Troubles physiques

Problèmes psychosociaux
- Augmentation du stress avant le changement de milieu
- Dépression
- Baisse de l'estime de soi

Facteurs liés au contexte (*intrinsèques ou extrinsèques*)

Différence notable ou sensible entre le nouveau milieu et l'ancien
- Degré moindre d'autonomie alloué dans les soins personnels
- Personnel soignant moins nombreux et/ou différent

- Utilisation accrue ou réduite des appareils de monitorage
- Différences matérielles entre le nouveau milieu et l'ancien
- Niveau de bruit ou d'activités plus élevé dans le nouveau milieu
- Manque de continuité dans les soins d'un milieu à l'autre

Changements de milieu antérieurs

- Déménagements imposés
- Déménagements fréquents et rapprochés
- Transferts effectués le soir ou la nuit

Perte d'un être cher antérieurement ou simultanément au changement de milieu

- Séparations antérieures pénibles (tant chez l'adulte que chez l'enfant)
- Rupture de liens sociaux ou familiaux
- Abandon
- Rejet (réel ou perçu) des personnes qui s'en occupent ou des responsables des soins

Manque ou absence de préparation au changement de milieu

- Caractère imprévisible du nouveau milieu
- Laps de temps insuffisant ou inexistant entre l'annonce du changement de milieu et le changement de milieu

Facteurs liés à la croissance et au développement

Enfant d'âge scolaire et adolescent

Peur d'être rejeté

Perte des pairs

Problèmes scolaires

Résultats escomptés/Critères d'évaluation

Objectifs à court terme

- La personne parlera de ses inquiétudes par rapport au déménagement.
- La personne participera aux décisions relatives à son nouveau milieu.
- La personne participera à différentes activités dans son nouveau milieu.

Interventions infirmières

1. Atténuer ou éliminer les différences importantes entre l'ancien milieu et le nouveau, et favoriser la continuité des soins dans le nouveau milieu.
   a) Au début, maintenir le même niveau d'activité et le même régime alimentaire que dans l'ancien milieu.
   b) Transférer la personne dans un endroit le plus proche possible de son ancien milieu.
   c) Avant le transfert, sevrer graduellement la personne des appareils de monitorage.
   d) Déménager tous les objets de la personne en même temps qu'elle (aides à la motricité, lunettes, appareil auditif, prothèses, orthèses et autres biens personnels).
   e) Effectuer le transfert pendant la journée.
2. Permettre à la personne de prendre certaines décisions relativement au déménagement.
3. Consulter le plus possible la personne pour l'aménagement de son nouveau milieu de soins (par exemple, la laisser choisir la décoration ou décider de l'emplacement des meubles).
4. Inciter les membres de la famille à échanger leurs sentiments à l'égard du changement de milieu.
5. Proposer à la personne de l'aider à garder contact avec les personnes clés dans sa vie (à leur téléphoner, à leur écrire, à rendre visite à la personne avec qui elle partageait sa chambre, etc.)
6. Après le transfert, faire un suivi auprès de l'infirmière de la nouvelle unité de soins.
7. Si la personne est très anxieuse, essayer de retarder le transfert jusqu'à ce que son anxiété diminue.
8. Dépister les personnes qui courent un risque élevé de présenter certaines réactions physiologiques :
   a) Personnes souffrant de déficits musculosquelettiques ou neurologiques,
   b) Personnes âgées,
   c) Personnes atteintes d'une infection des voies respiratoires supérieures ou des voies urinaires,

d) Personnes confuses,
e) Personnes souffrant de troubles cardiovasculaires.

9. Évaluer les signes vitaux et l'état de conscience de la personne avant de procéder au changement de milieu.
10. Aider la personne à bien s'intégrer si elle a été admise dans un centre de soins de longue durée.
    a) Lui laisser le plus de liberté possible dans l'aménagement de sa chambre et son emploi du temps quotidien.
    b) Lui conseiller d'apporter de chez elle des objets personnels ou de se les faire apporter.
    c) L'inciter à aller vers les autres.
    d) L'aider à garder contact avec sa famille et ses amis.

SYNDROME D'INCAPACITÉ (PARTIELLE OU TOTALE) DE SE PRENDRE EN CHARGE*

Alimenter, incapacité (partielle ou totale) de s'
Effectuer les activités indispensables au maintien à domicile, incapacité (partielle ou totale) d'*
Laver/effectuer ses soins d'hygiène, incapacité (partielle ou totale) de se
Utiliser les toilettes, incapacité (partielle ou totale) d'
Vêtir/soigner son apparence, incapacité (partielle ou totale) de se

DÉFINITION

Syndrome d'incapacité (partielle ou totale) de se prendre en charge: Situation où une personne a de la difficulté à accomplir chacune des cinq activités de la vie quotidienne en raison d'un déficit moteur ou cognitif.

* Ces diagnostics ne figurent pas actuellement sur la liste de l'ANADI, mais l'auteure les a ajoutés par souci de clarté et pour des raisons pratiques.

Note de l'auteure

Réflexions sur le diagnostic

Pour se prendre en charge, il faut être en mesure de satisfaire ses besoins quotidiens, c'est-à-dire d'effectuer les activités de la vie quotidienne (AVQ). Ces activités s'apprennent avec le temps et deviennent des habitudes de vie. La capacité de se prendre en charge n'implique pas seulement qu'il faut être capable de faire les gestes nécessaires (appliquer des mesures d'hygiène, se laver, se vêtir, utiliser les toilettes, s'alimenter), mais qu'il faut être capable de faire ces gestes correctement, dans des conditions appropriées, au moment opportun, aussi souvent que cela est nécessaire et de façon autonome. Le diagnostic *Syndrome d'incapacité (partielle ou totale) de se prendre en charge* ne figure pas parmi les diagnostics infirmiers de l'ANADI, mais nous l'avons inclus ici pour décrire la réaction de la personne qui éprouve des difficultés dans toutes les activités de la vie quotidienne. L'infirmière qui formule ce diagnostic doit évaluer le niveau de fonctionnement de la personne dans chacune des activités et déterminer dans quelle mesure elle est capable de collaborer aux soins. Les interventions viseront à maintenir son niveau de fonctionnement actuel et/ou à accroître sa participation et son autonomie. La notion de syndrome permet non seulement de regrouper les interventions au besoin, mais aussi de décrire les interventions spécialisées qu'exige une incapacité particulière.

L'expression *Incapacité (partielle ou totale) de se prendre en charge* peut toutefois poser problème, car elle crée une image de dépendance qui ne fait pas ressortir la capacité de collaborer de la personne ni les possibilités qu'ouvre la réadaptation. Il est important que l'infirmière évalue le niveau de fonctionnement de la personne afin d'exploiter ses capacités résiduelles et qu'elle réévalue continuellement la personne pour tenir compte de ses progrès ou de toute aggravation du problème*.

* L. M. Hoskins, «Self-Care Deficit» dans G. McFarland et E. McFarlane, *Nursing Diagnosis and interventions*, St. Louis, C. V. Mosby, 1989.

CARACTÉRISTIQUES

La personne doit avoir au moins une difficulté dans chacune des activités de la vie quotidienne (AVQ). On évaluera le niveau de fonctionnement dans ces activités à l'aide de l'échelle suivante.

0 = Est complètement autonome

1 = A besoin d'une aide technique

2 = A besoin d'un minimum d'assistance

3 = A besoin d'assistance et/ou de surveillance

4 = A besoin d'une surveillance constante

5 = Ne peut effectuer seul aucun soin ou est incapable de collaborer

Incapacité (partielle ou totale) de s'alimenter

- Incapacité de couper les aliments ou d'ouvrir les contenants
- Incapacité de porter les aliments à sa bouche

Incapacité (partielle ou totale) de se laver/d'effectuer ses soins d'hygiène (comprend la capacité de se laver tout le corps, de se brosser les dents, de prendre soin de sa peau et de ses ongles)

- Incapacité ou refus de se laver, complètement ou en partie
- Impossibilité de se procurer de l'eau courante
- Incapacité de régler la température ou le débit de l'eau
- Oubli de se laver et d'effectuer ses soins d'hygiène

Incapacité (partielle ou totale) de se vêtir/de soigner son apparence

- Incapacité notamment d'endosser ses vêtements de ville ou un vêtement spécial
- Difficulté à s'habiller ou à se déshabiller
- Incapacité d'attacher ses vêtements
- Incapacité de se procurer ou de remplacer un article vestimentaire

Incapacité (partielle ou totale) d'utiliser les toilettes

- Incapacité ou refus de se rendre aux toilettes ou sur la chaise d'aisances
- Incapacité ou refus de procéder aux mesures d'hygiène nécessaires après être allé aux toilettes
- Incapacité de s'asseoir sur le siège des toilettes ou sur la chaise d'aisances ou de s'en relever
- Incapacité de baisser et de relever ses vêtements pour aller aux toilettes

- Incapacité de tirer la chasse d'eau ou de vider le bassin de la chaise d'aisances

Incapacité (partielle ou totale) d'effectuer les activités indispensables au maintien à domicile

- Utiliser le téléphone
- Faire le lavage et le repassage
- Prendre ses médicaments
- Utiliser le transport en commun
- Préparer les repas
- Faire ses courses
- Gérer son argent

FACTEURS D'INFLUENCE

Facteurs liés à la maladie

Trouble neuromusculaire

- Affection auto-immune (arthrite, sclérose en plaques)
- Trouble métabolique ou endocrinien (diabète sucré, hypothyroïdie)
- Maladie du système nerveux (maladie de Parkinson, myasthénie grave, dystrophie musculaire, syndrome de Guillain et Barré)
- Manque de coordination
- Spasticité ou flaccidité
- Faiblesse musculaire
- Paralysie partielle ou totale (lésion de la moelle épinière, accident vasculaire cérébral)
- Tumeur affectant le système nerveux central
- Hypertension intracrânienne

Trouble musculosquelettique

- Maladie du tissu conjonctif (lupus érythémateux disséminé)
- Atrophie
- Contractures musculaires
- Œdème (accumulation de synovie)

Trouble visuel

- Rétinopathie diabétique ou hypertensive
- Rétrécissement du champ visuel
- Glaucome
- Cataracte
- Histoplasmose avec complications oculaires
- Neuropathie crânienne

Dépression

Facteurs liés au traitement

Port d'un dispositif ou d'un appareil (plâtre, attelle, orthèse, tubulure intraveineuse)

Intervention chirurgicale
Fracture
Trachéotomie
Gastrostomie
Jéjunostomie
Iléostomie
Colostomie

Facteurs liés au contexte (*intrinsèques ou extrinsèques*)

Immobilité
Traumatisme
Amputation ou trouble fonctionnel d'un membre
Coma

Facteurs liés à la croissance et au développement

Personne âgée
Déficit visuel et moteur
Faiblesse musculaire
Démence

Résultats escomptés/Critères d'évaluation

- La personne dira comment elle préfère effectuer ses soins personnels (heure, produits à utiliser, lieu).
- La personne sera propre.
- La personne effectuera ou dira comment effectuer les activités suivantes : s'alimenter, s'habiller, utiliser les toilettes, se laver.

Interventions infirmières

1. Évaluer les facteurs d'influence :
   a) Déficience visuelle,
   b) Déficit cognitif,
   c) Manque de motivation,
   d) Perte de mobilité,
   e) Manque de connaissances,
   f) Réseau de soutien éloigné ou absent.

2. Amener la personne à être le plus autonome possible.
3. Rehausser l'estime de soi de la personne et favoriser son libre arbitre en lui offrant plusieurs choix et en s'enquérant de ses préférences.
4. Évaluer le degré d'autonomie de la personne pour chaque activité de la vie quotidienne.
5. Voir, selon le cas, les interventions décrites aux diagnostics *Incapacité (partielle ou totale) de s'alimenter* (p. 387), *de se laver/d'effectuer ses soins d'hygiène* (p. 392), *de se vêtir/de soigner son apparence* (p. 399), *d'utiliser les toilettes* (p. 395) et *d'effectuer les activités indispensables au maintien à domicile* (p. 390).

Incapacité (partielle ou totale) de s'alimenter

DÉFINITION

Incapacité (partielle ou totale) de s'alimenter: Situation où une personne a de la difficulté à faire ou à terminer les gestes nécessaires à l'alimentation.

CARACTÉRISTIQUES

Incapacité de couper les aliments ou d'ouvrir les contenants

Incapacité de porter les aliments à la bouche

FACTEURS D'INFLUENCE

Voir le diagnostic *Syndrome d'incapacité (partielle ou totale) de se prendre en charge*, p. 384.

Résultats escomptés/Critères d'évaluation

- La personne aura moins de difficulté à s'alimenter.

Ou

- La personne se dira consciente de sa difficulté à s'alimenter.
- La personne sera capable d'utiliser les aides adaptées nécessaires.
- La personne exprimera le désir de manger et démontrera plus d'intérêt pour la nourriture.

- La personne connaîtra le but et les modalités du traitement.
- La personne saura pourquoi elle a de la difficulté à s'alimenter.

Interventions infirmières

1. S'enquérir des préférences et des répugnances alimentaires de la personne auprès d'elle ou des membres de sa famille.
2. Veiller à ce que la personne mange toujours au même endroit : ce doit être une pièce agréable et suffisamment calme pour lui permettre de se concentrer sur ce qu'elle fait.
3. Veiller à ce que les repas soient servis à la bonne température.
4. Soulager la douleur, car celle-ci peut couper l'appétit ou rendre la personne incapable de s'alimenter.
5. Appliquer des mesures d'hygiène buccodentaire avant et après les repas.
6. Inciter la personne à porter ses prothèses dentaires et ses lunettes.
7. Aider la personne à adopter la position la plus physiologique possible pour manger, compte tenu de son handicap physique (l'idéal étant qu'elle soit assise à table).
8. Veiller à ce que la personne ait de la compagnie pendant les repas.

Interventions destinées aux personnes souffrant d'un déficit sensoriel ou d'une altération de la perception

9. Si elle est atteinte d'un trouble de la perception, lui présenter des plats de différentes couleurs pour l'aider à les distinguer (assiettes blanches sur un plateau rouge, par exemple).
10. S'enquérir de ses habitudes alimentaires et lui demander dans quel ordre elle souhaite avoir ses plats (ou les disposer en cercle dans le sens des

aiguilles d'une montre); inscrire au plan de soins l'ordre à suivre (par exemple: viande à 6:00, pommes de terre à 9:00, légumes à 12:00).

11. Lui conseiller de prendre des aliments qui se mangent avec les doigts pour qu'elle puisse manger le plus possible sans aide.

12. Pour favoriser au maximum l'autonomie de la personne, lui procurer les aides adaptées nécessaires:

    a) Plateau à rebords pour ne pas qu'elle pousse sa nourriture hors du plateau,

    b) Ventouses sous les assiettes ou les bols pour les stabiliser,

    c) Couverts à poignées coussinées, plus faciles à tenir,

    d) Pinces pour tenir les couverts, attachées à l'attelle qui soutient la main ou le poignet,

    e) Tasse adaptée,

    f) Couteau à lame recourbée pour couper les aliments.

13. Au besoin, l'aider à s'installer pour manger: ouvrir les contenants, déplier la serviette de table, ouvrir les pots à condiments, couper la viande, beurrer le pain.

Interventions destinées aux personnes souffrant d'un déficit cognitif

14. Faire manger la personne dans un endroit calme et isolé jusqu'à ce qu'elle soit capable de manger proprement et d'être attentive à ce qu'elle fait.

15. Montrer à la personne à repérer le matériel nécessaire aux repas et à en faire bon usage.

16. L'installer dans une position aussi proche que possible de la position physiologique pour manger, dans la mesure de ses capacités physiques.

17. L'inciter à faire attention à ce qu'elle fait et rester à l'affût des signes de fatigue, de frustration ou d'agitation.

18. S'assurer que la personne et sa famille comprennent bien la raison d'être des interventions.

Incapacité (partielle ou totale) d'effectuer les activités indispensables au maintien à domicile

DÉFINITION

Incapacité (partielle ou totale) d'effectuer les activités indispensables au maintien à domicile: Situation où une personne a de la difficulté à accomplir certaines des activités essentielles à l'organisation du domicile ou à obtenir des services d'aide domestique.

CARACTÉRISTIQUES

Difficulté (exprimée par la personne ou observée par l'infirmière) à effectuer une ou plusieurs des activités suivantes

- Utiliser le téléphone
- Faire le lavage et le repassage
- Faire ses courses (nourriture, vêtements)
- Trouver un moyen de transport
- Préparer les repas
- Gérer son argent
- Prendre ses médicaments

FACTEURS D'INFLUENCE

Voir le diagnostic *Syndrome d'incapacité (partielle ou totale) de se prendre en charge*, p. 384.

N ote de l'auteure

Réflexions sur le diagnostic

Le diagnostic *Incapacité (partielle ou totale) d'effectuer les activités indispensables au maintien à domicile* ne figure pas sur la liste de l'ANADI; nous l'avons ajouté ici par souci de clarté et pour des raisons pratiques. Ce diagnostic s'applique aux personnes désireuses de demeurer chez elles mais qui ont de la difficulté à accomplir les tâches domestiques (utiliser le téléphone, faire des courses, gérer un budget) ou à accéder à des services indispensables au maintien à domicile. Ce diagnostic est surtout utilisé par les infirmières en santé communautaire et par les infirmières qui préparent un plan de congé en milieu hospitalier.

Résultats escomptés/Critères d'évaluation

- La personne démontrera qu'elle sait utiliser les aides adaptées nécessaires (pour téléphoner, cuisiner, etc.).
- La personne décrira la méthode qu'elle utilise pour respecter son horaire de prise de médicaments.
- La personne se dira capable de téléphoner et de répondre au téléphone.
- La personne dira que sa lessive est faite régulièrement, par elle ou par quelqu'un d'autre.
- La personne indiquera qu'elle prend deux repas nutritifs par jour.
- La personne fera la liste des moyens de transport qu'elle peut utiliser pour se rendre dans les magasins, chez son médecin, à l'église et sur le lieu de ses activités sociales.
- La personne démontrera qu'elle est capable de régler de petits achats en argent liquide.
- La personne trouvera des personnes ressources qui pourront l'aider à gérer son budget.

Interventions infirmières

1. Rechercher les facteurs d'influence :
   a) Trouble de la vue ou de l'ouïe,
   b) Déficit cognitif,
   c) Mobilité réduite,
   d) Manque de connaissances,
   e) Réseau de soutien inadéquat.
2. Aider la personne à déterminer de quelles aides adaptées elle aura besoin.
3. Aider la personne atteinte d'un déficit cognitif à être autonome et à éviter les accidents.
   a) Évaluer les activités que la personne est capable d'effectuer.
   b) Évaluer dans quelle mesure elle est capable d'acheter et de choisir des aliments ainsi que de préparer chaque jour des repas nutritifs.

c) Lui donner des conseils qui l'aideront à mieux respecter son horaire de prise de médicaments (boîtier à médicaments divisé en sept cases, répartition des pilules dans de petits contenants portant chacun une étiquette avec l'heure où il faut les prendre, par exemple).

4. Dresser une liste des moyens de transport disponibles (groupe religieux, voisins, parents, etc.).
5. Déterminer les sources de soutien social dont la personne dispose (transport, lavage, aide financière, etc.).
6. Expliquer à la personne pourquoi il est important de faire une liste des activités pour lesquelles elle a besoin d'aide.

Incapacité (partielle ou totale) de se laver/ d'effectuer ses soins d'hygiène

DÉFINITION

Incapacité (partielle ou totale) de se laver/d'effectuer ses soins d'hygiène: Situation où une personne a de la difficulté à exécuter ou à terminer les tâches lui permettant de se laver et d'effectuer ses soins d'hygiène.

CARACTÉRISTIQUES

Incapacité de se laver sans aide (de laver tout son corps, de se brosser les dents, de prendre soin de sa peau et de ses ongles)

- Incapacité ou refus de se laver, complètement ou en partie
- Impossibilité de se procurer de l'eau courante
- Incapacité de régler la température et/ou le débit de l'eau
- Oubli d'effectuer ses soins d'hygiène (peau, ongles, dents)

FACTEURS D'INFLUENCE

Voir le diagnostic *Syndrome d'incapacité (partielle ou totale) de se prendre en charge*, p. 384.

Résultats escomptés/Critères d'évaluation

- La personne atteindra le niveau de fonctionnement optimal prévu.

Ou

- La personne se dira satisfaite de ses progrès malgré ses limites.
- La personne dira qu'elle se sent bien et propre après avoir effectué ses soins d'hygiène.
- La personne montrera qu'elle est capable d'utiliser des aides adaptées.
- La personne expliquera pourquoi elle est incapable de se laver ou éprouve de la difficulté à le faire.
- La personne comprendra le but et les modalités du traitement.

Interventions infirmières

1. Inciter la personne à porter les verres correcteurs ou l'appareil auditif qu'on lui a prescrits.
2. Maintenir la température de la salle de bains assez élevée; lui demander à quelle température elle désire l'eau.
3. Veiller à ce qu'elle soit soustraite aux regards pendant qu'elle se lave.
4. Placer tous les articles de toilette à portée de la main.
5. Appliquer des mesures de sécurité dans la salle de bains (tapis antidérapants, barres d'appui).
6. Lorsque la personne en est capable, l'inciter à se laver sous la douche ou dans la baignoire. (Le choix de la douche ou de la baignoire dépend des habitudes à la maison.) Il est important qu'elle s'exerce à se laver pendant son séjour au centre hospitalier, de manière à se sentir à l'aise de retour chez elle.
7. Lui fournir les aides adaptées nécessaires:
   a) Chaise ou banc placé dans la baignoire ou la douche,

b) Éponge munie d'un long manche pour laver le dos et les jambes,

c) Barres d'appui sur les murs de la salle de bains, aux endroits où la personne a besoin d'aide pour se déplacer,

d) Planche à surface lisse pour s'installer sur la chaise ou le banc de la baignoire,

e) Tapis antidérapant sur le plancher de la salle de bains et bandes antidérapantes dans le fond de la baignoire ou de la douche,

f) Gant de toilette muni d'une pochette pour le savon,

g) Brosse à dents adaptée,

h) Support à rasoir,

i) Douchette.

Interventions destinées aux personnes souffrant d'une déficience visuelle

8. Placer les articles de toilette à portée de la main. Si la personne souffre d'un rétrécissement du champ visuel et qu'elle n'est pas encore habituée aux lieux, ne pas placer les articles de toilette de son côté déficient.
9. Si elle se lave seule, placer la sonnette d'appel à sa portée.
10. Veiller à ce que sa dignité et son intimité soient respectées de la même manière que pour les voyants.
11. S'annoncer à haute voix avant d'entrer dans la salle de bains et prévenir avant d'en sortir.
12. Vérifier dans quelle mesure la personne est capable de trouver tous les articles de toilette.
13. Vérifier dans quelle mesure elle est capable de prendre soin de sa peau et de ses ongles, de se brosser les dents et de se raser.
14. Réserver un endroit pour les vêtements propres, qui soit facile d'accès.

Interventions destinées aux personnes qui ont perdu l'usage d'un membre

15. Recommander à la personne de se laver plutôt à l'heure du lever ou du coucher afin de ne pas avoir à s'habiller et à se déshabiller plusieurs fois dans la journée.

16. Lui conseiller d'utiliser un miroir quand elle se lave, de façon à ce qu'elle puisse inspecter la peau des régions paralysées.
17. Recommander à la personne amputée d'inspecter le pied qui lui reste et son moignon pour s'assurer que la peau est intacte.
18. Assister la personne sans toutefois faire les choses à sa place, c'est-à-dire pas plus qu'il ne le faut pour l'aider à réapprendre à utiliser son membre ou les aides adaptées nécessaires.

Interventions destinées aux personnes souffrant d'un déficit cognitif

19. Pour réduire la confusion, donner toujours le bain à la même heure et établir un programme de soins bien structuré.
20. Donner des directives simples et réduire les stimuli susceptibles de distraire la personne; lui expliquer à quoi servent les différents articles de toilette.
21. Ne pas insister pour que la personne se lave au complet seule si elle éprouve de la difficulté à le faire. L'inciter plutôt à laver les parties qu'elle est capable d'atteindre et la féliciter quand elle fait des progrès.
22. Superviser le bain jusqu'à ce que la personne puisse se laver sans aide en toute sécurité.
23. Inciter la personne à se concentrer sur sa tâche, mais rester à l'affût des signes de fatigue, car celle-ci peut augmenter la confusion.
24. S'assurer qu'elle dispose d'une salle de bains appropriée chez elle et déterminer s'il faut procéder à des aménagements pour répondre à ses besoins; l'adresser au service d'ergothérapie ou aux services sociaux, qui pourront l'aider à se procurer le matériel nécessaire.

Incapacité (partielle ou totale) d'utiliser les toilettes

DÉFINITION

Incapacité (partielle ou totale) d'utiliser les toilettes: Situation où une personne a de la difficulté à exécuter ou à terminer les tâches permettant d'utiliser les toilettes.

CARACTÉRISTIQUES

Incapacité ou refus de se rendre aux toilettes ou à la chaise d'aisances

Incapacité ou refus de procéder aux mesures d'hygiène nécessaires après être allé aux toilettes

Incapacité de s'asseoir sur le siège des toilettes ou la chaise d'aisances ou de s'en relever

Incapacité de baisser et de relever ses vêtements pour aller aux toilettes

Incapacité de tirer la chasse d'eau ou de vider le bassin de la chaise d'aisances

FACTEURS D'INFLUENCE

Voir le diagnostic *Syndrome d'incapacité (partielle ou totale) de se prendre en charge*, p. 384.

Résultats escomptés/Critères d'évaluation

- La personne utilisera les toilettes sans hésitation.

Ou

- La personne signalera qu'elle a besoin d'aide pour utiliser les toilettes.
- La personne sera capable de se servir des aides adaptées conçues pour l'aider à utiliser les toilettes.
- La personne expliquera les facteurs qui contribuent à son problème.
- La personne comprendra la raison d'être du traitement et les méthodes utilisées.

Interventions infirmières

1. Inciter la personne à porter les verres correcteurs ou l'appareil auditif qu'on lui a prescrits.
2. Demander à la personne elle-même ou à la personne clé dans sa vie quelles sont ses habitudes d'élimination et si elle a déjà eu des problèmes. (Voir les diagnostics *Altération de l'élimination intestinale*, p. 134, ou *Altération de l'élimination urinaire*, p. 150.)

3. Demander à la personne quel code elle utilise pour communiquer lorsqu'elle a besoin d'aller aux toilettes.
4. Noter les mictions et les selles de la personne afin de déterminer ses habitudes d'élimination.
5. Pour ne pas qu'elle attache un intérêt démesuré à son élimination intestinale, s'abstenir d'en parler ou de s'en enquérir trop souvent.
6. Se tenir prête à réagir en cas de chute dans les toilettes : il faut savoir comment laisser glisser doucement la personne sur le sol sans la blesser ni se blesser soi-même.
7. Favoriser l'autonomie de la personne en la faisant s'exercer souvent à utiliser les toilettes sans aide.
8. Afin de prévenir la fatigue, lui laisser suffisamment de temps pour utiliser les toilettes. (La précipitation peut causer l'incontinence ou la constipation.)
9. Autant que possible, ne pas utiliser de sonde à demeure ou de condom Texas pour accélérer le retour à la continence vésicale.

Interventions destinées aux personnes souffrant d'une déficience visuelle

10. Placer la sonnette d'appel à portée de la personne afin qu'elle puisse rapidement demander de l'aide pour utiliser les toilettes ; répondre promptement à l'appel afin de l'aider à réduire son anxiété.
11. Si la personne doit utiliser un urinal ou un bassin hygiénique, le laisser toujours à portée de la main.
12. S'annoncer à voix haute avant d'entrer dans la pièce et prévenir la personne avant d'en sortir.
13. Vérifier si la personne est capable de trouver sans aide ce dont elle a besoin et de se rendre seule aux toilettes.
14. Désencombrer le trajet jusqu'aux toilettes afin de réduire les risques d'accident.

Interventions destinées aux personnes ayant perdu l'usage d'un membre

15. Assister la personne sans toutefois faire les choses à sa place, c'est-à-dire pas plus qu'il ne le faut pour

l'aider à réapprendre à utiliser les toilettes ou à s'adapter à sa prothèse.

16. Inciter la personne à regarder son membre manquant ou atteint et à s'en servir lorsqu'elle utilise les toilettes.
17. L'encourager à mettre en pratique les techniques de déplacement que lui ont apprises l'ergothérapeute ou le physiothérapeute. (L'infirmière devrait se familiariser avec ces techniques.)
18. Lui procurer les dispositifs d'appoint nécessaires pour accroître son autonomie en toute sécurité (chaise d'aisances, urinal inversable, bassin orthopédique, siège de toilettes surélevé, barres d'appui).
19. Désencombrer le trajet jusqu'aux toilettes afin de réduire les risques d'accident.

Interventions destinées aux personnes atteintes d'un déficit cognitif

20. Toutes les deux heures, après les repas et à l'heure du coucher, demander à la personne si elle veut aller aux toilettes.
21. Quand la personne est capable de dire qu'elle a besoin d'aller aux toilettes, commencer à l'y amener toutes les deux heures, après les repas et à l'heure du coucher.
22. Quand la personne utilise la sonnette d'appel pour demander de l'aide, venir immédiatement auprès d'elle afin de lui épargner de la frustration et prévenir l'incontinence.
23. Inciter la personne à porter des vêtements de ville. (Le fait de porter ses propres vêtements incite souvent la personne à être continente et ce, même si elle est confuse.)
24. N'utiliser le bassin hygiénique ou l'urinal qu'en dernier recours; si possible, « normaliser » l'élimination dans les toilettes. (Il vaut mieux toujours utiliser les mêmes toilettes pour permettre à la personne de bien se familiariser avec les lieux.)
25. Utiliser un code verbal pour aider la personne à comprendre ce qu'on attend d'elle; la féliciter lorsqu'elle réussit à utiliser les toilettes.

26. On trouvera des informations supplémentaires sur l'incontinence au diagnostic *Altération de l'élimination urinaire*, p. 150.
27. Déterminer l'équipement et le matériel dont la personne aura besoin pour utiliser les toilettes à la maison ; adresser la personne à un ergothérapeute ou aux services sociaux pour qu'elle puisse se procurer l'équipement et le matériel nécessaires.

Incapacité (partielle ou totale) de se vêtir/de soigner son apparence

DÉFINITION

Incapacité (partielle ou totale) de se vêtir/de soigner son apparence : Situation où une personne a de la difficulté à exécuter ou à terminer les tâches lui permettant de se vêtir et de soigner son apparence.

CARACTÉRISTIQUES

Incapacité (totale ou partielle) d'endosser un vêtement de ville ou des vêtements spéciaux (la capacité de revêtir une chemise de nuit ou une robe de chambre n'étant pas incluse)

- Difficulté à s'habiller ou à se déshabiller
- Incapacité d'attacher ses vêtements
- Difficulté à soigner suffisamment son apparence
- Incapacité de se procurer ou de remplacer un article vestimentaire

FACTEURS D'INFLUENCE

Voir le diagnostic *Syndrome d'incapacité (partielle ou totale) de se prendre en charge*, p. 384.

Résultats escomptés/Critères d'évaluation

- La personne aura moins de difficulté à se vêtir.

Ou

- La personne avertira un membre du personnel lorsqu'elle aura besoin d'aide pour se vêtir.
- La personne utilisera correctement des aides adaptées pour être aussi autonome que possible.

- La personne se montrera de plus en plus désireuse de porter des vêtements de ville.
- La personne connaîtra la cause de son problème.
- La personne connaîtra la raison d'être du traitement et les méthodes utilisées.

Interventions infirmières

1. Inciter la personne à porter les verres correcteurs ou l'appareil auditif qu'on lui a prescrits.
2. Favoriser son autonomie en la faisant souvent s'exercer à s'habiller sans aide.
3. Lui conseiller de choisir des vêtements amples ayant des manches et des jambes larges et s'attachant sur le devant.
4. Lui laisser tout le temps dont elle a besoin pour s'habiller et se déshabiller, car cela peut être fatigant, douloureux ou difficile pour elle.
5. Inscrire au plan de soins chaque activité qu'elle doit apprendre à réaliser; diviser l'activité en étapes, lui montrer comment accomplir une étape et s'assurer qu'elle la maîtrise bien en lui faisant faire une démonstration pratique avant de passer à l'étape suivante.
6. Disposer les vêtements selon l'ordre dans lequel la personne les mettra.
7. Lui procurer les aides dont elle a besoin pour s'habiller (par exemple, manche enfile-vêtement, pince télescopique, fermeture éclair munie d'une tirette en forme d'anneau, tire-bouton, chausse-pied à long manche, chaussures munies de lacets élastiques ou d'attaches velcro). **Remarque:** Tous les vêtements qui s'attachent peuvent être adaptés par l'ajout de bandes velcro.
8. L'inciter à porter des vêtements de ville plutôt qu'une chemise de nuit.
9. Veiller à ce que la personne puisse s'habiller ou se déshabiller à l'abri des regards.

Interventions destinées aux personnes souffrant d'une déficience visuelle

10. Laisser la personne décider de l'endroit qui lui convient le mieux pour s'habiller et aménager la pièce de façon à lui faciliter la tâche (désencombrer la pièce, par exemple).
11. S'annoncer à voix haute avant d'entrer dans la pièce où elle se change et la prévenir avant d'en sortir.

Interventions destinées aux personnes souffrant d'un déficit cognitif

12. Procéder toujours de la même façon pour l'habillage ; un programme de soins bien structuré réduira la confusion.
13. Donner des directives simples et ne pas hésiter à les répéter souvent ; réduire les stimuli susceptibles de distraire la personne.
14. Présenter à la personne un vêtement à la fois, dans l'ordre où elle s'habille.
15. S'assurer que la personne se concentre sur ce qu'elle fait ; rester à l'affût des signes de fatigue car celle-ci peut exacerber la confusion.
16. Vérifier dans quelle mesure la personne et sa famille comprennent les directives données et leur raison d'être.

TEMPÉRATURE CORPORELLE, RISQUE ÉLEVÉ D'ALTÉRATION DE LA

Hyperthermie
Hypothermie
Thermorégulation inefficace

DÉFINITION

Risque élevé d'altération de la température corporelle : Situation où une personne risque d'être incapable de maintenir sa température corporelle dans les limites de la normale (36 à 37,5 °C).

Note de l'auteure

Réflexions sur le diagnostic

Le diagnostic de *Risque élevé d'altération de la température corporelle* englobe les risques d'*Hyperthermie*, d'*Hypothermie* et de *Thermorégulation inefficace*. Si une personne n'est exposée qu'à un seul de ces problèmes (si elle ne risque que l'hypothermie ou l'hyperthermie, par exemple), il vaut mieux employer le diagnostic précis (*Risque élevé d'hypothermie* ou *Risque élevé d'hyperthermie*). Par contre, si elle est exposée à deux ou trois de ces problèmes, il vaut mieux formuler le diagnostic plus global de *Risque élevé d'altération de la température corporelle*. Au chapitre de la température corporelle, l'infirmière cherche avant tout à empêcher les problèmes en reconnaissant et en traitant les personnes dont la température est normale, mais qui sont exposées à des facteurs de risque qu'elle peut modifier par les interventions qu'elle prescrit (ajouter ou enlever des couvertures, modifier la température ambiante, par exemple). Si l'altération de la température corporelle est liée à une complication physiopathologique exigeant à la fois des soins infirmiers et médicaux, on portera le diagnostic d'un problème à résoudre par la collaboration (*Complication possible – Hypothermie grave reliée à une lésion de l'hypothalamus*, par exemple). En ce cas, l'infirmière surveille le patient de façon à déceler et à signaler les fluctuations de température importantes et à mettre en œuvre, selon l'avis du médecin, des interventions autonomes (utilisation d'une couverture chauffante ou refroidissante, par exemple).

FACTEURS DE RISQUE

Voir Facteurs d'influence.

FACTEURS D'INFLUENCE

Facteurs liés à la maladie

Maladie ou traumatisme affectant la régulation thermique

- Coma ou augmentation de la pression intracrânienne
- Accident vasculaire cérébral
- Lésion cutanée
- Maladies neurovasculaires ou maladie vasculaire périphérique
- Diminution de la capacité de transpirer
- Tumeur cerébrale, tumeur hypothalamique, traumatisme crânien
- Infection ou inflammation
- Anémie
- Phéochromocytome (tumeur médullo-surrénale)
- Modification de la vitesse métabolique
- Vasodilatation ou choc

Facteurs liés au traitement

Médicaments (vasoconstricteurs, solutés intraveineux, etc.)

Sédation

Perfusion intraveineuse ou transfusion sanguine

Dialyse

Intervention chirurgicale

Couverture chauffante ou refroidissante

Séquelles d'une opération

Facteurs liés au contexte (*intrinsèques ou extrinsèques*)

Exposition au froid, à la pluie, à la neige, ou exposition à la chaleur, au soleil

Sécheresse ou humidité extrême

Vêtements inadaptés au climat

Pauvreté (impossibilité de se loger, de chauffer ou de climatiser son domicile)

Extrêmes de poids

Consommation d'alcool

Déshydratation, malnutrition

Facteur lié à la croissance et au développement

Extrêmes d'âge (nouveau-nés, personnes âgées)

Hyperthermie

DÉFINITION

Hyperthermie: Élévation de la température corporelle au-dessus de 37,8 °C (voie orale) ou de 38,8 °C (voie rectale), à cause d'une vulnérabilité accrue à des facteurs externes.

CARACTÉRISTIQUES

essentielle (*doit être présente*)

Température supérieure à 37,8 °C (voie orale) ou à 38,8 °C (voie rectale)

secondaires (*peuvent être présentes*)

Peau rouge, chaude au toucher
Augmentation de la fréquence respiratoire
Tachycardie
Frissons, chair de poule
Déshydratation
Courbatures et douleurs localisées ou généralisées (mal de tête, par exemple)
Malaise, fatigue, faiblesse
Manque d'appétit

FACTEURS D'INFLUENCE

Facteur lié au traitement

Diminution de la capacité de transpirer (causée par les médicaments)

Facteurs liés au contexte (*intrinsèques ou extrinsèques*)

Exposition à la chaleur, au soleil
Vêtements inadaptés au climat
Absence de climatisation
Extrêmes de poids
Déshydratation
Exercice vigoureux

Facteur lié à la croissance et au développement

Extrêmes d'âge (nouveau-nés, personnes âgées)

Résultats escomptés/Critères d'évaluation

- La personne connaîtra les facteurs d'influence de l'hyperthermie.
- La personne prendra les mesures nécessaires pour réduire les facteurs d'influence de l'hyperthermie.
- La température corporelle restera dans les limites de la normale.

Interventions infirmières

1. Expliquer pourquoi il est important de prévenir la déshydratation en maintenant un apport liquidien suffisant (au moins 2 000 mL de liquides frais par jour, à moins de contre-indications liées à une maladie du cœur ou des reins).
2. Faire le bilan des ingesta et des excreta.
3. Voir le diagnostic *Déficit de volume liquidien*, p. 414.
4. Déterminer si la personne est correctement vêtue ou couverte compte tenu de la température ambiante ou de l'activité prévue.
5. Expliquer qu'il est important d'augmenter l'apport liquidien lorsqu'il fait chaud ou que l'on fait de l'exercice.
6. Décrire les premiers signes de l'hyperthermie ou du coup de chaleur:
   Rougeur de la peau,
   Fatigue,
   Mal de tête, confusion
   Manque d'appétit.

Hypothermie

DÉFINITION

Hypothermie: Situation où la température (prise par voie rectale) se maintient au-dessous de 35,5 °C à cause d'une vulnérabilité accrue à des facteurs externes.

CARACTÉRISTIQUES*

essentielles (*présentes dans 80 à 100 % des cas*)

Température (prise par voie rectale) inférieure à 35,5 °C
Peau froide
Pâleur (moyenne)
Frissons (peu marqués)

secondaires (*présentes dans 50 à 79 % des cas*)

Confusion mentale, somnolence, agitation
Diminution du pouls et de la respiration
Cachexie, malnutrition

FACTEURS D'INFLUENCE

Facteurs liés au contexte (*intrinsèques ou extrinsèques*)

Exposition au froid, à la pluie, à la neige, au vent
Vêtements inadaptés au climat
Pauvreté (impossibilité de se loger ou de se chauffer)
Extrêmes de poids
Consommation d'alcool
Déshydratation, malnutrition
Séquelles d'une opération

Facteur lié à la croissance et au développement

Extrêmes d'âge (nouveau-nés, personnes âgées)

Résultats escomptés/Critères d'évaluation

- La personne connaîtra les facteurs d'influence de l'hypothermie.
- La personne appliquera les mesures nécessaires pour réduire les facteurs d'influence de l'hypothermie.
- La température corporelle restera dans les limites de la normale.

* S. M. Carroll, « Nursing Diagnosis: Hypothermia », dans R. M. Carroll-Johnson (dir.), *Classification of nursing diagnoses: Proceedings of the eighth conference*, Philadelphia, J. B. Lippincott, 1989.

Interventions infirmières

1. Enseigner la nécessité d'éviter une exposition prolongée au froid.
   a) Expliquer qu'il faut éviter la déperdition de chaleur et porter un chapeau, des gants, des chaussettes et de bonnes chaussures lorsqu'on sort.
   b) Recommander à la personne de sortir le moins possible par temps très froid.
   c) Recommander à la personne de se procurer une couverture chauffante, des couvertures chaudes ou un édredon de duvet et des draps de flanelle.
2. Consulter les services sociaux pour trouver des sources d'aide financière, des vêtements chauds, des couvertures, un logement.
3. Expliquer aux membres de la famille pourquoi les nouveau-nés, les jeunes enfants et les personnes âgées sont particulièrement exposés à la déperdition de chaleur. (Voir *Thermorégulation inefficace,* ci-dessous.)
4. Décrire les premiers signes d'hypothermie : peau froide ; pâleur, blancheur ou rougeur de la peau.

Thermorégulation inefficace

DÉFINITION

Thermorégulation inefficace : Situation où une personne est incapable ou risque d'être incapable de maintenir une température interne stable et normale quand les facteurs externes sont défavorables ou changeants.

Note de l'auteure

Réflexions sur le diagnostic

Le diagnostic de *Thermorégulation inefficace* s'applique aux personnes qui ont de la difficulté à maintenir une température interne stable quand la température ambiante fluctue beaucoup. En général, il s'agit de nouveau-nés ou de personnes âgées. Les interventions infirmières consistent à modifier les facteurs externes (vêtements, conditions ambiantes) pour maintenir une température corporelle normale, et à enseigner des mesures de prévention.

CARACTÉRISTIQUES

essentielle (*doit être présente*)

Fluctuations de la température corporelle reliées à l'insuffisance des mécanismes de régulation métabolique devant compenser les variations du milieu ambiant

FACTEURS D'INFLUENCE

Facteurs liés au contexte (*intrinsèques ou extrinsèques*)

Fluctuations de la température ambiante

Objets froids ou mouillés (vêtements, berceau, matériel et appareils)

Système de chauffage insuffisant

Logement insalubre

Peau mouillée

Vêtements inadaptés au climat (trop chauds ou pas assez)

Facteurs liés à la croissance et au développement

Nouveau-né

Rapport surface cutanée – masse corporelle élevé

Incompétence des mécanismes de thermogénèse, y compris du mécanisme de frisson

Capacité limitée de frissonner

Augmentation de la vitesse du métabolisme basal

Nouveau-né prématuré

(Mêmes facteurs que pour le nouveau-né, parfois plus flagrants)

Personne âgée

Diminution du métabolisme basal

Perte de tissus adipeux (notamment aux membres)

Résultats escomptés/Critères d'évaluation

- La température du bébé se situera entre 36,4 et 37 °C.
- Le parent utilisera des moyens pour éviter la déperdition de chaleur à la maison.

Interventions infirmières

1. Atténuer ou éliminer les causes de pertes énergétiques.

   Évaporation

   a) Laver le nouveau-né dans une pièce chaude.

   b) Pour réduire l'évaporation, laver et essuyer le bébé par parties successives.

   c) Veiller à ce que le bébé ne soit pas longtemps en contact avec des couches ou des draps mouillés.

   Convection

   Garder le nouveau-né à l'abri des courants d'air (éteindre la climatisation ou le ventilateur, le tenir loin des fenêtres, fermer les hublots de l'incubateur).

   Conduction

   Réchauffer tout ce qui entre en contact avec le nouveau-né (stéthoscope, pèse-bébé, mains des soignants, vêtements, draps, berceau).

   Radiation

   a) Enlever de la pièce les objets métalliques qui absorbent la chaleur.

   b) Placer le berceau ou l'incubateur aussi loin que possible des murs et des fenêtres.

2. Prendre régulièrement la température du nouveau-né.

   Quand la température est inférieure à 36,3 °C

   a) Envelopper le bébé dans deux couvertures.

   b) Couvrir sa tête d'un bonnet de jersey.

   c) Vérifier s'il y a dans la pièce des facteurs favorisant les pertes de chaleur.

   d) Si l'hypothermie persiste pendant plus d'une heure, en avertir le médecin.

e) Déterminer si le bébé souffre des complications du stress hypothermique : hypoxie, acidose respiratoire, hypoglycémie, déséquilibre hydro-électrolytique, perte pondérale.

Quand la température est supérieure à 37 °C

a) Découvrir le bébé.

b) Enlever son bonnet, s'il y a lieu.

c) Déterminer s'il y a dans la pièce des facteurs favorisant les gains de chaleur.

d) Si l'hyperthermie persiste pendant plus d'une heure, en avertir le médecin.

3. Expliquer à la personne qui s'occupe du bébé les raisons pour lesquelles il est vulnérable aux fluctuations de température (froid et chaleur).

   a) Montrer comment s'y prendre pour éviter les déperditions de chaleur pendant le bain.

   b) Expliquer qu'il n'est pas nécessaire de prendre régulièrement la température du bébé à la maison.

   c) Expliquer comment prendre la température du bébé lorsqu'il est chaud au toucher, malade, ou irritable.

VIOLENCE, RISQUE ÉLEVÉ DE

DÉFINITION

Risque élevé de violence : Situation où une personne a déjà agressé ou risque d'agresser une autre personne ou de détruire des objets.

Note de l'auteure

Réflexions sur le diagnostic

On peut préciser ce diagnostic en lui ajoutant l'expression « envers soi ou envers les autres ». Afin d'éviter cet ajout, l'auteure a formulé le diagnostic de *Risque élevé d'autodestruction* (voir p. 43) pour décrire les réactions des personnes qui risquent de se faire du tort ; par conséquent, les mots « envers soi » ne sont plus nécessaires. Dans ce texte, le contenu du diagnostic de *Risque élevé de violence* traitera exclusivement de la violence « envers les autres ».

FACTEURS DE RISQUE

Voir Facteurs d'influence.

FACTEURS D'INFLUENCE

Facteurs liés à la maladie

Atteinte neurologique
- Épilepsie temporale
- Traumatisme crânien
- Encéphalopathie virale
- Arriération mentale
- Tumeur cérébrale
- Dysfonctionnement cérébral minime de l'enfant

Manie

Déséquilibre hormonal

Facteur lié au traitement

Intoxication médicamenteuse

Facteurs liés au contexte (*intrinsèques ou extrinsèques*)

Antécédents d'agressions flagrantes

Augmentation des facteurs de stress dans un court laps de temps

Immobilité physique

Comportement suicidaire

Perception d'une menace à l'estime de soi

Hallucinations

Argumentation

Agitation

Méfiance

Délire de persécution

Menaces verbales d'agression physique

Faible seuil de tolérance à la frustration

Difficulté à maîtriser ses impulsions

Sentiment d'impuissance

Retenue excessive, inflexibilité

Peur de l'inconnu

Réaction à une catastrophe

Rage

Mauvaise interprétation des messages d'autrui

Caractère antisocial

Modes de communication dysfonctionnels

Alcoolisme
Toxicomanie

Facteur lié à la croissance et au développement

Adolescent
Identité du rôle
Pression des pairs
Séparation

Personne âgée
Démence

Résultats escomptés/Critères d'évaluation

- La personne arrivera à se dominer avec de l'aide.
- La personne aura moins de réactions violentes.
- La personne connaîtra la cause de son problème et les mesures à prendre pour le prévenir.

Interventions infirmières

1. Reconnaître les sentiments de la personne; être soi-même et faire preuve d'empathie.
2. Lui expliquer qu'on l'aidera à dominer sa violence et qu'on ne la laissera pas commettre d'actes destructeurs.
3. Fixer des limites lorsque la personne risque d'être agressive envers autrui. On trouvera au diagnostic d'*Anxiété*, p. 41, des interventions infirmières visant à fixer des limites à la personne.
4. Lui offrir des choix. Il est parfois nécessaire de céder à certaines exigences pour ne pas engager une lutte de pouvoir.
5. L'inciter à exprimer verbalement sa colère et son hostilité au lieu de «passer à l'acte».
6. Rester calme; si l'on se sent devenir impatient, demander à quelqu'un d'autre de prendre la relève, si possible.
7. Si la personne est très agitée, la placer dans un espace cinq fois plus grand que la normale. Ne pas

la toucher à moins d'avoir établi une relation de confiance. Prendre les mesures nécessaires pour que ni la personne ni le personnel soignant ne soient confinés dans un espace clos.

8. Ne pas approcher seule une personne violente. En général, trois ou quatre membres du personnel soignant suffisent pour lui faire comprendre qu'on ne la laissera pas perdre la maîtrise de soi.
9. Lorsqu'il est évident que la personne va passer à l'attaque, il est essentiel que le personnel soignant agisse rapidement et coordonne son action.
10. Aborder la personne avec calme et assurance afin de ne pas lui montrer qu'on a peur.
11. Réduire l'agitation de la personne en créant autour d'elle un climat de calme.
    a) Réduire le bruit.
    b) Donner des explications concises.
    c) Veiller à ce qu'il n'y ait pas trop de gens présents au même moment.
    d) Installer la personne dans une chambre à un ou à deux lits.
12. Lui faire comprendre clairement que l'on s'attend à ce qu'elle se domine et le répéter souvent.
13. La féliciter lorsqu'elle réussit à se dominer.
14. La laisser exprimer verbalement ses sentiments de rage. La féliciter lorsqu'elle le fait de façon acceptable.
15. Fixer des limites à la violence et ne pas prendre les injures comme une attaque personnelle. Apporter son soutien aux personnes (clients, membres du personnel) qui sont la cible de violence verbale.
16. Élaborer un plan d'action en cas de flambée imprévisible de violence.
    a) Évaluer les risques de violence en fonction des antécédents de la personne.
    b) Veiller à ce que des membres du personnel soient à proximité avant d'intervenir auprès d'une personne qui risque d'être violente. (Ne jamais essayer d'appliquer une contention physique sans aide.)

c) Charger quelqu'un de la coordination des interventions en cas d'actes de violence.

d) Se protéger. (Rester toujours à proximité de la porte pour pouvoir sortir rapidement, prendre un oreiller pour se protéger le visage, etc.)

17. Utiliser l'isolement de protection ou les contentions, au besoin.

a) Tenir la personne loin de tout ce qui pourrait déclencher un accès de violence en utilisant le moins de répression possible. (Demander aux autres de quitter la pièce, et l'amener dans un endroit tranquille, etc.)

b) Lui expliquer souvent qu'on l'aidera à se maîtriser.

c) Lui répéter souvent comment on va la contenir avant de le faire. Appliquer les directives du centre hospitalier relativement à l'isolement de protection. Celles-ci varient d'un établissement à l'autre, mais voici quelques consignes d'ordre général.

- Observer la personne toutes les 15 minutes au moins.
- La fouiller avant de la mettre en isolement de protection et lui enlever tout objet avec lequel elle risque de se blesser ou de blesser quelqu'un.
- Inspecter la salle d'isolement de protection afin de s'assurer que toutes les règles de sécurité sont respectées.
- Lui offrir régulièrement à boire et à manger (dans des contenants incassables).
- Avant d'approcher une personne pour la mettre en isolement de protection, veiller à ce qu'il y ait suffisamment de personnel présent.
- Lui expliquer de façon concise ce qui va se produire. (« On vous placera dans une pièce où vous serez seul. Vous y demeurerez jusqu'à ce que vous réussissiez à vous dominer. ») Lui laisser la possibilité de collaborer.
- L'aider à se laver et à procéder à son hygiène personnelle. (Évaluer sa capacité de sortir de l'isolement de protection ; il peut être nécessaire d'utiliser un urinoir ou une chaise d'aisances.)

- Veiller à ce qu'elle soit toujours accompagnée de quelqu'un lorsqu'elle sort de l'isolement de protection.
- Maintenir un contact verbal durant la période d'isolement. (Lui fournir des informations qui permettront d'évaluer dans quelle mesure elle est capable de se dominer.)
- Lorsqu'elle sort de l'isolement de protection, charger un membre du personnel de rester constamment à ses côtés afin de déterminer si elle est capable de supporter les stimuli nouveaux.

18. Une fois la crise passée et que la personne est en mesure d'apprendre, l'aider à élaborer des stratégies d'adaptation plus efficaces.
19. Inciter le client à pratiquer l'art de la négociation dans toutes ses relations.
20. L'inciter à se distraire.
21. Faire participer la personne à une thérapie de groupe pour atténuer son sentiment de solitude et améliorer ses aptitudes de communication.

VOLUME LIQUIDIEN, DÉFICIT DE

DÉFINITION

Déficit de volume liquidien: Situation où une personne qui ne suit pas une diète absolue présente ou risque de présenter une déshydratation vasculaire, interstitielle ou intracellulaire.

Note de l'auteure

Réflexions sur le diagnostic

On formule souvent le diagnostic de *Déficit de volume liquidien* pour les personnes qui doivent rester à jeun, celles qui présentent un choc hypovolémique ou des saignements, et celles qui ne consomment pas assez de liquides par voie orale. Les caractéristiques essentielles et secondaires ainsi que les facteurs favorisants définis par l'ANADI (la perte active et le dysfonctionnement des mécanismes de régulation) peuvent amener l'infirmière à formuler à tort ce diagnostic dans les cas d'hémoconcentration, d'altération des taux de sodium sérique et d'hypotension.

Une étude de validation a permis d'y ajouter d'autres signes caractéristiques, soit le pouls filiforme et la diminution du remplissage veineux. Si les caractéristiques déterminantes étaient définies avec plus de précision, la collecte et l'interprétation des données sur l'état du volume liquidien seraient facilitées (Gershan, 1990). Le diagnostic de *Déficit de volume liquidien* devrait-il être formulé dans les cas de choc, d'insuffisance rénale ou de brûlures ? La plupart des infirmières seront d'accord pour dire que ces problèmes doivent être signalés au médecin et qu'ils exigent des interventions de collaboration.

CARACTÉRISTIQUES

essentielles (*doivent être présentes*)

Excreta supérieurs aux ingesta
Perte pondérale
Peau et muqueuses sèches

secondaires (*peuvent être présentes*)

Augmentation du taux de sodium sérique
Augmentation de la fréquence du pouls (par rapport aux valeurs normales)
Diminution ou augmentation excessive de la diurèse
Urine concentrée ou mictions fréquentes
Diminution de l'apport liquidien
Diminution de la turgescence de la peau
Soif, nausées et anorexie

FACTEURS D'INFLUENCE

Facteurs liés à la maladie

Diurèse excessive
Diabète non équilibré
Diabète insipide (sécrétion inadéquate de l'hormone antidiurétique)

Brûlures

Fièvre ou augmentation du métabolisme

Infection

Écoulement anormal

- Plaie
- Menstruation abondante
- Autre

Péritonite

Diarrhée

Facteurs liés au contexte (*intrinsèques ou extrinsèques*)

Nausées et vomissements

Manque de motivation pour boire

- Dépression
- Fatigue

Problèmes de nutrition

- Régime « miracle » ou jeûne
- Solution de gavage à forte concentration
- Anorexie

Difficulté à avaler ou à se nourrir

- Douleur dans la bouche
- Fatigue

Climat

- Exposition à une forte chaleur ou à un soleil cuisant
- Sécheresse excessive

Hyperpnée

Transpiration profuse pendant un effort violent

Usage abusif de laxatifs ou de lavements, de diurétiques ou d'alcool

Facteurs liés à la croissance et au développement

Enfant

Diminution des réserves liquidiennes

Baisse de la capacité des reins à concentrer l'urine

Personne âgée

Diminution des réserves liquidiennes

Réduction de la sensation de soif

Résultats escomptés/Critères d'évaluation

- La personne augmentera son apport liquidien quotidien à 2000 mL au minimum (à moins de contre-indication).

- La personne exprimera le besoin d'absorber plus de liquides quand elle subira un stress ou qu'il fera chaud.
- La densité urinaire restera dans les limites de la normale.
- La personne ne présentera aucun signe ni symptôme de déshydratation.

Interventions infirmières

1. Noter quels liquides la personne aime et quels liquides elle n'aime pas; lui servir ceux qu'elle préfère en tenant compte de sa diète alimentaire.
2. Fixer un objectif pour chaque période de la journée (par exemple, 1000 mL le jour, 800 mL le soir et 300 mL la nuit).
3. Vérifier si la personne sait pourquoi il est important de bien s'hydrater et sait comment répartir la prise de liquides.
4. S'il s'agit d'un enfant, appliquer les interventions suivantes.
   a) Lui offrir les liquides sous des formes attrayantes (sucettes glacées [Popsicle], jus de fruit glacés sur bâtonnet, givrettes, ou colorant végétal ajouté à l'eau, au lait ou à la gelée aux fruits [Jell-O]); préparer ces boissons avec l'aide de l'enfant.
   b) Servir les liquides dans des contenants amusants (tasses et pailles aux couleurs vives, etc.).
   c) Intégrer la prise de liquides à un jeu ou à une activité.
5. Demander à la personne de noter chaque jour dans un carnet son apport liquidien, les quantités d'urine éliminées et son poids (au besoin).
6. Noter les apports liquidiens et s'assurer que la personne prend quotidiennement au moins 2000 mL de liquides par voie orale.
7. Noter les pertes liquidiennes et prendre les mesures nécessaires pour que la personne élimine au moins 1000 à 1500 mL d'urine par jour.

8. Peser la personne tous les jours, à la même heure et avec les mêmes vêtements. Une perte pondérale de 2 à 4 % est un signe de déshydratation légère, et une perte pondérale de 5 à 9 % indique une déshydratation moyenne.
9. Vérifier régulièrement les résultats des épreuves de laboratoire (dosage des électrolytes sériques et de l'azote uréique, mesure de l'osmolalité de l'urine et du sérum, créatininémie, hématocrite et hémoglobine).
10. Expliquer que le café, le thé et le jus de pamplemousse ont un effet diurétique et augmentent les pertes liquidiennes.
11. En présence de vomissements, de diarrhée ou de fièvre, augmenter l'apport liquidien de façon à compenser les pertes.
12. Dans le cas d'écoulement d'une plaie, noter soigneusement la quantité et les caractéristiques des écoulements ; au besoin, peser les compresses pour évaluer la perte liquidienne.

VOLUME LIQUIDIEN, EXCÈS DE

DÉFINITION

Excès de volume liquidien : Situation où une personne présente ou risque de présenter une surcharge liquidienne intracellulaire ou interstitielle.

Note de l'auteure

Réflexions sur le diagnostic

Le diagnostic d'*Excès de volume liquidien* est souvent utilisé comme synonyme d'œdème pulmonaire, d'ascite et d'insuffisance rénale. Or, ce sont là des problèmes médicaux qui exigent, pour être traités, des interventions de collaboration, et non des interventions infirmières autonomes.

Ce diagnostic ne relève de la compétence exclusive de l'infirmière que s'il fait référence à l'œdème périphérique. L'infirmière peut, dans ce cas, intervenir pour protéger les tissus et enseigner à la personne et à sa famille la façon de réduire l'œdème.

CARACTÉRISTIQUES

essentielles (*doivent être présentes*)

Œdème (périphérique, sacré)
Peau tendue et luisante

secondaires (*peuvent être présentes*)

Apport supérieur aux pertes
Essoufflement
Gain pondéral

FACTEURS D'INFLUENCE

Facteurs liés à la maladie

Insuffisance rénale (aiguë ou chronique)

Diminution du débit cardiaque
- Infarctus du myocarde
- Insuffisance ventriculaire gauche
- Insuffisance cardiaque
- Valvulopathie
- Tachycardie ou arythmie

Varices aux membres inférieurs

Maladie du foie
- Cirrhose
- Cancer
- Ascite

Traumatisme tissulaire
- Lésion de la paroi cellulaire
- Hypoxie cellulaire

Processus inflammatoire

Déséquilibres hormonaux
- Trouble hypophysaire
- Trouble œstrogénique
- Trouble surrénal
- Trouble thyroïdien

Facteur lié au traitement

Traitement aux corticostéroïdes

Facteurs liés au contexte (*intrinsèques ou extrinsèques*)

Consommation excessive d'eau ou de sodium

Apport protéique insuffisant
- Régime « miracle »
- Malnutrition

Stase veineuse aux membres inférieurs
- Position debout ou assise prolongée
- Immobilité

Compression veineuse

■ Plâtre ou bandage serré

Grossesse

Drainage lymphatique inadéquat

Facteur lié à la croissance et au développement

■ *Personne âgée*

Diminution du débit cardiaque

Résultats escomptés/Critères d'évaluation

- La personne connaîtra les causes de l'œdème et les mesures à prendre pour le prévenir.
- L'œdème périphérique ou l'œdème du sacrum diminuera.

Interventions infirmières

1. Évaluer l'apport nutritionnel de la personne et vérifier si elle a des habitudes susceptibles de contribuer à la rétention liquidienne.
2. Inciter la personne à réduire sa consommation de sodium en lui donnant les conseils suivants.
   a) Lire les étiquettes des produits afin de connaître leur teneur en sodium.
   b) Éviter les aliments cuisinés, en conserve et surgelés.
   c) Cuisiner en remplaçant le sel par des condiments (jus de citron, basilic, estragon, menthe, etc.).
   d) Remplacer le sel par du vinaigre (10 à 15 mL de vinaigre pour 4 à 6 L de liquide, ou au goût) pour assaisonner les soupes, les ragoûts, etc.
3. Vérifier si la personne présente des signes de stase veineuse dans les jambes.
4. Surélever le membre œdémateux au-dessus du niveau du cœur aussi souvent que possible. (Cette intervention peut être contre-indiquée si la personne souffre d'insuffisance cardiaque.)

5. Recommander à la personne de ne pas porter de gaines, de jarretelles ni de mi-bas, et de ne pas croiser les jambes ; lui conseiller de surélever ses jambes le plus souvent possible.
6. Dans le cas où le drainage lymphatique est inadéquat, prendre les mesures suivantes.
   a) Surélever les membres au moyen d'oreillers.
   b) Mesurer la pression artérielle dans le bras sain.
   c) Ne pas administrer d'injections ni de perfusions intraveineuses dans le bras atteint.
   d) Recommander à la personne de protéger son membre atteint des traumatismes : ne pas utiliser de détergents trop forts, ne pas porter de sacs lourds, ne pas tenir une cigarette, ne pas repousser les cuticules ni arracher les petites peaux des ongles, ne pas ouvrir la porte d'un four chaud, ne pas porter de bijoux ni de montre, et ne pas porter de bandages Ace.
   e) Avertir la personne qu'elle doit consulter un médecin si son bras rougit, enfle ou durcit.
7. Protéger la peau œdémateuse des lésions.

Partie II

Diagnostics infirmiers associés aux problèmes médicaux, à leur évaluation et à leur traitement

PROBLÈMES MÉDICAUX

Troubles cardiovasculaires, hématologiques et vasculaires périphériques

Troubles cardiovasculaires

ANGINE DE POITRINE

Diagnostics infirmiers*

Anxiété reliée à une douleur thoracique consécutive aux effets de l'ischémie sur le tissu cardiaque

Peur reliée à l'incertitude face à l'état de santé actuel et à l'avenir

Perturbation des habitudes de sommeil reliée aux types de traitement et aux changements dans l'environnement

Risque élevé de constipation relié à l'alitement, au changement de mode de vie et à la thérapie médicamenteuse

Intolérance à l'activité reliée à la peur d'avoir une nouvelle crise d'angine

Risque élevé de perturbation du concept de soi relié aux changements de rôle perçus ou réels

Risque élevé d'incapacité d'organiser et d'entretenir le domicile relié à la présence d'une crise d'angine ou à la peur d'en avoir une

Risque élevé de perturbation de la dynamique familiale relié à l'incapacité de la personne d'assumer les responsabilités inhérentes à son rôle

Risque élevé de perturbation de la sexualité relié à la peur d'avoir une crise d'angine et à la perturbation du concept de soi

Chagrin (deuil) relié à des pertes réelles ou perçues consécutives au trouble cardiaque

Risque élevé de prise en charge inefficace du programme thérapeutique relié à un manque de

* Cette liste comprend les diagnostics infirmiers susceptibles d'être associés à ce diagnostic médical.

connaissances sur la maladie, les soins à domicile, le régime alimentaire et le traitement médicamenteux

ENDOCARDITE, PÉRICARDITE (rhumatismale, infectieuse)

Voir aussi *Corticothérapie*, p. 566.

Dans le cas d'un enfant, voir *Rhumatisme articulaire aigu*, p. 544.

Problèmes traités en collaboration

CP – Insuffisance cardiaque
CP – Sténose valvulaire
CP – Accident vasculaire cérébral
CP – Embolie (pulmonaire, cérébrale, rénale, splénique, cardiaque)
CP – Tamponade cardiaque

Diagnostics infirmiers

Intolérance à l'activité reliée à un apport en oxygène insuffisant consécutif à la diminution du débit cardiaque

Risque élevé de mode de respiration inefficace relié à la diminution de l'amplitude respiratoire consécutive à la douleur

Douleur reliée au frottement péricardique et au processus inflammatoire

Risque élevé de prise en charge inefficace du programme thérapeutique relié à un manque de connaissances sur l'étiologie de la maladie, la prévention, le traitement médicamenteux (prophylaxie antibiotique), et les signes et symptômes de complications

INFARCTUS DU MYOCARDE (sans complications)

Problèmes traités en collaboration

CP – Arythmies
CP – Arrêt cardiaque
CP – Choc cardiogénique
CP – Thromboembolie
CP – Angine

Diagnostics infirmiers

Anxiété
- (chez la personne) reliée à une douleur thoracique consécutive aux effets de l'ischémie sur le tissu cardiaque
- (chez la famille) reliée au caractère inconnu de la situation actuelle, à l'évolution imprévisible de la maladie, aux effets néfastes de la maladie sur le mode de vie et au risque de dysfonctionnement sexuel

Peur
- (chez la personne) reliée à la douleur et à l'incertitude face à l'état de santé actuel et à l'avenir
- (chez la famille) reliée au caractère inconnu de la situation actuelle, à l'évolution imprévisible de la maladie, aux effets néfastes de la maladie sur le mode de vie et au risque de dysfonctionnement sexuel

Perturbation des habitudes de sommeil reliée aux types de traitements et aux changements dans l'environnement

Risque élevé de constipation colique relié à la diminution du péristaltisme consécutive aux effets des médicaments, à la réduction de l'activité et au changement de régime alimentaire

Intolérance à l'activité reliée à un apport en oxygène insuffisant pour accomplir les activités de la vie quotidienne consécutif aux effets de l'ischémie sur le tissu cardiaque

Risque élevé de perturbation du concept de soi relié aux changements de rôle perçus ou réels

Risque élevé d'incapacité d'organiser et d'entretenir le domicile relié à la présence d'une crise d'angine ou à la peur d'en avoir une

Risque élevé de perturbation de la dynamique familiale relié à l'incapacité de la personne malade d'assumer les responsabilités inhérentes à son rôle

Risque élevé de perturbation de la sexualité relié à la peur d'avoir une crise d'angine et à la perturbation du concept de soi

Chagrin (deuil) relié aux pertes réelles ou perçues consécutives au trouble cardiaque

Risque élevé de prise en charge inefficace du programme thérapeutique relié à un manque de connaissances sur la maladie et son étiologie, les traitements, le régime alimentaire, le programme d'exercices, les signes et symptômes de complications, la prévention, le suivi, les ressources communautaires et les habitudes du centre hospitalier

INSUFFISANCE CARDIAQUE AVEC ŒDÈME PULMONAIRE

Problèmes traités en collaboration

*CP (complication possible)** – *Thrombose veineuse profonde*
CP – Hypoxie grave
CP – Choc cardiogénique
CP – Insuffisance hépatique

Diagnostics infirmiers

Intolérance à l'activité reliée à un apport en oxygène insuffisant pour accomplir les activités de la vie quotidienne
Altération de la nutrition (déficit nutritionnel) reliée aux nausées et à l'anorexie consécutives à la fatigue et à la congestion veineuse dans le tube digestif
Diminution de l'irrigation tissulaire périphérique reliée à la congestion veineuse consécutive à l'insuffisance cardiaque droite
Anxiété reliée au risque de suffocation consécutif aux difficultés respiratoires
Peur reliée à la progression de la maladie
Risque élevé d'incapacité d'organiser et d'entretenir le domicile relié à l'incapacité d'accomplir les tâches de la vie quotidienne consécutive aux difficultés respiratoires et à la fatigue
Syndrome d'incapacité de se prendre en charge (préciser) relié à la dyspnée et à la fatigue
Perturbation des habitudes de sommeil reliée à la dyspnée nocturne et à l'incapacité de dormir dans la position habituelle
Risque élevé d'excès de volume liquidien (œdème) relié à la diminution de la circulation rénale consécutive à l'insuffisance cardiaque droite
Risque élevé de prise en charge inefficace du programme thérapeutique relié à un manque de

* Les CP (complications possibles) sont des problèmes traités en collaboration et non des diagnostics infirmiers.

connaissances sur le régime alimentaire, le traitement médicamenteux (diurétiques, digitaliques), le programme d'activités, et les signes et symptômes de complications
Sentiment d'impuissance face à la progression de la maladie

Troubles hématologiques

ANÉMIE

Problèmes traités en collaboration

CP – Saignements
CP – Insuffisance cardiaque
CP – Surcharge en fer (fréquentes transfusions)

Diagnostics infirmiers

Intolérance à l'activité reliée au ralentissement du transport de l'oxygène consécutif à la diminution du nombre des érythrocytes
Risque élevé d'infection relié à la diminution de la résistance consécutive à l'hypoxie tissulaire et/ou à la baisse des leucocytes (neutropénie ou leucopénie)
Risque élevé d'accident (tendances hémorragiques) relié à la thrombocytopénie et à la splénomégalie
Risque élevé d'atteinte à l'intégrité de la muqueuse buccale relié à l'atrophie de la muqueuse gastro-intestinale
Risque élevé de prise en charge inefficace du programme thérapeutique relié à un manque de connaissances sur la maladie, les besoins nutritionnels et le traitement médicamenteux

ANÉMIE PERNICIEUSE

Voir aussi *Anémie* ci-dessus.

Diagnostics infirmiers

Atteinte à l'intégrité de la muqueuse buccale reliée à la sensibilité et au rougissement de la langue consécutives à l'atrophie des papilles et aux changements dus à l'inflammation
Diarrhée ou constipation reliée à l'atrophie de la muqueuse gastro-intestinale

Altération de la nutrition (risque élevé de déficit nutritionnel) reliée à l'anorexie consécutive à la sensibilité buccale

Risque élevé de prise en charge inefficace du programme thérapeutique relié à un manque de connaissances sur la chronicité de la maladie, la vitaminothérapie (vitamine B) et la prédisposition héréditaire

APLASIE MÉDULLAIRE

Problèmes traités en collaboration

CP – Aplasie fatale
CP – Pancytopénie
CP – Hémorragie
CP – Hypoxie
CP – Septicémie

Diagnostics infirmiers

Intolérance à l'activité reliée à un apport en oxygène insuffisant consécutif à la diminution du nombre des érythrocytes

Risque élevé d'infection relié à une plus grande vulnérabilité consécutive à la leucopénie

Risque élevé d'atteinte à l'intégrité de la muqueuse buccale relié à une hypoxie tissulaire et à la vulnérabilité

Risque élevé de prise en charge inefficace du programme thérapeutique relié à un manque de connaissances sur les causes de la maladie, la prévention, et les signes et symptômes de complications

COAGULATION INTRAVASCULAIRE DISSÉMINÉE (CID)

Voir aussi les troubles sous-jacents (par ex. *Obstétrique*, p. 506, *Maladies infectieuses*, p. 470 à 474, *Brûlures*, p. 464).

Voir aussi *Anticoagulothérapie*, p. 562.

Problèmes traités en collaboration

CP – Hémorragie
CP – Insuffisance rénale
CP – Microthrombus (rénal, cardiaque, pulmonaire, cérébral, gastro-intestinal)

Diagnostics infirmiers

Peur reliée aux risques découlant du traitement, à la méconnaissance du milieu hospitalier et au risque de mourir

Perturbation de la dynamique familiale reliée à la gravité de la situation et à l'issue imprévisible de la maladie

Anxiété reliée à un manque de connaissances sur les causes de la maladie et sur le traitement

POLYGLOBULIE ESSENTIELLE

Problèmes traités en collaboration

CP – Thrombose
CP – Hémorragie
CP – Hypertension
CP – Insuffisance cardiaque
CP – Ulcère gastroduodénal
CP – Goutte

Diagnostics infirmiers

Altération de la nutrition (déficit nutritionnel) reliée à l'anorexie, aux nausées et à la congestion vasculaire

Intolérance à l'activité reliée à un apport en oxygène insuffisant consécutif à la congestion pulmonaire et à l'hypoxie tissulaire

Risque élevé d'infection relié à l'hypoxie consécutive à la congestion vasculaire

Risque élevé de prise en charge inefficace du programme thérapeutique relié à un manque de connaissances sur les besoins liquidiens, le programme d'exercices, et les signes et symptômes de complications

Troubles vasculaires périphériques

ARTÉRIOPATHIE OBLITÉRANTE
(athérosclérose, artériosclérose)

Problèmes traités en collaboration

CP – Accident vasculaire cérébral
CP – Ulcères ischémiques
CP – Claudication

CP – Thrombose artérielle aiguë
CP – Hypertension

Diagnostics infirmiers

Risque élevé d'atteinte à l'intégrité des tissus relié aux troubles hémodynamiques

Douleur chronique reliée à l'ischémie musculaire durant une activité prolongée

Risque élevé d'accident relié à la perte de sensation consécutive à l'athérosclérose chronique ou aux effets de l'hypotension orthostatique

Risque élevé d'infection relié aux troubles hémodynamiques

Intolérance à l'activité reliée à une douleur au niveau du membre inférieur consécutive à la marche

Risque élevé de prise en charge inefficace du programme thérapeutique relié à un manque de connaissances sur la maladie, le traitement, les facteurs de risque et les soins des pieds

HYPERTENSION

Problèmes traités en collaboration

CP – Hémorragie rétinienne
CP – Accident vasculaire cérébral
CP – Hémorragie cérébrale
CP – Insuffisance rénale

Diagnostics infirmiers

Risque élevé de non-observance relié à la présence d'un dilemme : accepter le traitement – c'est-à-dire en subir les effets indésirables – ou le refuser – c'est-à-dire agir selon sa conviction qu'un traitement n'est pas nécessaire s'il n'y a pas de symptômes

Risque élevé de perturbation de la sexualité relié à la baisse de la libido ou au problème d'érection consécutifs aux effets des médicaments

Risque élevé de prise en charge inefficace du programme thérapeutique relié à un manque de connaissances sur la maladie, le régime alimentaire, le traitement médicamenteux, les facteurs de risque et le suivi

SYNDROME DE RAYNAUD

Problèmes traités en collaboration

CP – Occlusion artérielle aiguë
CP – Ulcères ischémiques
CP – Gangrène

Diagnostics infirmiers

Douleur aiguë reliée à l'ischémie consécutive au vasospasme aigu

Diminution de l'irrigation tissulaire périphérique reliée à une température ambiante trop basse

Risque élevé d'atteinte à l'intégrité des tissus (ulcère ischémique) relié au vasospasme

Peur reliée à la perte potentielle d'emploi consécutive aux facteurs aggravants présents dans le milieu de travail

Risque élevé de prise en charge inefficace du programme thérapeutique relié à un manque de connaissances sur la maladie, les facteurs de risque et les mesures de prévention particulières

THROMBOSE VEINEUSE PROFONDE

Voir aussi *Anticoagulothérapie*, p. 562, le cas échéant.

Problèmes traités en collaboration

CP – Embolie pulmonaire
CP – Œdème de jambe chronique
CP – Ulcère de jambe chronique

Diagnostics infirmiers

Risque élevé de constipation colique relié à la diminution du péristaltisme consécutive à l'immobilité

Risque élevé de mode de respiration inefficace relié à l'immobilité

Risque élevé d'atteinte à l'intégrité de la peau relié à l'œdème malléolaire chronique

Douleur reliée aux troubles hémodynamiques

Risque élevé de prise en charge inefficace du programme thérapeutique relié à un manque de connaissances sur la prévention des rechutes, et les signes et symptômes de complications

ULCÈRES VARIQUEUX
(syndrome postphlébitique)

Problème traité en collaboration

CP – Cellulite

Diagnostics infirmiers

Diminution de l'irrigation tissulaire périphérique reliée à la position déclive des jambes
Risque élevé d'infection relié aux troubles hémodynamiques
Douleur chronique reliée à la présence d'ulcères et aux interventions de débridement
Risque élevé de perturbation de l'image corporelle relié à la présence de plaies constamment ouvertes et à la réaction d'autrui
Prise en charge inefficace du programme thérapeutique reliée à un manque de connaissances sur la maladie, la prévention des complications, les facteurs de risque et le traitement

VARICES

Problèmes traités en collaboration

CP – Rupture vasculaire
CP – Hémorragie

Diagnostics infirmiers

Douleur chronique reliée à la congestion veineuse
Risque élevé de prise en charge inefficace du programme thérapeutique relié à un manque de connaissances sur la maladie, les divers traitements possibles et les facteurs de risque

Troubles respiratoires

BRONCHOPNEUMOPATHIE CHRONIQUE OBSTRUCTIVE – BPCO
(emphysème, bronchite chronique)

Problèmes traités en collaboration

CP – Hypoxémie
CP – Déséquilibre électrolytique
CP – Déséquilibre acidobasique

CP – Débit cardiaque inadéquat
CP – Insuffisance cardiaque droite

Diagnostics infirmiers

Dégagement inefficace des voies respiratoires relié à la présence de sécrétions excessives et tenaces

Altération de la nutrition (risque élevé de déficit nutritionnel) reliée à l'anorexie consécutive à la dyspnée, à l'halitose et à la fatigue

Intolérance à l'activité reliée à la fatigue et à un apport en oxygène insuffisant pour accomplir les activités de la vie quotidienne

Altération de la communication verbale reliée à la dyspnée

Anxiété reliée au risque de suffoquer consécutif aux difficultés respiratoires

Sentiment d'impuissance relié à la perte d'autonomie et aux restrictions imposées par la maladie sur le mode de vie

Perturbation des habitudes de sommeil reliée à la toux, à l'incapacité de dormir dans la position habituelle et à la présence de stimuli dérangeants

Risque élevé de prise en charge inefficace du programme thérapeutique relié à un manque de connaissances sur la maladie, les traitements, la prévention de l'infection, les exercices de respiration, les facteurs de risque, et les signes et symptômes de complications

EMBOLIE PULMONAIRE

Voir aussi *Anticoagulothérapie*, p. 562.

Problème traité en collaboration

CP – Hypoxémie

Diagnostics infirmiers

Risque élevé d'atteinte à l'intégrité de la peau relié à l'immobilité et à l'alitement prescrit

Risque élevé de difficulté à se maintenir en santé relié à un manque de connaissances sur l'anticoagulothérapie, et les signes et symptômes de complications

ÉPANCHEMENT PLEURAL

Voir aussi les troubles sous-jacents (*Insuffisance cardiaque*, p. 428, *Cirrhose*, p. 437, *Néoplasies*, p. 474 à 478).

Problèmes traités en collaboration

CP – Insuffisance respiratoire
CP – Pneumothorax (suivant une thoracentèse)
CP – Hypoxémie
CP – Hémothorax

Diagnostics infirmiers

Intolérance à l'activité reliée à un apport en oxygène insuffisant pour accomplir les activités de la vie quotidienne
Altération de la nutrition (risque élevé de déficit nutritionnel) reliée à l'anorexie consécutive à la pression exercée par les poumons sur les organes de l'appareil digestif
Altération du bien-être reliée à l'accumulation de liquide dans la cavité pleurale
Syndrome d'incapacité de se prendre en charge (préciser) relié à la fatigue et à la dyspnée

PNEUMONIE

Problèmes traités en collaboration

CP – Hyperthermie
CP – Insuffisance respiratoire
CP – Choc septique
CP – Iléus paralytique

Diagnostics infirmiers

Risque élevé d'hyperthermie relié au processus infectieux
Intolérance à l'activité reliée à un apport en oxygène insuffisant pour accomplir les activités de la vie quotidienne
Risque élevé d'atteinte à l'intégrité de la muqueuse buccale relié à un mode de respiration par la bouche, à la présence d'expectorations fréquentes et à la diminution de l'apport liquidien consécutives au malaise
Risque élevé de déficit de volume liquidien relié à l'augmentation des pertes liquidiennes insensibles consécutive à la fièvre et à l'hyperventilation
Altération de la nutrition (risque élevé de déficit nutritionnel) reliée à l'anorexie, à la dyspnée et à la distension abdominale consécutives à l'aérophagie

Dégagement inefficace des voies respiratoires relié à la douleur, à l'augmentation des sécrétions trachéobronchiques et à la fatigue
Risque élevé de contagion relié au caractère transmissible de la maladie
Altération du bien-être reliée à l'hyperthermie et au malaise consécutifs au problème pulmonaire
Risque élevé d'atteinte à l'intégrité de la peau relié à l'alitement prescrit
Risque élevé de prise en charge inefficace du programme thérapeutique relié à un manque de connaissances sur la maladie, les modes de transmission, la prévention des rechutes, le régime alimentaire, les signes et symptômes de rechute et le suivi

SYNDROME DE DÉTRESSE RESPIRATOIRE AIGÜE DE L'ADULTE (SDRA)

Voir aussi *Ventilation assistée*, p. 577.

Problèmes traités en collaboration

CP – Déséquilibre électrolytique
CP – Hypoxémie

Diagnostics infirmiers

Anxiété reliée aux risques que présente la maladie et à l'ambiance particulière qui règne aux soins intensifs
Sentiment d'impuissance face à la maladie et aux traitements (respirateur, monitorage)

Troubles métaboliques et endocriniens

CIRRHOSE (cirrhose de Laënnec)

Voir aussi *Toxicomanie*, p. 553, le cas échéant.

Problèmes traités en collaboration

CP – Hémorragie
CP – Hypokaliémie
CP – Encéphalopathie portocave
CP – Bilan azoté négatif

CP – Intoxication barbiturique (opiacés, barbituriques d'action brève, principaux tranquillisants)
CP – Insuffisance rénale
CP – Anémie
CP – Varices œsophagiennes

Diagnostics infirmiers

Douleur reliée à l'hépatomégalie et à l'ascite
Diarrhée reliée à la sécrétion excessive de matières grasses dans les selles consécutive au dysfonctionnement hépatique
Risque élevé d'accident relié à une diminution de la production de prothrombine et à la synthèse de substances participant à la coagulation
Altération de la nutrition (déficit nutritionnel) reliée à l'anorexie, aux troubles du métabolisme des protéines, des matières grasses et du glucose, et aux réserves insuffisantes de vitamines (A, C, D, E, K)
Risque élevé d'altération de la fonction respiratoire relié à la pression exercée par les organes abdominaux sur le diaphragme consécutive à l'ascite
Risque élevé de perturbation du concept de soi relié aux changements d'aspect physique (ictère, ascite)
Risque élevé d'infection relié à la leucopénie consécutive à l'hypoprotéinénie, et à l'augmentation du volume et de l'activité de la rate
Altération du bien-être (prurit) reliée à l'accumulation de pigments de bilirubine et de sels biliaires
Excès de volume liquidien relié à l'hypertension portale, à la baisse de la pression oncotique du plasma, et à la rétention de sodium
Risque élevé de prise en charge inefficace du programme thérapeutique relié à un manque de connaissances sur les médicaments contre-indiqués, les besoins nutritionnels, les signes et symptômes de complications, et les risques inhérents à la consommation d'alcool

DIABÈTE SUCRÉ

Problèmes traités en collaboration

Complications aiguës
CP – Acidocétose
CP – Coma hyperosmolaire sans acidocétose
CP – Hypoglycémie
CP – Infections

Complications chroniques

Macroangiopathie
CP – Artériopathie cardiaque
CP – Maladie vasculaire périphérique

Microangiopathie
CP – Rétinopathie
CP – Neuropathie
CP – Néphropathie

Diagnostics infirmiers

Risque élevé d'accident relié à la perte de sensibilité tactile et d'acuité visuelle, et à l'hypoglycémie

Altération du bien-être reliée aux traumatismes provenant des injections d'insuline et des mesures de la glycémie capillaire, et à la neuropathie diabétique périphérique

Peur (chez la personne et chez la famille) reliée à l'incertitude face à la maladie, aux complications possibles du diabète, à l'insulinothérapie et aux effets néfastes du diabète sur le mode de vie

Risque élevé de stratégies d'adaptation individuelle et familiale inefficaces relié à la chronicité de la maladie, à la complexité du programme de soins et à l'incertitude face à l'avenir

Altération de la nutrition (excès nutritionnel) reliée à un apport alimentaire excessif par rapport à la dépense énergétique, à un manque de connaissances et aux stratégies d'adaptation individuelle inefficaces

Risque élevé de perturbation de la sexualité (chez l'homme) relié aux problèmes d'érection consécutifs à la neuropathie périphérique ou aux conflits psychologiques

Risque élevé de perturbation de la sexualité (chez la femme) relié aux problèmes urogénitaux fréquents et aux agents stressants physiques et psychologiques provenant de la maladie

Sentiment d'impuissance face aux complications prévisibles du diabète (cécité, amputations, insuffisance rénale, neuropathie douloureuse)

Isolement social relié à un trouble de la vision ou à la cécité

Risque élevé de non-observance relié à la complexité et au caractère permanent du programme de soins

Risque élevé de prise en charge inefficace du programme thérapeutique relié à un manque de connaissances sur la maladie, l'autocontrôle de la glycémie, le traitement médicamenteux, le régime alimentaire, le traitement de l'hypoglycémie, le contrôle du poids, le programme d'exercices, les soins des pieds, les signes et symptômes de complications, et les ressources communautaires

HÉPATITE (virale)

Problèmes traités en collaboration

CP – Insuffisance hépatique
CP – Coma
CP – Nécrose hépatique subaiguë
CP – Hépatite fulminante
CP – Encéphalopathie portocave
CP – Hypokaliémie
CP – Hémorragie
CP – Intoxication barbiturique
CP – Insuffisance rénale
CP – Dégénérescence évolutive du foie

Diagnostics infirmiers

Fatigue reliée à la faiblesse consécutive au ralentissement du métabolisme hépatique

Risque élevé de contagion relié à la transmissibilité des virus A et B

Altération de la nutrition (déficit nutritionnel) reliée à l'anorexie, à l'épigastralgie et aux nausées

Risque élevé de déficit de volume liquidien relié à l'absence de soif

Altération du bien-être reliée à l'accumulation de pigments de bilirubine et de sels biliaires

Risque élevé d'accident relié à l'inhibition de la synthèse de la prothrombine et de l'absorption de vitamine K

Douleur reliée à l'augmentation de volume du foie enflammé

Manque de loisirs relié à la monotonie de l'isolement et des mesures d'isolement

Risque élevé de prise en charge inefficace du programme thérapeutique relié à un manque de connaissances sur la maladie, les bienfaits du repos, la prévention de la contamination et les besoins nutritionnels

HYPERALDOSTÉRONISME PRIMAIRE

Problèmes traités en collaboration

CP – Hypokaliémie
CP – Alcalose
CP – Hypertension
CP – Hypernatrémie

Diagnostics infirmiers

Altération du bien-être reliée à l'excrétion excessive d'urine et à la polydipsie

Risque élevé de déficit de volume liquidien relié à l'excrétion excessive d'urine

Risque élevé de prise en charge inefficace du programme thérapeutique relié à un manque de connaissances sur la maladie, le traitement chirurgical et les effets de la corticothérapie

HYPERTHYROÏDIE

(thyrotoxicose, maladie de Basedow-Graves)

Problèmes traités en collaboration

CP – Crise thyrotoxique
CP – Dysrythmies

Diagnostics infirmiers

Altération de la nutrition (déficit nutritionnel) reliée à un apport alimentaire insuffisant par rapport à la dépense énergétique consécutif à la vitesse excessive du métabolisme

Intolérance à l'activité reliée à la fatigue et à l'épuisement consécutifs à la vitesse excessive du métabolisme

Diarrhée reliée à l'augmentation du péristaltisme consécutive à la vitesse excessive du métabolisme

Altération du bien-être reliée à l'intolérance à la chaleur et à la transpiration profuse

Risque élevé d'atteinte à l'intégrité de la cornée relié à l'incapacité de fermer entièrement les paupières consécutive à l'exophtalmie

Risque élevé d'accident relié à la présence de tremblements

Risque élevé d'hyperthermie relié à l'inhibition de certains mécanismes de compensation consécutive à l'hyperthyroïdie

Risque élevé de prise en charge inefficace du programme thérapeutique relié à un manque de connaissances sur la maladie, le programme thérapeutique, le traitement médicamenteux, les soins oculaires, le régime alimentaire, et les signes et symptômes de complications

HYPOTHYROÏDIE (myxœdème)

Problèmes traités en collaboration

CP – Athérosclérose coronarienne
CP – Anémie normochrome
CP – Psychose organique aiguë
CP – Coma myxœdémateux
CP – Trouble métabolique
CP – Trouble hématologique

Diagnostics infirmiers

Altération de la nutrition (excès nutritionnel) reliée à un apport alimentaire excessif par rapport à la dépense énergétique consécutif au ralentissement du métabolisme

Intolérance à l'activité reliée à un apport en oxygène insuffisant consécutif au ralentissement du métabolisme

Constipation colique reliée à la réduction du péristaltisme consécutive au ralentissement du métabolisme et à la baisse de l'activité physique

Atteinte à l'intégrité de la peau reliée à l'œdème et à la sécheresse de la peau consécutifs au ralentissement du métabolisme et à l'infiltration de liquide dans les tissus interstitiels

Altération du bien-être reliée à l'intolérance au froid consécutive au ralentissement du métabolisme

Risque élevé de perturbation des interactions sociales relié à l'apragmatisme et à la dépression

Altération de la communication verbale reliée au ralentissement de l'élocution consécutif à l'hypertrophie de la langue

Risque élevé de prise en charge inefficace du programme thérapeutique relié à un manque de connaissances sur la maladie, le programme thérapeutique, le régime alimentaire, les signes et symptômes de complications, et le traitement médicamenteux

MALADIE D'ADDISON

Problèmes traités en collaboration

CP – Crise addisonienne (choc)
CP – Déséquilibres électrolytiques (sodium, potassium)
CP – Hypoglycémie

Diagnostics infirmiers

Altération de la nutrition (risque élevé de déficit nutritionnel) reliée à l'anorexie et aux nausées

Risque élevé de déficit de volume liquidien relié aux pertes excessives de sodium et d'eau consécutives à la polyurie

Diarrhée reliée à l'augmentation des pertes en sodium et en eau

Risque élevé de perturbation du concept de soi relié au changement d'apparence consécutif à l'augmentation de la pigmentation cutanée et à la perte de pilosité axillaire et pubique (femme)

Risque élevé d'accident relié à l'hypotension orthostatique consécutive au déséquilibre hydroélectrolytique

Risque élevé de prise en charge inefficace du programme thérapeutique relié à un manque de connaissances sur la maladie, les signes et symptômes de complications, les facteurs de risque (infection, diarrhée, baisse de l'apport en sodium, diaphorèse), le surmenage, le régime alimentaire, les mesures qui pourraient lui sauver la vie (port d'un bracelet d'identification, trousse d'urgence), le traitement médicamenteux et l'interprétation des résultats des examens sanguins

OBÉSITÉ

Diagnostics infirmiers

Difficulté à se maintenir en santé reliée au déséquilibre entre l'apport nutritionnel et la dépense énergétique

Stratégies d'adaptation individuelle inefficaces reliées à l'augmentation de l'apport alimentaire consécutive à une réaction aux agents stressants extérieurs

Perturbation chronique de l'estime de soi reliée au sentiment de dévalorisation de soi et à la réaction d'autrui face à la maladie

PANCRÉATITE

Problèmes traités en collaboration

CP – Hypovolémie et/ou choc
CP – Pancréatite hémorragique
CP – Insuffisance respiratoire
CP – Épanchement pleural
CP – Hypocalcémie
CP – Hyperglycémie
CP – Delirium tremens

Diagnostics infirmiers

Douleur reliée à l'aspiration nasogastrique, à l'inflammation de la capsule du pancréas et à la péritonite locale

Risque élevé de déficit de volume liquidien relié à la diminution des apports consécutive aux nausées et aux vomissements

Altération de la nutrition (déficit nutritionnel) reliée aux vomissements, à l'anorexie, et aux troubles digestifs consécutifs à la diminution des enzymes pancréatiques

Diarrhée reliée à l'excrétion excessive de matières grasses dans les selles consécutive à la diminution de la production d'enzymes pancréatiques

Déni non constructif relié au refus d'admettre que sa consommation d'alcool est un problème

Risque élevé de prise en charge inefficace du programme thérapeutique relié à un manque de connaissances sur le processus morbide, les traitements, le régime alimentaire et le suivi

SYNDROME DE CUSHING

Problèmes traités en collaboration

CP – Hypertension
CP – Insuffisance cardiaque
CP – Psychose
CP – Déséquilibre électrolytique (sodium, potassium)

Diagnostics infirmiers

Perturbation du concept de soi reliée aux changements dans l'apparence consécutifs au processus morbide (faciès lunaire, amincissement des cheveux, obésité tronculaire, virilisme)

Risque élevé d'infection relié au catabolisme excessif des protéines et à l'inhibition de la phagocytose leucocytaire consécutifs à l'hyperglycémie

Risque élevé d'accident (fractures) relié à l'ostéoporose

Risque élevé d'atteinte à l'intégrité de la peau relié à la perte de tissu, à l'œdème et à la sécheresse de la peau

Perturbation de la sexualité reliée à la baisse de la libido et à l'aménorrhée (femme) consécutives à la surproduction de corticotrophine

Risque élevé de prise en charge inefficace du programme thérapeutique relié à un manque de connaissances sur la maladie et le régime alimentaire à suivre (riche en protéines, faible en cholestérol et en sodium)

Troubles gastro-intestinaux

AFFECTIONS INTESTINALES INFLAMMATOIRES
(diverticulose, diverticulite, entérite régionale, colite ulcéreuse)

Problèmes traités en collaboration

CP – Saignements gastro-intestinaux
CP – Fissure anale
CP – Abcès, fissure ou fistule dans la région périanale
CP – Déséquilibre hydroélectrolytique
CP – Mégacôlon toxique
CP – Anémie
CP – Obstruction intestinale
CP – Urolithiase
CP – Retard de croissance

Diagnostics infirmiers

Douleur chronique reliée au processus inflammatoire dans l'intestin

Diarrhée reliée au processus inflammatoire dans l'intestin

Constipation colique reliée à un apport alimentaire insuffisant en fibres

Risque élevé d'atteinte à l'intégrité de la peau (région périanale) relié à la diarrhée et aux irritants chimiques

Risque élevé de stratégies d'adaptation individuelle inefficaces relié à la chronicité de la maladie et à l'absence de traitement de référence
Altération de la nutrition (déficit nutritionnel) reliée aux restrictions alimentaires, aux nausées, à la diarrhée, et aux crampes abdominales associées à la prise d'aliments ou aux ulcères douloureux de la muqueuse buccale
Risque élevé de prise en charge inefficace du programme thérapeutique relié à un manque de connaissances sur la maladie et son évolution, la signification des résultats des épreuves diagnostiques, le programme thérapeutique, et les signes et symptômes de complications

GASTROENTÉRITE

Problème traité en collaboration

CP – Déséquilibre hydroélectrolytique

Diagnostics infirmiers

Risque élevé de déficit de volume liquidien relié aux vomissements et à la diarrhée
Altération du bien-être reliée aux crampes abdominales, à la diarrhée et aux vomissements consécutifs à la dilatation vasculaire et à l'hyperpéristaltisme
Risque élevé de prise en charge inefficace du programme thérapeutique relié à un manque de connaissances sur la maladie, les restrictions alimentaires et les signes et symptômes de complications

HÉMORROÏDES ET FISSURE ANALE
(non chirurgicale)

Problèmes traités en collaboration

CP – Saignements
CP – Étranglement
CP – Thrombose

Diagnostics infirmiers

Altération du bien-être reliée à la défécation douloureuse
Risque élevé de constipation relié à la peur de la défécation douloureuse

Risque élevé de prise en charge inefficace du programme thérapeutique relié à un manque de connaissances sur la maladie, les habitudes d'élimination intestinale, le régime alimentaire, le programme d'exercice et les soins de la région périanale

TROUBLES DE L'ŒSOPHAGE
(œsophagite, hernie hiatale)

Problèmes traités en collaboration

CP – Hémorragie
CP – Ulcères gastriques

Diagnostics infirmiers

Altération de la nutrition (risque élevé de déficit nutritionnel) reliée à l'anorexie, le pyrosis et la dysphagie
Altération du bien-être (pyrosis) reliée à la régurgitation et à l'éructation
Risque élevé de prise en charge inefficace du programme thérapeutique relié à un manque de connaissances sur la maladie, le régime alimentaire, les dangers de l'alcool et du tabac, la position à adopter après les repas et le traitement médicamenteux

ULCÈRE GASTRODUODÉNAL

Problèmes traités en collaboration

CP – Hémorragie
CP – Perforation
CP – Obstruction du pylore

Diagnostics infirmiers

Douleur aiguë ou chronique reliée aux lésions des muqueuses consécutives à l'augmentation des sécrétions gastriques
Constipation ou diarrhée reliée aux effets des médicaments sur la fonction intestinale
Risque élevé de prise en charge inefficace du programme thérapeutique relié à un manque de connaissances sur le processus morbide, les signes et symptômes de complications, et le programme thérapeutique

Troubles rénaux et urinaires

INFECTION DES VOIES URINAIRES
(cystite, pyélonéphrite, glomérulonéphrite)

Voir aussi *Insuffisance rénale aiguë* ci-dessous.

Diagnostics infirmiers

Douleur chronique reliée à l'inflammation et aux lésions des tissus

Altération du bien-être reliée à l'inflammation et à l'infection

Altération de la nutrition (risque élevé de déficit nutritionnel) reliée à l'anorexie consécutive au malaise

Risque élevé de stratégies d'adaptation individuelle inefficaces relié à la chronicité de la maladie

Risque élevé de prise en charge inefficace du programme thérapeutique relié à un manque de connaissances sur la prévention des rechutes (apport liquidien adéquat, mictions fréquentes, mesures d'hygiène personnelle [après avoir utilisé les toilettes] et mictions après les rapports sexuels), les signes et symptômes de rechute, et le traitement médicamenteux

INSUFFISANCE RÉNALE (aiguë)

Problèmes traités en collaboration

CP – Surcharge liquidienne
CP – Hyperphosphatémie
CP – Hyperkaliémie
CP – Acidose métabolique
CP – Déséquilibre électrolytique

Diagnostics infirmiers

Altération de la nutrition (déficit nutritionnel) reliée à l'anorexie, aux nausées, aux vomissements, à la perte de sensibilité gustative, à l'anosmie, à la stomatite, et à la fadeur du régime alimentaire

Risque élevé d'infection relié aux interventions effractives

Anxiété reliée à l'incertitude face à l'état de santé actuel et au pronostic

INSUFFISANCE RÉNALE (chronique, urémie)

Voir aussi *Dialyse péritonéale*, p. 566, et *Hémodialyse*, p. 568, le cas échéant.

Problèmes traités en collaboration

CP – Déséquilibre électrolytique
CP – Saignements gastro-intestinaux
CP – Hyperparathyroïdie
CP – Fractures pathologiques
CP – Malnutrition
CP – Anémie
CP – Surcharge liquidienne
CP – Hypoalbuminémie
CP – Polyneuropathie
CP – Insuffisance cardiaque
CP – Œdème pulmonaire
CP – Acidose métabolique
CP – Épanchement pleural
CP – Péricardite, tamponade cardiaque

Diagnostics infirmiers

Altération de la nutrition (déficit nutritionnel) reliée à l'anorexie, aux nausées et aux vomissements, à la perte de sensibilité gustative, à l'anosmie, à la stomatite et à la fadeur de la diète

Perturbation de la sexualité reliée à la baisse de la libido, à l'impuissance, à l'aménorrhée, à la stérilité et à la fatigue

Perturbation du concept de soi reliée aux effets de l'invalidité sur la réalisation des tâches développementales liées à l'âge

Risque élevé de défaillance dans l'exercice du rôle de l'aidant naturel relié à l'engagement à long terme par rapport aux soins

Altération du bien-être reliée à la fatigue, aux céphalées, à la rétention liquidienne, à l'anémie et à la présence de cristaux de phosphate de calcium ou uratiques sur la peau

Fatigue reliée à un apport en oxygène insuffisant consécutif à l'anémie

Risque élevé d'infection relié aux interventions effractives

Sentiment d'impuissance face à la nature invalidante de la maladie

Risque élevé de prise en charge inefficace du programme thérapeutique relié à un manque de

connaissances sur la maladie, les restrictions alimentaires, l'inscription quotidienne de données, le traitement médicamenteux, les signes et symptômes de complications, le suivi et les ressources communautaires

UROLITHIASE (calculs rénaux)

Problèmes traités en collaboration

CP – Pyélonéphrite
CP – Insuffisance rénale

Diagnostics infirmiers

Altération du bien-être (douleur, nausées, vomissements, diarrhée) reliée à l'inflammation consécutive à l'irritation causée par les calculs, et aux spasmes des muscles lisses de l'intestin et des structures adjacentes

Diarrhée reliée à la présence de réflexes réno-intestinaux

Risque élevé de prise en charge inefficace du programme thérapeutique relié au manque de connaissances sur la prévention, les restrictions alimentaires et les besoins liquidiens

VESSIE NEUROGÈNE

Problèmes traités en collaboration

CP – Calculs rénaux
CP – Dysréflexie autonome

Diagnostics infirmiers

Risque élevé d'atteinte à l'intégrité de la peau relié à l'irritation constante causée par l'urine

Risque élevé d'infection relié à la rétention urinaire ou à l'insertion d'une sonde urinaire

Risque élevé d'isolement social relié à la gêne de ne pas pouvoir se retenir en présence d'autrui et à la peur de sentir l'urine

Rétention urinaire reliée au trop-plein chronique de la vessie associé à la perte de sensation de plénitude vésicale

Incontinence urinaire réflexe reliée à l'absence de besoin d'uriner et à l'incapacité d'inhiber la contraction vésicale

Risque élevé de dysréflexie relié à la stimulation réflexe du système nerveux sympathique consécutive à un dérèglement du système nerveux autonome

Incontinence urinaire par réduction du temps d'alerte reliée à l'interruption des influx efférents inhibiteurs consécutive à un trouble cérébral ou médullaire

Risque élevé de prise en charge inefficace du programme thérapeutique relié à un manque de connaissances sur l'étiologie de l'incontinence, le traitement, les programmes de rééducation vésicale, les signes et symptômes de complications, et les ressources communautaires

Troubles neurologiques

ACCIDENT VASCULAIRE CÉRÉBRAL

L'accident vasculaire cérébral pouvant causer des altérations très variables en intensité, les diagnostics infirmiers suivants reflètent des situations dont la gravité varie également.

Problèmes traités en collaboration

CP – Augmentation de la pression intracrânienne
CP – Pneumonie
CP – Atélectasie

Diagnostics infirmiers

Altération de la perception sensorielle (préciser) reliée à l'hypoxie et à la compression ou au déplacement du tissu cérébral

Altération de la mobilité physique reliée à l'atteinte de la fonction motrice de (préciser) consécutive aux lésions des neurones moteurs supérieurs

Risque élevé de constipation colique relié à des périodes prolongées d'immobilité, et à des apports liquidiens et nutritionnels inadéquats

Altération de la communication reliée à la dysarthrie ou à l'aphasie

Risque élevé d'accident relié aux atteintes du champ visuel, de la fonction motrice ou de la perception

Intolérance à l'activité reliée à la dégradation de l'état physique consécutive à la fatigue et à la faiblesse

Syndrome d'immobilité

Incontinence urinaire complète reliée à l'atonie vésicale, à la perte de maîtrise du sphincter, ou à l'incapacité de percevoir le besoin d'uriner

Syndrome d'incapacité de se prendre en charge relié à l'altération de la mobilité physique ou à la confusion

Incapacité d'avaler reliée à la paralysie ou à la parésie musculaires consécutives aux lésions des neurones moteurs supérieurs

Chagrin (deuil) (chez la personne et chez la famille) relié à la perte fonctionnelle et à l'incapacité d'assumer les responsabilités inhérentes au rôle

Risque élevé de perturbation des interactions sociales relié à la difficulté de communiquer et à la gêne que causent les déficits

Risque élevé de déficit de volume liquidien relié à la dysphagie et à la difficulté de s'hydrater sans aide consécutives à la faiblesse ou aux déficiences motrices

Risque élevé d'incapacité d'organiser et d'entretenir le domicile relié à l'incapacité d'effectuer les activités indispensables au maintien à domicile consécutive aux déficiences sensorimotrices et/ou cognitives, et à un manque de connaissances sur le programme de rééducation intestinale et/ou vésicale, les soins de la peau, les signes et symptômes de complications, et les ressources communautaires

Incontinence urinaire fonctionnelle reliée à l'incapacité ou à la difficulté d'atteindre les toilettes consécutives à la perte de mobilité ou à l'abattement

Négligence de l'hémicorps reliée à (préciser) consécutif aux lésions de l'hémisphère cérébral droit

Risque élevé de défaillance dans l'exercice du rôle de l'aidant naturel relié à la gravité de la maladie et à l'obligation d'assumer les responsabilités de la personne malade

Risque élevé d'atteinte à l'intégrité de la peau relié à l'immobilité, à l'incontinence ou aux atteintes sensorimotrices

Risque élevé de perturbation du concept de soi relié aux effets invalidants et prolongés de la maladie sur la réalisation des tâches développementales et sur le mode de vie

Risque élevé de prise en charge inefficace du programme thérapeutique relié à un manque de connaissances sur la maladie, le traitement médicamenteux, l'accomplissement des activités de la vie quotidienne, les soins à domicile, le traitement orthophonique, le programme d'exercice, les ressources communautaires, les groupes d'entraide, et les signes et symptômes de complications

DÉMENCE PRÉSÉNILE
(maladie d'Alzheimer, maladie de Huntington)

Voir aussi *Troubles du système nerveux,* p. 458, car la démence présénile peut causer des altérations similaires à cette catégorie de troubles.

Diagnostics infirmiers

Risque élevé d'accident relié à l'ignorance des dangers du milieu

Altération des opérations de la pensée reliée à l'incapacité de s'orienter dans la réalité consécutive à la dégénérescence des neurones cérébraux

Altération de la mobilité physique reliée à l'instabilité de la démarche

Risque élevé de perturbation de la dynamique familiale relié aux effets de la maladie sur les relations avec les autres, les responsabilités inhérentes aux rôles et les ressources financières

Incapacité d'organiser et d'entretenir le domicile reliée à l'incapacité ou à la difficulté d'effectuer les activités de la vie quotidienne et de la vie domestique, ou à l'incompétence ou à l'absence de l'aidant naturel

Négligence de l'hémicorps reliée à (préciser) consécutif au trouble neurologique

Syndrome d'incapacité de se prendre en charge (préciser) relié à(préciser)

Conflit décisionnel relié à l'institutionnalisation de la personne

Défaillance dans l'exercice du rôle de l'aidant naturel reliée aux multiples soins nécessaires et aux ressources insuffisantes

LÉSION DE LA MOELLE ÉPINIÈRE*

Problèmes traités en collaboration

CP – Dysréflexie autonome (postaiguë)
CP – Déséquilibre électrolytique
CP – Choc spinal
CP – Hémorragie
CP – Complications respiratoires
CP – Iléus paralytique
CP – Septicémie
CP – Hydronéphrose
CP – Saignements gastro-intestinaux
CP – Thrombophlébite
CP – Hypotension orthostatique
CP – Fracture avec luxation
CP – Troubles cardiovasculaires
CP – Hypoxémie
CP – Rétention urinaire
CP – Pyélonéphrite
CP – Insuffisance rénale

Diagnostics infirmiers

Syndrome d'incapacité de se prendre en charge relié aux atteintes sensorimotrices découlant du siège de la lésion de la moelle épinière

Altération de la communication verbale reliée au problème d'articulation consécutif à la trachéotomie

Peur reliée aux effets de la lésion sur le mode de vie, à la nature des divers examens et interventions à subir, à la séparation d'avec le réseau de soutien et aux changements dans l'exercice du rôle

Perturbation de la dynamique familiale reliée à l'adaptation nécessaire, aux changements dans les rôles et à l'incertitude quant à l'avenir

Risque élevé d'aspiration (fausse route) relié à l'incapacité de tousser découlant du siège de la lésion

Risque élevé d'incapacité d'organiser et d'entretenir le domicile relié à un manque de connaissances sur les effets des diverses altérations (peau, fonction intestinale, fonction vésicale, respiration, thermo-

---

* Les invalidités associées aux lésions de la moelle épinière étant variées (hémiparésie, quadriparésie, diplégie, monoplégie, triplégie, paraplégie), l'infirmière doit préciser clairement les limites de la personne dans l'énoncé de son diagnostic.

régulation et sexualité) et sur leur traitement, sur les signes et symptômes de complications, le suivi et les ressources communautaires

Anxiété reliée aux effets perçus de la lésion sur le mode de vie et à l'incertitude quant à l'avenir

Chagrin (deuil) relié à la perte d'une fonction corporelle et aux effets de cette perte sur le mode de vie

Risque élevé d'isolement social (chez la personne et chez la famille) relié à l'invalidité ou aux responsabilités que doivent assumer les aidants naturels

Risque élevé de défaillance dans l'exercice du rôle de l'aidant naturel relié à un manque de ressources et à des stratégies d'adaptation individuelle inefficaces

Risque élevé de perturbation du concept de soi relié aux effets de l'invalidité sur la réalisation des tâches développementales liées à l'âge et sur le mode de vie

Risque élevé de déficit de volume liquidien relié à la difficulté de s'hydrater sans aide

Altération de la nutrition (risque élevé d'excès nutritionnel) reliée au déséquilibre entre l'apport alimentaire et la dépense énergétique

Altération de la nutrition (risque élevé de déficit nutritionnel) reliée à l'anorexie et à l'augmentation des besoins métaboliques

Risque élevé de manque de loisirs relié aux effets des atteintes sensorimotrices sur la capacité de participer à des activités récréatives

Incontinence urinaire réflexe ou Rétention urinaire reliée à l'atonie vésicale consécutive aux atteintes sensorimotrices

Syndrome d'immobilité

Risque élevé d'accident relié à l'incapacité de contrôler ses mouvements et aux atteintes sensorimotrices

Risque élevé d'infection relié à la stase urinaire, aux cathétérismes fréquents et aux interventions effractives (mise en place de tiges trans-osseuses et de lignes intraveineuses, trachéotomie, intervention chirurgicale)

Risque élevé de perturbation de la sexualité relié aux effets physiologiques, sensoriels et psychologiques de la lésion sur la sexualité ou la fonction sexuelle

Incontinence fécale réflexe reliée à la perte du contrôle volontaire du sphincter anal consécutive à la lésion de la moelle épinière au niveau de la 11e vertèbre dorsale (D_{11})

Incontinence fécale aréflexe reliée à la perte du contrôle volontaire du sphincter anal consécutive à la lésion de la moelle épinière touchant l'arc réflexe sacré (S_2-S_4)

Risque élevé de dysréflexie relié à la stimulation réflexe du système nerveux sympathique consécutive au dérèglement du système nerveux autonome

Risque élevé de prise en charge inefficace du programme thérapeutique relié à un manque de connaissances sur la maladie, le programme thérapeutique, la rééducation et les aides techniques

PERTE DE CONSCIENCE

Voir aussi *Ventilation assistée*, p. 577, le cas échéant.

Problèmes traités en collaboration

CP – Insuffisance respiratoire
CP – Pneumonie
CP – Atélectasie
CP – Déséquilibre hydroélectrolytique
CP – Bilan azoté négatif
CP – Globe vésical
CP – Convulsions
CP – Ulcères de stress
CP – Augmentation de la pression intracrânienne
CP – Septicémie
CP – Thrombophlébite
CP – Calculs rénaux
CP – Infection des voies urinaires

Diagnostics infirmiers

Risque élevé d'infection relié à l'immobilité et aux appareils effractifs (canule de trachéotomie, sonde urinaire, lignes intraveineuses)

Risque élevé d'atteinte à l'intégrité de la cornée relié au dessèchement de la cornée consécutif au fait que les yeux demeurent ouverts et que la production lacrymale a diminué

Anxiété ou Peur (chez la famille) reliée à l'inquiétude suscitée par l'état de la personne et à l'incertitude du pronostic
Risque élevé d'atteinte à l'intégrité de la muqueuse buccale relié à l'incapacité d'effectuer ses soins buccodentaires et à l'accumulation de sécrétions
Incontinence urinaire complète reliée à la perte de conscience
Syndrome d'immobilité
Sentiment d'impuissance (chez la famille) face à la situation et aux restrictions imposées sur le mode de vie
Risque élevé de dégagement inefficace des voies respiratoires relié à la stase des sécrétions consécutive à l'inefficacité de la toux et à la mobilité réduite

TROUBLES CONVULSIFS (épilepsie)

Dans le cas d'un enfant, voir aussi *Problèmes et besoins développementaux reliés à une maladie chronique,* p. 525.

Diagnostics infirmiers

Risque élevé d'accident relié à l'apparition de convulsions toniques et/ou cloniques non maîtrisées lors des crises convulsives
Risque élevé de dégagement inefficace des voies respiratoires relié au relâchement de la langue et à l'absence de réflexe pharyngé consécutifs à l'interruption de l'innervation musculaire
Risque élevé d'isolement social relié à la peur qu'une crise convulsive ne se produise en public
Risque élevé de perturbation de la croissance et du développement relié à l'interruption ou à la non-réalisation des tâches développementales liées à l'âge
Risque élevé d'atteinte à l'intégrité de la muqueuse buccale relié aux effets de la prise de médicaments sur les tissus buccaux
Peur reliée à la nature imprévisible des convulsions et à la gêne qu'elles causent
Risque élevé de prise en charge inefficace du programme thérapeutique relié à un manque de connaissances sur la maladie, le traitement médicamenteux, le programme d'activités, les soins en cas de convulsions, les dangers du milieu et les ressources communautaires

TROUBLES DU SYSTÈME NERVEUX
(dégénérescence, démyélinisation, inflammation, myasthénie grave, sclérose en plaques, dystrophie musculaire, maladie de Parkinson, syndrome de Guillain et Barré, sclérose latérale amyotrophique)

Les réactions associées à ces troubles pouvant varier grandement en intensité, les diagnostics infirmiers suivants reflètent des situations dont la gravité varie également.

Problèmes traités en collaboration

CP – Insuffisance rénale
CP – Pneumonie
CP – Atélectasie

Diagnostics infirmiers

Risque élevé de perturbation du concept de soi relié aux effets invalidants et prolongés de la maladie sur la réalisation des tâches développementales et sur le mode de vie

Risque élevé d'accident relié aux déficits visuels, à l'instabilité de la démarche et/ou à la perte de contrôle moteur

Altération de la communication verbale reliée aux dysarthries consécutives à l'ataxie des muscles de l'articulation du langage

Altération de la nutrition (risque élevé de déficit nutritionnel) reliée à la dysphagie ou aux troubles de la mastication consécutifs à l'atteinte du nerf crânien

Intolérance à l'activité reliée à la fatigue et à la difficulté d'accomplir les tâches de la vie quotidienne

Syndrome d'immobilité

Altération de la mobilité physique reliée aux effets de la rigidité musculaire, des tremblements et de la lenteur des mouvements sur les activités de la vie quotidienne

Incapacité d'avaler reliée aux lésions cérébelleuses

Fatigue reliée à la faiblesse des membres, à la spasticité, à la peur de se blesser et à des agents stressants

Rétention urinaire reliée aux atteintes sensorimotrices

Chagrin (deuil) (chez la personne et chez la famille) relié à la nature de la maladie et à l'incertitude quant au pronostic

Perturbation de la sexualité (chez la femme) reliée à la baisse de la libido, à la fatigue et à la perte de sensibilité dans la région périnéale

Risque élevé d'accident relié à la perte de sensibilité à la douleur, de sensibilité tactile et de sensibilité thermique

Perturbation de la dynamique familiale reliée à la nature de la maladie, aux changements dans les rôles et à l'incertitude face à l'avenir

Risque élevé de manque de loisirs relié à l'incapacité d'accomplir les activités professionnelles et récréatives habituelles

Risque élevé d'isolement social relié aux troubles moteurs et à la gêne qu'ils causent

Incapacité d'organiser et d'entretenir le domicile reliée à l'incapacité ou à la difficulté d'effectuer les activités de la vie quotidienne et de la vie domestique consécutives à l'invalidité, ou à l'absence ou à l'incompétence de l'aidant naturel

Conflit face au rôle parental relié aux perturbations consécutives à l'invalidité

Défaillance dans l'exercice du rôle de l'aidant naturel reliée aux conséquences de la maladie et à son pronostic

Syndrome d'incapacité de se prendre en charge (préciser) relié aux céphalées, aux spasmes musculaires, aux douleurs articulaires, à la fatigue, et à la parésie et/ou paralysie, par exemple

Sentiment d'impuissance relié à la nature imprévisible de la maladie

Incontinence urinaire (préciser) reliée à la perte de maîtrise du sphincter et aux spasmes vésicaux

Dégagement inefficace des voies respiratoires relié à l'incapacité de tousser

Risque élevé de prise en charge inefficace du programme thérapeutique relié à un manque de connaissances sur la maladie, les traitements, la prévention de l'infection, la gestion du stress, les facteurs aggravants, les signes et symptômes de complications, et les ressources communautaires

TUMEUR CÉRÉBRALE

La tumeur cérébrale pouvant causer des altérations très variables en intensité, les diagnostics infirmiers suivants reflètent des situations dont la gravité varie également.

Voir aussi *Interventions chirurgicales (généralités)*, p. 479, et *Chirurgie crânienne*, p. 485.

Voir aussi *Cancer*, p. 474.

Problèmes traités en collaboration

CP – Augmentation de la pression intracrânienne
CP – Paralysie
CP – Hyperthermie
CP – Pertes motrices
CP – Pertes sensorielles
CP – Pertes cognitives

Diagnostics infirmiers

Risque élevé d'accident relié
- aux troubles de la démarche, au vertige et/ou aux troubles visuels consécutifs à la compression ou au déplacement du tissu cérébral
- à l'atteinte ou à la perte de maîtrise de la fonction sensorimotrice

Anxiété reliée à l'incertitude quant aux conséquences de la maladie et à l'avenir

Syndrome d'incapacité de se prendre en charge (préciser) relié à l'incapacité ou à la difficulté d'accomplir les tâches de la vie quotidienne consécutive aux atteintes sensorimotrices

Altération de la nutrition (déficit nutritionnel) reliée à la dysphagie et à la fatigue

Chagrin (deuil) relié à la perte fonctionnelle réelle et/ou perçue et à l'incertitude quant à l'avenir

Altération de la mobilité physique reliée à l'atteinte sensorimotrice

Altération du bien-être (céphalées) reliée à la compression ou au déplacement du tissu cérébral et à l'augmentation de la pression intracrânienne

Perturbation de la dynamique familiale reliée à la nature de la maladie, à la difficulté d'assumer les responsabilités inhérentes au rôle et à l'incertitude quant à l'avenir

Perturbation du concept de soi reliée à l'interruption ou à la non-réalisation des tâches développementales liées à l'âge

Risque élevé de déficit de volume liquidien relié aux vomissements consécutifs à l'augmentation de la pression intracrânienne

TROUBLES DE L'OUÏE (infections, mastoïdite, lésion)

Diagnostics infirmiers

Risque élevé d'accident relié aux troubles de l'équilibre et à l'incapacité de déceler les dangers du milieu

Altération de la communication verbale reliée à la difficulté à comprendre autrui consécutive au trouble auditif

Risque élevé de perturbation des interactions sociales relié à la difficulté à participer aux conversations

Isolement social relié à un manque de contact avec autrui consécutif à la peur et à la gêne causées par le trouble auditif

Douleur reliée à l'inflammation, à l'infection, à l'acouphène et/ou au vertige

Peur reliée à la perte réelle ou potentielle de l'ouïe

Risque élevé de prise en charge inefficace du programme thérapeutique relié à un manque de connaissances sur la maladie, le traitement médicamenteux, la prévention des rechutes, les facteurs de risque (natation, transport aérien, douches), les signes et symptômes de complications, et les aides auditives

TROUBLES OPHTALMIQUES (cataractes, décollement de la rétine, glaucome, inflammations)

Voir aussi *Extraction du cristallin*, p. 494.

Problème traité en collaboration

CP – Augmentation de la pression intraoculaire

Diagnostics infirmiers

Risque élevé d'accident relié aux déficits visuels

Douleur reliée à l'inflammation (par exemple, de la paupière, de l'appareil lacrymal, de la conjonctive, du tractus uvéal, de la rétine, de la cornée, de la sclérotique), à l'infection, à l'augmentation de la pression intraoculaire et aux tumeurs oculaires

Risque élevé de non-observance relié à la présence d'un dilemme : accepter le traitement – c'est-à-dire en subir les effets indésirables – ou le refuser – c'est-à-dire agir selon sa conviction qu'un traitement n'est pas nécessaire s'il n'y a pas de symptômes.

Risque élevé d'isolement social relié à la peur de se blesser ou de ressentir de la gêne hors de son milieu naturel

Risque élevé d'incapacité d'organiser et d'entretenir le domicile relié à la difficulté d'accomplir les activités de la vie quotidienne consécutive au déficit visuel

Syndrome d'incapacité de se prendre en charge (préciser) relié au déficit visuel

Anxiété reliée à la perte réelle ou potentielle de la vue et aux conséquences perçues de la maladie chronique sur le mode de vie

Risque élevé de perturbation du concept de soi relié aux effets du déficit visuel

Risque élevé de prise en charge inefficace du programme thérapeutique relié à un manque de connaissances sur la maladie, les soins oculaires, le traitement médicamenteux, les mesures de sécurité, les restrictions de l'activité et le suivi

Troubles tégumentaires

ESCARRES DE DÉCUBITUS*

Problème traité en collaboration

CP – Septicémie

Diagnostics infirmiers

Risque élevé d'infection relié au contact du fond de l'escarre avec les matières fécales ou l'urine

* Les facteurs pouvant contribuer à l'apparition des escarres de décubitus sont variés et complexes ; l'infirmière doit identifier les facteurs d'influence propres à chaque personne.

Atteinte à l'intégrité de la peau reliée à la destruction des tissus par frottement consécutive à la pression, aux forces de cisaillement et à la friction
Incapacité d'organiser et d'entretenir le domicile reliée à la complexité des soins ou à l'absence d'aidant naturel

Remarque : Les diagnostics infirmiers suivants décrivent des situations qui peuvent contribuer à l'apparition d'escarres de décubitus.

Altération de la nutrition (déficit nutritionnel) reliée à l'anorexie consécutive à (préciser)
Altération de la mobilité physique reliée aux restrictions imposées, à la détérioration de l'état physique, à la perte d'habiletés motrices ou à l'altération des facultés mentales
Excès de volume liquidien (œdème) relié à (préciser)
Incontinence urinaire complète reliée à (préciser)
Risque élevé de prise en charge inefficace du programme thérapeutique relié à un manque de connaissances sur l'étiologie de la maladie, la prévention, le traitement et les soins à domicile

INFECTIONS CUTANÉES (impétigo, zona, mycoses)

Problèmes traités en collaboration (zona)

CP – Algies post-zostériennes
CP – Kératite
CP – Uvéite
CP – Ulcération de la cornée
CP – Cécité

Diagnostics infirmiers

Atteinte à l'intégrité de la peau reliée aux lésions et au prurit
Altération du bien-être reliée aux éruptions dermiques et au prurit
Risque élevé de contagion relié à la transmissibilité du microorganisme
Risque élevé de prise en charge inefficace du programme thérapeutique relié à un manque de connaissances sur l'étiologie et la progression de la maladie, la prévention, le traitement et les soins cutanés

LÉSIONS THERMIQUES
(brûlures, hypothermie grave)

Phase aiguë

Problèmes traités en collaboration

CP – Choc hypovolémique
CP – Hypervolémie
CP – Surcharge liquidienne
CP – Anémie
CP – Bilan azoté négatif
CP – Déséquilibre électrolytique
CP – Acidose métabolique
CP – Troubles respiratoires
CP – Thrombo-embolie
CP – Septicémie
CP – Embolie
CP – Rejet et/ou infection du greffon
CP – Hypothermie
CP – Hypokaliémie ou Hyperkaliémie
CP – Ulcère de Curling
CP – Iléus paralytique
CP – Convulsions
CP – Diabète consécutif au stress
CP – Insuffisance corticosurrénale
CP – Pneumonie
CP – Insuffisance rénale
CP – Syndrome compartimental
CP – Insuffisance surrénale

Diagnostics infirmiers

Risque élevé d'infection relié à la perte de la couche protectrice cutanée consécutive à une lésion thermique

Altération de la nutrition (déficit nutritionnel) reliée à l'augmentation des besoins énergétiques consécutive à une lésion thermique et à l'incapacité d'ingérer des quantités suffisantes de nourriture pour combler ces besoins

Altération de la mobilité physique reliée à la douleur aiguë consécutive à une lésion thermique et aux traitements

Syndrome d'incapacité de se prendre en charge (préciser) relié à la réduction de l'amplitude des mouvements consécutive à la douleur

Peur reliée à la douleur qui accompagne les interventions et au risque de mort

Risque élevé d'isolement social relié à l'application de mesures visant à enrayer l'infection, et à la séparation d'avec la famille et le réseau de soutien

Syndrome d'immobilité

Perturbation des habitudes de sommeil reliée au choix limité de positions, à la douleur et aux interruptions de sommeil occasionnées par l'administration des traitements

Risque élevé d'altération de la perception sensorielle relié à des stimuli excessifs du milieu, à un stress, à l'immobilité imposée, à un manque de sommeil ou encore à l'isolement de protection

Chagrin (deuil) (chez la personne et chez la famille) relié à l'effet réel ou perçu de la lésion sur la vie, l'apparence, les relations avec les autres et le mode de vie

Anxiété reliée

- au caractère accidentel de la lésion, aux traitements, à l'issue imprévisible de la maladie et à la douleur
- à la douleur consécutive aux traitements d'une lésion thermique et à l'immobilité

Altération du bien-être reliée aux traitements d'une lésion thermique et à l'immobilité

Phase postaiguë

Dans le cas d'un enfant, voir aussi *Problèmes et besoins développementaux reliés à une maladie chronique*, p. 525.

Problèmes traités en collaboration

CP – Voir les problèmes énumérés pour la phase aiguë à la page précédente.

Diagnostics infirmiers

Manque de loisirs relié à la monotonie de l'isolement

Risque élevé d'isolement social relié à la gêne et à la réaction d'autrui face à la lésion

Sentiment d'impuissance face à la situation

Perturbation du concept de soi reliée aux effets d'une lésion thermique sur la réalisation des tâches développementales liées à l'âge

Peur reliée à l'incertitude quant à l'avenir et aux effets de la lésion sur le mode de vie, les relations avec les autres et le travail

Incapacité d'organiser et d'entretenir le domicile reliée à la durée prolongée des traitements

Risque élevé de prise en charge inefficace du programme thérapeutique relié à un manque de connaissances sur le programme d'exercice, les soins de la plaie, les besoins nutritionnels, le soulagement de la douleur, les signes et symptômes de complications, la prévention des brûlures et le suivi

TROUBLES DERMATOLOGIQUES
(dermatite, psoriasis, eczéma)

Diagnostics infirmiers

Atteinte à l'intégrité de la peau reliée aux lésions et à la réaction inflammatoire

Altération du bien-être (prurit) reliée aux éruptions cutanées

Risque élevé de perturbation des interactions sociales relié à la gêne et à la peur des réactions d'autrui

Risque élevé de perturbation du concept de soi relié aux changements dans l'apparence et aux réactions d'autrui

Risque élevé de prise en charge inefficace du programme thérapeutique relié à un manque de connaissances sur la maladie et sur le traitement médicamenteux (agents topiques)

Troubles musculosquelettiques et troubles du tissu conjonctif

ARTHROSE EN POUSSÉE INFLAMMATOIRE

Problèmes traités en collaboration

CP – Arthrite septique

CP – Syndrome de Sjögren

CP – Neuropathie

CP – Anémie, leucopénie

Diagnostics infirmiers

Douleur chronique reliée à l'inflammation des articulations et des structures juxta-articulaires

Syndrome d'incapacité de se prendre en charge (préciser) relié
- à la perte de motricité, à la faiblesse musculaire, à la douleur, à la raideur ou à la fatigue
- aux contraintes consécutives au processus morbide

Sentiment d'impuissance face aux changements physiques et psychologiques causés par la maladie

Stratégies d'adaptation individuelle inefficaces reliées au stress causé par les exacerbations imprévisibles

Fatigue reliée aux effets du processus inflammatoire chronique

Risque élevé d'atteinte à l'intégrité de la muqueuse buccale relié aux effets secondaires des médicaments et/ou au syndrome de Sjögren

Incapacité d'organiser et d'entretenir le domicile reliée à l'incapacité d'accomplir les tâches de la vie domestique consécutive à la mobilité réduite

Perturbation des habitudes de sommeil reliée à la douleur consécutive à la fibrosite

Altération de la mobilité physique reliée à la douleur et aux mouvements articulaires limités

Perturbation de la sexualité reliée à la douleur, à la fatigue, à la difficulté d'adopter certaines positions et au manque de lubrification adéquate (femme) consécutifs au processus morbide

Risque élevé d'isolement social relié à la difficulté à se déplacer et à la fatigue

Perturbation de la dynamique familiale reliée à la difficulté ou à l'incapacité de la personne malade d'assumer les responsabilités inhérentes à son rôle consécutive à la fatigue et à la mobilité réduite

Risque élevé de prise en charge inefficace du programme thérapeutique relié à un manque de connaissances sur la maladie, le traitement médicamenteux, les soins à la maison, les stratégies d'adaptation au stress et les approches de soins parallèles

FRACTURES

Voir aussi *Plâtres*, p. 571.

Problèmes traités en collaboration

CP – Atteinte neurovasculaire
CP – Embolie graisseuse

CP – Hémorragie et/ou hématome
CP – Ostéomyélite
CP – Syndrome compartimental
CP – Contracture
CP – Thromboembolie

Diagnostics infirmiers

Altération du bien-être reliée aux lésions tissulaires et à l'immobilité

Altération de la mobilité physique reliée aux lésions tissulaires consécutives à la fracture

Syndrome d'immobilité

Risque élevé d'infection relié à la présence de dispositifs effractifs de fixation

Syndrome d'incapacité de se prendre en charge (préciser) relié à la réduction de la mobilité consécutive à la fracture

Manque de loisirs relié à l'immobilité consécutive à la présence de dispositifs d'immobilisation

Risque élevé d'incapacité d'organiser et d'entretenir le domicile relié à la présence d'un dispositif de fixation, à une réduction de la mobilité physique et à l'absence d'un réseau de soutien, par exemple

Perturbation de la dynamique familiale reliée à la difficulté pour la personne malade d'assumer les responsabilités inhérentes à son rôle consécutive à une réduction de sa mobilité

Risque élevé de prise en charge inefficace du programme thérapeutique relié à un manque de connaissances sur la maladie, les signes et symptômes de complications et la reprise des activités

FRACTURE DE LA MÂCHOIRE

Diagnostics infirmiers

Risque élevé d'aspiration (fausse route) relié à une toux non productive consécutive à la douleur et à la présence de dispositifs de fixation

Atteinte à l'intégrité de la muqueuse buccale reliée à la difficulté d'assurer l'hygiène buccale consécutive à la présence de dispositifs de fixation

Altération de la communication verbale reliée à la présence de dispositifs de fixation

Altération du bien-être reliée aux lésions tissulaires et à la présence de dispositifs de fixation

Risque élevé de déficit nutritionnel relié à l'incapacité d'ingérer des aliments solides consécutive à la présence de dispositifs de fixation

Risque élevé de prise en charge inefficace du programme thérapeutique relié à un manque de connaissances sur les soins buccaux, les besoins nutritionnels, les signes et symptômes d'infection, et la façon de couper les fils métalliques en cas d'urgence (vomissements, par exemple)

LOMBALGIE

Problèmes traités en collaboration

CP – Nucleus pulposus

CP – Hernie du nucleus pulposus

Diagnostics infirmiers

Douleur reliée à une forte tension lombosacrée, à une faiblesse musculaire, à de l'arthrose de la colonne, à une instabilité des ligaments lombosacrés, à un rétrécissement du canal rachidien et à une atteinte d'un disque intervertébral, par exemple

Altération de la mobilité physique reliée à la réduction de la mobilité et de la flexibilité consécutive aux spasmes musculaires

Risque élevé de stratégies d'adaptation individuelle inefficaces relié aux effets de la douleur chronique sur le mode de vie

Risque élevé de perturbation de la dynamique familiale relié à l'incapacité d'assumer les responsabilités (financières, domestiques, sociales) liées aux rôles

Risque élevé de prise en charge inefficace du programme thérapeutique relié à un manque de connaissances sur la maladie, le programme d'exercice, les méthodes de soulagement de la douleur non effractives (relaxation, imagerie), la posture adéquate et la mécanique corporelle

OSTÉOMYÉLITE

Problème traité en collaboration

CP – Abcès osseux

Diagnostics infirmiers

Douleur reliée à l'œdème des tissus mous consécutif à l'infection

Altération de la mobilité physique reliée à l'amplitude de mouvement limitée de l'os atteint

Risque élevé de prise en charge inefficace du programme thérapeutique relié à un manque de connaissances sur la maladie (son étiologie et sa progression), le traitement médicamenteux, les besoins nutritionnels, le soulagement de la douleur, et les signes et symptômes de complications

OSTÉOPOROSE

Problèmes traités en collaboration

CP – Fractures

CP – Cyphose

CP – Iléus paralytique

Diagnostics infirmiers

Douleur reliée aux spasmes musculaires et aux fractures

Difficulté à se maintenir en santé reliée au manque d'activité physique quotidienne

Altération de la nutrition (déficit nutritionnel) reliée à un apport alimentaire inadéquat en calcium, en protéines et en vitamine D

Altération de la mobilité physique reliée à la réduction de l'amplitude des mouvements consécutive à l'atteinte osseuse

Peur reliée à l'évolution imprévisible de la maladie

Risque élevé de prise en charge inefficace du programme thérapeutique relié à un manque de connaissances sur la maladie, les facteurs de risque, l'apport nutritionnel prescrit et la prévention

Maladies infectieuses et troubles immunitaires

LUPUS ÉRYTHÉMATEUX (systémique)

Voir aussi *Corticothérapie*, p. 566.

Problèmes traités en collaboration

CP – Polymyosite
CP – Vascularite
CP – Trouble hématologique
CP – Maladie de Raynaud
CP – Insuffisance rénale consécutive à la corticothérapie
CP – Péricardite
CP – Pleurite

Diagnostics infirmiers

Sentiment d'impuissance face à l'évolution imprévisible de la maladie
Stratégies d'adaptation individuelle inefficaces reliées à l'évolution imprévisible de la maladie et aux changements dans l'apparence
Risque élevé d'isolement social relié à la gêne et aux réactions d'autrui face à l'apparence
Risque élevé de perturbation du concept de soi relié à l'incapacité d'accomplir les tâches développementales liées à l'âge consécutive à la maladie invalidante et aux changements dans l'apparence
Risque élevé d'accident relié à la vulnérabilité accrue du derme consécutive au processus morbide
Fatigue reliée à la mobilité réduite et aux effets de l'inflammation chronique
Risque élevé de prise en charge inefficace du programme thérapeutique relié à un manque de connaissances sur la maladie, l'équilibre entre le repos et l'activité, le traitement médicamenteux, les signes et symptômes de complications, les facteurs de risque et les ressources communautaires

MALADIES SEXUELLEMENT TRANSMISSIBLES
(maladies vénériennes, herpès)

Diagnostics infirmiers

Risque élevé de contagion relié à un manque de connaissances sur transmissibilité de la maladie
Peur reliée à la nature de la maladie et à ses conséquences sur le mode de vie
Chagrin (deuil) relié à la chronicité de la maladie (herpès)
Altération du bien-être reliée au processus inflammatoire

Sentiment d'impuissance face à l'incurabilité de la maladie

Isolement social relié à la peur de contaminer d'autres personnes

Risque élevé de prise en charge inefficace du programme thérapeutique relié à un manque de connaissances sur la maladie, les modes de transmission, les conséquences des infections multiples et la prévention des rechutes

MÉNINGITE ET ENCÉPHALITE

Problèmes traités en collaboration

CP – Déséquilibre hydroélectrolytique
CP – Œdème cérébral
CP – Atteinte surrénale
CP – Collapsus cardiovasculaire
CP – Hémorragie
CP – Convulsions
CP – Septicémie
CP – Alcalose
CP – Augmentation de la pression intracrânienne

Diagnostics infirmiers

Risque élevé de contagion relié à la transmissibilité du microorganisme

Altération du bien-être reliée aux céphalées, à la fièvre et à la douleur cervicale consécutives au syndrome méningé

Intolérance à l'activité reliée à la fatigue et au malaise consécutifs à l'infection

Risque élevé d'atteinte à l'intégrité de la peau relié à l'immobilité, à la déydratation et à la diaphorèse

Risque élevé d'atteinte à l'intégrité de la muqueuse buccale relié à la déshydratation et à l'incapacité d'effectuer les soins buccodentaires

Altération de la nutrition (risque élevé de déficit nutritionnel) reliée à l'anorexie, à la fatigue, aux nausées et aux vomissements

Risque élevé de mode de respiration inefficace relié à l'immobilité et à la douleur

Risque élevé d'accident relié à l'agitation et à la désorientation consécutives au syndrome méningé

Perturbation de la dynamique familiale reliée à la gravité de la situation et au pronostic incertain

Anxiété reliée au manque de connaissances sur les traitements et les habitudes du milieu hospitalier, et au risque de mourir

Risque élevé de prise en charge inefficace du programme thérapeutique relié à un manque de connaissances sur la maladie, les traitements, l'équilibre entre le repos et l'activité, les signes et symptômes de complications, le suivi et la prévention des rechutes

SYNDROME IMMUNODÉFICITAIRE ACQUIS – SIDA (chez l'adulte)

Voir aussi *Cancer (phase terminale)*, p. 477.

Problèmes traités en collaboration

CP – Encéphalopathie
CP – Septicémie
CP – Hémorragie gastro-intestinale
CP – Pneumocystose
CP – Méningite
CP – Œsophagite
CP – Déséquilibre électrolytique
CP – Infections opportunistes
CP – Tumeurs malignes
CP – Myélosuppression

Diagnostics infirmiers

Altération du bien-être reliée aux céphalées et à la fièvre consécutives à l'inflammation du tissu cérébral

Fatigue reliée aux effets de la maladie, du stress, des infections chroniques et du déficit nutritionnel

Risque élevé d'atteinte à l'intégrité de la peau relié à l'excoriation du tissu périnéal et anal consécutive à la diarrhée et aux lésions causées par la candidose génitale chronique ou l'herpès

Altération de la nutrition (déficit nutritionnel) reliée à la diarrhée chronique, à la malabsorption gastro-intestinale, à la fatigue, à l'anorexie et/ou aux lésions buccales ou œsophagiennes

Risque élevé de contagion relié au caractère contagieux du sang et des liquides corporels

Isolement social relié à la peur du rejet ou au rejet lui-même

Sentiment d'impuissance
- face à l'évolution imprévisible de la maladie et au pronostic sombre
- relié au changement de traitement (passage du curatif au palliatif

Perturbation de la dynamique familiale reliée à la nature du sida, à la perturbation des rôles et à l'incertitude quant à l'avenir

Anxiété reliée aux effets perçus de la maladie sur le mode de vie et à l'incertitude quant à l'avenir

Chagrin (deuil) relié aux pertes de fonctions corporelles et à leurs effets sur le mode de vie

Risque élevé de prise en charge inefficace du programme thérapeutique relié à un manque de connaissances sur la maladie, le traitement médicamenteux, les soins à domicile, la lutte contre l'infection, et les ressources communautaires

Risque élevé d'infection relié à une plus grande vulnérabilité consécutive à l'atteinte du système immunitaire

Risque élevé d'atteinte à l'intégrité de la muqueuse buccale relié à l'atteinte du système immunitaire

Risque élevé de défaillance dans l'exercice du rôle de l'aidant naturel relié aux besoins multiples de la personne malade et à la chronicité de la maladie

Néoplasies

CANCER

Annonce du diagnostic

Voir aussi chaque type de cancer.

Diagnostics infirmiers

Anxiété reliée à l'ignorance des habitudes du milieu hospitalier, à l'incertitude quant à l'avenir, aux sentiments d'impuissance et de perte d'espoir, et à un manque de connaissances sur le cancer et son traitement

Chagrin (deuil) relié à la perte potentielle de fonctions corporelles et aux effets perçus du cancer sur le mode de vie

Sentiment d'impuissance face à l'incertitude quant au pronostic et aux résultats du traitement anticancéreux

Perturbation de la dynamique familiale reliée aux peurs associées au diagnostic récent de cancer, aux effets secondaires du traitement, aux problèmes financiers et à l'incertitude quant à l'avenir

Conflit décisionnel relié à la difficulté de choisir un traitement parmi les possibilités offertes

Risque élevé de perturbation du concept de soi relié aux changements touchant le mode de vie, les responsabilités inhérentes au rôle et l'apparence

Risque élevé d'isolement social relié à la peur du rejet ou au rejet lui-même

Risque élevé de détresse spirituelle relié aux conflits entourant le sens de la vie, le cancer, les croyances spirituelles et la mort

Risque élevé de prise en charge inefficace du programme thérapeutique relié à un manque de connaissances sur le cancer, les façons de le traiter, les tests de dépistage et de contrôle, le plan de traitement, les effets des traitements et les organismes de soutien

Phase intermédiaire
(Ces diagnostics s'appliquent pour tout type de tumeurs malignes quels qu'en soient le siège et le stade.)

Diagnostics infirmiers

Atteinte à l'intégrité de la muqueuse buccale reliée au processus morbide, à un traitement, à l'irradiation, à la chimiothérapie, à une hygiène buccale inadéquate, et à une altération de l'état nutritionnel et hydrique, par exemple

Risque élevé de perturbation de la sexualité relié à la peur, au chagrin (deuil), à des changements de l'image corporelle, à des changements anatomiques, à la douleur, à la fatigue (traitements, maladie) ou à des changements dans l'exercice du rôle, par exemple

Altération du bien-être reliée au processus morbide et aux traitements

Diarrhée reliée au processus morbide, à la chimiothérapie, à l'irradiation et à des médicaments, par exemple

Constipation colique reliée au processus morbide, à la chimiothérapie, à l'irradiation, à l'immobilité, à l'apport alimentaire et à des médicaments, par exemple

Perturbation du concept de soi reliée à des changements anatomiques, à une perturbation dans l'exercice du rôle, à l'incertitude quant à l'avenir et à une perturbation du mode de vie, par exemple

Syndrome d'incapacité de se prendre en charge (préciser) relié à la fatigue, à la douleur ou à la dépression

Risque élevé d'infection relié à l'altération du système immunitaire

Altération de la nutrition (déficit nutritionnel) reliée à l'anorexie, à la fatigue, aux nausées et aux vomissements consécutifs au processus morbide et aux traitements

Risque élevé d'accident relié à la désorientation, à la faiblesse, à la détérioration de la perception sensorielle et/ou à la détérioration osseuse ou musculaire

Syndrome d'immobilité

Risque élevé de déficit de volume liquidien relié à l'incapacité ou au refus de s'hydrater, à la faiblesse, aux vomissements, à la diarrhée, à la dépression et à la fatigue, par exemple

Risque élevé d'incapacité d'organiser et d'entretenir le domicile relié à un manque de connaissances, à un manque de ressources (réseau de soutien, matériel, ressources financières) et à des déficiences motrices, sensorielles, cognitives ou émotionnelles, par exemple

Risque élevé de perturbation des interactions sociales relié à la peur du rejet ou au rejet lui-même, après l'annonce du diagnostic

Sentiment d'impuissance face à la situation

Perturbation de la dynamique familiale reliée au stress causé par le diagnostic ou le traitement, à une perturbation dans l'exercice du rôle et à l'incertitude quant à l'avenir, par exemple

Chagrin (deuil) (chez la famille et chez la personne) relié aux pertes actuelles, perçues ou anticipées associées au diagnostic

Risque élevé de prise en charge inefficace du programme thérapeutique relié à un manque de connaissances sur la maladie, les traitements, les soins à domicile et les organismes de soutien, et à l'entretien d'idées fausses (préciser)

Phase terminale

Voir aussi chaque type de cancer.

Problèmes traités en collaboration

CP – Hypercalcémie
CP – Métastase intracérébrale
CP – Épanchements malins
CP – Barbiturisme
CP – Fractures pathologiques
CP – Compression médullaire
CP – Syndrome de la veine cave supérieure
CP – Bilan azoté négatif
CP – Myélosuppression

Diagnostics infirmiers

Altération de la nutrition (déficit nutritionnel) reliée à la diminution de l'apport nutritionnel par voie orale, à l'augmentation des besoins métaboliques de la tumeur et à l'altération du métabolisme des lipides

Constipation reliée à la réduction de l'apport alimentaire en fibres, à la diminution de la motricité intestinale consécutive à la prise de narcotiques et à l'inactivité

Douleur reliée à l'inefficacité des mesures analgésiques

Altération du bien-être reliée au prurit consécutif à la sécheresse de la peau et à l'obstruction biliaire

Dégagement inefficace des voies respiratoires relié à l'inefficacité de la toux consécutive à la faiblesse de la personne, à l'augmentation de la viscosité des sécrétions et à la douleur

Altération de la mobilité physique reliée à la douleur, à la sédation, à la faiblesse, à la fatigue et à l'œdème

Risque élevé d'accident relié à la faiblesse, à la fatigue et/ou à la confusion

Syndrome d'incapacité de se prendre en charge (préciser) relié à la fatigue, à la faiblesse, à la sédation, à la douleur et/ou à la diminution de la perception sensorielle

Intolérance à l'activité reliée à l'hypoxie, à la fatigue, à la malnutrition et à la mobilité réduite

Chagrin (deuil) relié à l'imminence de la mort, aux pertes fonctionnelles, au repli sur soi ou au sentiment d'être rejeté par les autres

Perte d'espoir reliée aux pertes fonctionnelles accablantes ou à l'imminence de la mort
Perturbation du concept de soi reliée à la dépendance envers autrui pour satisfaire des besoins fondamentaux et à la baisse de la capacité fonctionnelle
Sentiment d'impuissance relié au changement de traitement (passage du curatif au palliatif)
Défaillance dans l'exercice du rôle de l'aidant naturel reliée à l'entrée en phase terminale de la personne malade et aux inquiétudes quant à la capacité d'assumer les soins à domicile
Risque élevé de détresse spirituelle relié à la peur de la mort, au chagrin accablant, à une remise en question du système de croyances et aux conflits non résolus
Anxiété reliée aux effets du processus morbide et à l'inefficacité des mesures analgésiques
Risque élevé d'incapacité d'organiser et d'entretenir le domicile relié à un manque de connaissances sur les soins à domicile, le soulagement de la douleur, les signes et symptômes de complications, et les ressources communautaires disponibles

CANCER RECTOCOLIQUE
(diagnostics infirmiers supplémentaires)

Voir aussi *Cancer*, p. 474.

Diagnostics infirmiers

Risque élevé de perturbation de la sexualité (homme) relié à l'incapacité d'avoir ou de maintenir une érection consécutive à une intervention chirurgicale dans la région périnéale
Risque élevé de prise en charge inefficace du programme thérapeutique relié à un manque de connaissances sur les soins de la stomie, le matériel de stomie, le régime alimentaire, les signes et symptômes de complications, et les ressources communautaires disponibles

INTERVENTIONS CHIRURGICALES

GÉNÉRALITÉS

Période préopératoire

Diagnostics infirmiers

Peur de l'inconnu reliée à l'intervention chirurgicale elle-même et à son issue imprévisible

Anxiété reliée à l'inexpérience face aux interventions préopératoires (consentement opératoire, épreuves diagnostiques, sonde urinaire, contraintes alimentaires et liquidiennes, médicaments, préparation de la peau, salle d'attente pour la famille) et au manque de connaissances sur les interventions postopératoires (transfert à la salle de réveil ou à l'unité de soins intensifs, analgésiques, exercices de toux, changements de positions, exercices des jambes, introduction des tubes et des drains, diète absolue ou régime alimentaire, alitement)

Période postopératoire

Problèmes traités en collaboration

CP – Rétention urinaire
CP – Hémorragie
CP – Hypovolémie et choc
CP – Insuffisance rénale
CP – Pneumonie (stase)
CP – Péritonite
CP – Thrombophlébite
CP – Iléus paralytique
CP – Éviscération

Diagnostics infirmiers

*Risque d'infection relié à la destruction de la première ligne de défense contre l'invasion bactérienne

* Le préambule « Risque de » remplace ici « Risque élevé de », puisque l'intervention chirurgicale ne présente pas de risques élevés pour la plupart des personnes.

*Risque de mode de respiration inefficace relié aux effets de l'anesthésie, à la période de repos au lit imposé après l'opération et à la douleur

Altération de la mobilité physique reliée à la douleur et à la faiblesse consécutives à l'anesthésie, à l'hypoxie tissulaire et à la carence en liquides et éléments nutritifs

*Risque de constipation colique relié à la baisse du péristaltisme consécutive aux effets de l'anesthésie, de l'alitement et des analgésiques

Altération de la nutrition (risque de déficit nutritionnel) reliée à l'augmentation des besoins en protéines et en vitamines pour la cicatrisation, et à la réduction de l'apport nutritionnel consécutive à la douleur, aux nausées, aux vomissements et au régime alimentaire

*Risque de prise en charge inefficace du programme thérapeutique relié à un manque de connaissances sur les soins à domicile, les soins de l'incision, les signes et symptômes de complications, la reprise des activités et le suivi

ADÉNOMECTOMIE TRANSURÉTHRALE
(hypertrophie bénigne ou cancer de la prostate, tumeur de la vessie)

Voir aussi *Interventions chirurgicales (généralités)*, p. 479.

Période préopératoire

Diagnostic infirmier

Anxiété reliée à un manque de connaissances sur les mesures préopératoires et postopératoires normales

Période postopératoire

Problèmes traités en collaboration

CP – Oligurie ou anurie
CP – Hémorragie
CP – Perforation de la vessie (pendant l'opération)
CP – Hyponatrémie
CP – Septicémie

* Le préambule « Risque de » remplace ici « Risque élevé de », puisque l'intervention chirurgicale ne présente pas de risques élevés pour la plupart des personnes.

CP – Obstruction des drains
CP – Prostatectomie
CP – Formation de caillots

Diagnostics infirmiers

Altération du bien-être (spasmes vésicaux) reliée à la rétention du caillot ou à une douleur dans le dos et la jambe
Risque élevé de perturbation de la sexualité relié à la peur d'être impuissant après l'opération
Risque élevé de prise en charge inefficace du programme thérapeutique relié à un manque de connaissances sur les besoins liquidiens, les contraintes physiques imposées par l'opération, l'entretien de la sonde, les techniques de rééducation vésicale, le suivi, et les signes et symptômes de complications

AMPUTATION (membre inférieur)

Période préopératoire

Voir *Interventions chirurgicales (généralités)*, p. 479.

Diagnostic infirmier

Anxiété reliée à un manque de connaissances sur les interventions postopératoires habituelles, les sensations prévisibles après l'opération et la marche avec des béquilles

Période postopératoire

Problèmes traités en collaboration

CP – Œdème du moignon
CP – Hémorragie
CP – Hématome

Diagnostics infirmiers

Syndrome d'immobilité
Chagrin (deuil) relié à la perte d'un membre et à ses effets sur le mode de vie
Altération du bien-être (illusion des amputés) reliée à la stimulation nerveuse consécutive à l'amputation
Risque élevé d'accident relié à l'altération de la démarche et aux risques inhérents aux appareils d'appoint

Risque élevé d'incapacité d'organiser et d'entretenir le domicile relié à la configuration des lieux
Risque élevé de perturbation de l'image corporelle relié aux effets néfastes de l'amputation, perçus par la personne, et à la réaction d'autrui face à l'apparence
Risque élevé d'altération de la mobilité physique (contractures) relié à la douleur
Risque élevé de prise en charge inefficace du programme thérapeutique relié à un manque de connaissances sur les mesures à prendre pour accomplir les activités de la vie quotidienne, sur les soins du moignon et de la prothèse, sur l'apprentissage de la démarche et sur le suivi

AMYGDALECTOMIE

Voir aussi *Interventions chirurgicales (généralités)*, p. 479.

Problèmes traités en collaboration

CP – Obstruction des voies respiratoires
CP – Aspiration
CP – Saignements

Diagnostics infirmiers

Risque élevé de déficit de volume liquidien relié à la baisse de l'apport liquidien consécutive à une déglutition douloureuse
Altération de la nutrition (risque élevé de déficit nutritionnel) reliée à la baisse de l'apport nutritionnel consécutive à une déglutition douloureuse
Risque élevé de prise en charge inefficace du programme thérapeutique relié à un manque de connaissances sur les bienfaits du repos, les besoins nutritionnels, les signes et symptômes de complications, les mesures de soulagement de la douleur et les contraintes physiques imposées par l'opération

ARTHROPLASTIE
(mise en place d'une prothèse totale de la hanche, du genou ou de la cheville)

Période préopératoire

Voir aussi *Interventions chirurgicales (généralités)*, p. 479.

Diagnostic infirmier

Anxiété reliée à un manque de connaissances sur l'utilisation du trapèze

Période postopératoire

Problèmes traités en collaboration

CP – Embolie graisseuse
CP – Hémorragie ou formation d'un hématome
CP – Infection
CP – Luxation
CP – Fractures de marche
CP – Atteinte neurovasculaire
CP – Hernie synoviale
CP – Thromboembolie
CP – Septicémie

Diagnostics infirmiers

Risque élevé d'atteinte à l'intégrité de la peau relié à l'immobilité

Intolérance à l'activité reliée à la fatigue, à la douleur et à la difficulté à marcher

Incapacité d'organiser et d'entretenir le domicile reliée aux restrictions des mouvements de flexion imposées après l'opération

Risque élevé de constipation colique relié à l'immobilité partielle imposée par l'opération

Risque élevé d'accident relié à la difficulté à marcher et à l'utilisation d'aides techniques

Risque élevé de prise en charge inefficace du programme thérapeutique relié à un manque de connaissances sur l'utilisation des aides techniques, le programme de rééducation, le suivi, les signes et symptômes de complications, les services de soutien, la prévention de l'infection et les contraintes physiques imposées par l'opération

ARTHROSCOPIE, ARTHROTOMIE, MÉNISECTOMIE, RÉSECTION D'UN OIGNON

Voir aussi *Interventions chirurgicales (généralités)*, p. 479.

Période préopératoire

Diagnostic infirmier

Anxiété reliée à un manque de connaissances sur l'utilisation des béquilles et les exercices des jambes

Période postopératoire

Problèmes traités en collaboration

CP – Formation d'un hématome
CP – Atteintes neurovasculaires
CP – Hémorragie
CP – Épanchement

Diagnostic infirmier

Risque élevé de prise en charge inefficace du programme thérapeutique relié à un manque de connaissances sur les soins à domicile, les soins de la plaie, les contraintes physiques imposées par l'opération, les signes et symptômes de complications, et le suivi

CÉSARIENNE

Voir *Interventions chirurgicales (généralités)*, p. 479.
Voir *Postpartum*, p. 508.

CHIRURGIE ANORECTALE

Voir aussi *Interventions chirurgicales (généralités)*, p. 479.

Période préopératoire

(voir *Hémorroïdes et fissure anale*, p. 446)

Période postopératoire

Problèmes traités en collaboration

CP – Hémorragie
CP – Rétention urinaire

Diagnostics infirmiers

Risque élevé de constipation relié à la répression de l'envie de déféquer par peur de la douleur

Risque élevé d'infection relié à la présence d'une incision chirurgicale et à la possibilité de contamination par les selles

Risque élevé de prise en charge inefficace du programme thérapeutique relié à un manque de connaissances sur les soins de la plaie, la prévention de la réapparition du problème, les besoins nutritionnels (alimentaires et liquidiens), le programme d'exercices, et les signes et symptômes de complications

CHIRURGIE CRÂNIENNE

Voir aussi *Interventions chirurgicales (généralités)*, p. 479.

Voir aussi *Tumeur cérébrale*, p. 459.

Période préopératoire

Diagnostic infirmier

Anxiété reliée à l'impression que l'intervention chirurgicale va bouleverser le mode de vie

Période postopératoire

Problèmes traités en collaboration

CP – Augmentation de la pression intracrânienne
CP – Dysfonctionnement cérébral et/ou cérébelleux
CP – Hypoxémie
CP – Convulsions
CP – Hémorragie cérébrale, formation d'hématomes
CP – Atteintes d'un nerf crânien
CP – Dysrythmies
CP – Déséquilibre hydroélectrolytique
CP – Méningite et/ou encéphalite
CP – Pertes sensorielles et/ou motrices
CP – Hypothermie ou hyperthermie
CP – Troubles de sécrétion de l'hormone antidiurétique
CP – Fuites de liquide céphalorachidien
CP – Bursites
CP – Engagement cérébral
CP – Hydrocéphalie
CP – Hémorragie gastro-intestinale

Diagnostics infirmiers

Altération du bien-être reliée à la compression ou au déplacement du tissu cérébral et à l'augmentation de la pression intracrânienne

Risque élevé d'atteinte à l'intégrité des tissus de la cornée relié à la présence d'un œdème tissulaire réduisant la lubrification

Risque élevé de prise en charge inefficace du programme thérapeutique relié à un manque de connaissances sur les soins de la plaie, les signes et symptômes de complications, les contraintes imposées par l'intervention, et le suivi

CHIRURGIE DE L'OREILLE
(stapédectomie, tympanoplastie, myringotomie, mastoïdectomie tympanique)

Voir aussi *Interventions chirurgicales (généralités)*, p. 479.

Période préopératoire

Diagnostic infirmier

Anxiété reliée au risque d'aggravation du déficit auditif après l'intervention

Période postopératoire

Problèmes traités en collaboration

CP – Hémorragie
CP – Paralysie faciale
CP – Infection
CP – Déficit auditif ou surdité

Diagnostics infirmiers

Altération de la communication verbale reliée à une baisse de l'acuité auditive

Risque élevé d'isolement social relié au trouble engendré par le fait de ne pas entendre au milieu d'un groupe de personnes

Risque élevé d'accident relié au vertige

Risque élevé de prise en charge inefficace du programme thérapeutique relié à un manque de connaissances sur les signes et symptômes de complications (lésion du nerf facial, vertige, acouphène, problèmes d'équilibre et écoulement de l'oreille), les soins auriculaires, les contre-indications et le suivi

CHIRURGIE OPHTALMIQUE

Voir aussi *Interventions chirurgicales (généralités)*, p. 479.

Période préopératoire

Diagnostics infirmiers

Anxiété reliée à un manque de connaissances sur les mesures postopératoires (positions, soins oculaires, bandages) et les contraintes physiques imposées par l'opération

Anxiété reliée au risque de perdre la vue à la suite de l'intervention, et à la peur de la douleur pendant l'opération pratiquée sous anesthésie locale
Risque élevé d'accident relié à une baisse de l'acuité visuelle et à la méconnaissance du milieu
Peur de perdre la vue reliée au manque de connaissances sur l'opération

Période postopératoire

Problèmes traités en collaboration

CP – Éviscération de la plaie
CP – Augmentation de la pression intraoculaire
CP – Décollement de la rétine
CP – Luxation de la prothèse cristallienne
CP – Hémorragie choroïdienne
CP – Endophtalmie
CP – Hyphéma
CP – Hypopyon
CP – Cécité

Diagnostics infirmiers

Risque élevé d'infection relié aux incisions
Risque élevé d'accident relié à la baisse de l'acuité visuelle, à la méconnaissance du milieu et au port d'un cache-œil
Incapacité de s'alimenter et d'effectuer ses soins d'hygiène reliée aux contraintes physiques imposées par l'opération, au déficit visuel ou au port d'un cache-œil
Altération du bien-être reliée aux incisions
Risque élevé d'altération de la perception sensorielle relié au manque de stimulation visuelle consécutif au déficit visuel, ou au port d'un cache-œil ou d'un masque
Risque élevé de prise en charge inefficace du programme thérapeutique relié à un manque de connaissances sur les contraintes physiques imposées par l'opération, le traitement médicamenteux, les complications et le suivi

CHIRURGIE RÉNALE

(toute chirurgie rénale, y compris la néphrostomie, la chirurgie rénale extracorporelle et la néphrectomie)

Voir aussi *Interventions chirurgicales (généralités)*, p. 479.

Problèmes traités en collaboration

CP – Hémorragie
CP – Choc
CP – Iléus paralytique
CP – Pneumothorax
CP – Fistule
CP – Insuffisance rénale
CP – Pyélonéphrite
CP – Détachement de l'extenseur urétéral
CP – Pneumothorax consécutif à l'incision thoracique

Diagnostics infirmiers

Altération de la mobilité physique reliée à la distension de la capsule rénale et à l'incision

Risque élevé de mode de respiration inefficace relié à la douleur à l'inspiration et à la toux (en raison de l'emplacement de l'incision)

Risque élevé de prise en charge inefficace du programme thérapeutique relié à un manque de connaissances sur les besoins hydriques, les soins de la néphrostomie, et les signes et symptômes de complications

CHIRURGIE THORACIQUE

Voir aussi *Interventions chirurgicales (généralités)*, p. 479.

Voir aussi *Ventilation assistée*, p. 577.

Période préopératoire

Diagnostic infirmier

Peur reliée au risque de difficultés respiratoires après l'opération

Période postopératoire

Problèmes traités en collaboration

CP – Atélectasie
CP – Pneumonie
CP – Insuffisance respiratoire
CP – Pneumothorax, hémothorax
CP – Hémorragie
CP – Embolie pulmonaire
CP – Emphysème sous-cutané
CP – Balancement respiratoire du médiastin

CP – Œdème pulmonaire aigu
CP – Thrombophlébite

Diagnostics infirmiers

Altération du bien-être reliée au traumatisme chirurgical, à la présence de drains thoraciques et à la longue immobilisation nécessitée par l'opération

Dégagement inefficace des voies respiratoires relié à l'augmentation des sécrétions et à une diminution de la fréquence de la toux consécutive à la douleur et à la fatigue

Intolérance à l'activité reliée à la baisse de l'endurance musculaire consécutive à la diminution de la ventilation alvéolaire

Altération de la mobilité physique reliée à une baisse de l'amplitude des mouvements des bras et des épaules consécutive à la douleur, à l'incision chirurgicale et aux restrictions de mouvement imposées

Chagrin (deuil) relié à la perte d'une partie du corps et à ses répercussions sur le mode de vie

Risque élevé de prise en charge inefficace du programme thérapeutique relié à un manque de connaissances sur la maladie, les mesures de soulagement de la douleur, le programme d'exercices pour les épaules et les bras, les soins de la plaie, les exercices de respiration, les positions antalgiques, la prévention de l'infection, les besoins nutritionnels, l'équilibre entre le repos et l'activité, et le suivi

CHOLÉCYSTECTOMIE

Voir aussi *Interventions chirurgicales (généralités)*, p. 479.

Période préopératoire

Problème traité en collaboration

CP – Péritonite

Diagnostics infirmiers

Risque élevé de mode de respiration inefficace relié au siège de l'incision (partie supérieure de l'abdomen) et à l'adoption d'une position antalgique réflexe

Risque élevé d'atteinte à l'intégrité de la muqueuse buccale relié aux conséquences de l'intubation nasogastrique: diète absolue et respiration par la bouche

COLOSTOMIE

Voir aussi *Interventions chirurgicales (généralités)*, p. 479

Période préopératoire

Diagnostic infirmier

Anxiété reliée à un manque de connaissances sur les soins de la colostomie et à l'impression que cette dernière bouleversera son mode de vie

Période postopératoire

Problèmes traités en collaboration

CP – Ulcération ou hernie péristomale

CP – Nécrose, prolapsus, rétraction, sténose ou obstruction de la stomie

Diagnostics infirmiers

Chagrin (deuil) relié aux conséquences du diagnostic de cancer

Risque élevé de perturbation du concept de soi relié aux effets de la stomie sur l'image corporelle et le mode de vie

Risque élevé de perturbation de la sexualité relié à l'impression que la stomie perturbera la fonction sexuelle et diminuera le pouvoir de séduction

Risque élevé de dysfonctionnement sexuel relié à l'impuissance physiologique consécutive aux lésions des nerfs sympathiques (chez l'homme) ou à une lubrification vaginale insuffisante (chez la femme)

Risque élevé d'isolement social relié à l'anxiété suscitée par les risques d'odeurs et d'écoulements en provenance de la stomie

Risque élevé de prise en charge inefficace du programme thérapeutique relié à un manque de connaissances sur l'entretien du sac à stomie, la technique d'irrigation de la colostomie, les soins cutanés autour de la stomie, les soins de la plaie dans la région périnéale et la façon d'intégrer les soins de la stomie aux activités de la vie quotidienne

CURAGE GANGLIONNAIRE CERVICAL
(laryngectomie)

Période préopératoire

Voir aussi *Interventions chirurgicales (généralités)*, p. 479.
Voir aussi *Cancer*, p. 474.
Voir aussi *Trachéotomie*, p. 575.

Diagnostic infirmier

Anxiété reliée aux répercussions appréhendées de l'intervention chirurgicale sur le mode de vie

Période postopératoire

Problèmes traités en collaboration

CP – Hypoxémie
CP – Rejet du lambeau
CP – Hémorragie
CP – Rupture de la carotide
CP – Lésion d'un nerf crânien
CP – Infection

Diagnostics infirmiers

Risque élevé d'altération de la mobilité physique (épaule, tête) relié à la résection de muscles et de nerfs, à la greffe et aux lésions opératoires

Risque élevé de perturbation du concept de soi relié au changement d'apparence

Risque élevé de prise en charge inefficace du programme thérapeutique relié à un manque de connaissances sur les soins de la plaie, les signes et symptômes de complications, le programme d'exercices et le suivi

DILATATION ET CURETAGE

Voir aussi *Interventions chirurgicales (généralités)*, p. 479.

Période postopératoire

Problème traité en collaboration

CP – Hémorragie

Diagnostic infirmier

Risque élevé de prise en charge inefficace du programme thérapeutique relié à un manque de connaissances sur les soins à domicile, les signes et symptômes de complications, et les contraintes physiques imposées par l'intervention

ENDARTÉRIECTOMIE DE LA CAROTIDE

Voir aussi *Interventions chirurgicales (généralités)*, p. 479.

Période préopératoire

Diagnostic infirmier

Anxiété reliée à l'ignorance de ce qui l'attend avant et après l'opération

Période postopératoire

Problèmes traités en collaboration

CP – Trouble circulatoire
- *Thrombose*
- *Hypotension*
- *Hypertension*
- *Hémorragie*
- *Infarctus cérébral*

CP – Trouble neurologique
- *Infarctus cérébral*
- *Atteinte d'un nerf crânien*
    - *Facial*
    - *Sublingual*
    - *Glossopharyngien*
    - *Vague*
- *Atteinte nerveuse locale (engourdissement de la peau autour de l'incision)*

CP – Obstruction respiratoire

Diagnostics infirmiers

Risque élevé d'accident relié à la syncope consécutive à l'insuffisance vasculaire

Risque élevé de prise en charge inefficace du programme thérapeutique relié à un manque de connaissances sur les soins à domicile, les signes et symptômes de complications, les facteurs de risque, les contraintes physiques imposées par l'opération, et le suivi

ÉNUCLÉATION

Période préopératoire

Diagnostics infirmiers

Peur reliée à l'issue imprévisible de l'intervention chirurgicale et à toute autre raison verbalisée par la personne

Anxiété reliée à un manque de connaissances sur ce qui l'attend avant et après l'opération

Période postopératoire

Problèmes traités en collaboration

CP – Hémorragie

CP – Abcès

Diagnostics infirmiers

Risque élevé d'infection relié à l'incision dans les tissus de l'œil et à la mise en place d'une prothèse oculaire

Risque élevé d'accident relié à une baisse de l'acuité visuelle et à la méconnaissance du milieu

Chagrin (deuil) relié à la perte d'un œil et à ses conséquences sur le mode de vie

Risque élevé de perturbation du concept de soi relié aux effets du changement d'apparence sur le mode de vie

Risque élevé d'isolement social relié aux changements dans l'image corporelle et au déficit visuel

Risque élevé d'incapacité d'organiser et d'entretenir le domicile relié à la difficulté à accomplir les activités de la vie quotidienne consécutive à l'altération de la vision

Altération du bien-être reliée à l'incision chirurgicale

Risque élevé de prise en charge inefficace du programme thérapeutique relié à un manque de connaissances sur les soins personnels, le traitement médicamenteux, les signes et symptômes de complications, le suivi et les contraintes physiques imposées par l'intervention

EXTRACTION DU CRISTALLIN

Période préopératoire

Diagnostic infirmier

Peur de l'intervention chirurgicale prochaine reliée au risque de ne pas recouvrer la vue

Période postopératoire

Problème traité en collaboration

CP – Hémorragie

Diagnostics infirmiers

Douleur aiguë reliée à l'incision dans les tissus de l'œil

Risque élevé d'infection relié à l'incision dans les tissus de l'œil

Risque élevé d'accident relié à une baisse de l'acuité visuelle, à une mobilité réduite et au port d'un cache-œil

Risque élevé d'isolement social relié à la baisse de l'acuité visuelle et à la peur de tomber

Risque élevé d'incapacité d'organiser et d'entretenir le domicile relié aux contraintes imposées par l'opération et à la baisse de l'acuité visuelle

Risque élevé de prise en charge inefficace du programme thérapeutique relié à un manque de connaissances sur l'application du traitement médicamenteux, les signes et symptômes de complications, le suivi et les restrictions imposées par l'opération

FRACTURE DE LA HANCHE ET DU FÉMUR

Voir aussi *Interventions chirurgicales (généralités)*, p. 479.

Période préopératoire

Diagnostics infirmiers

Douleur reliée à la fracture et aux spasmes musculaires

Anxiété face à la fracture récente et à l'intervention chirurgicale prochaine reliée à un manque de connaissances sur ce qui l'attend avant et après l'opération

Période postopératoire

Problèmes traités en collaboration

CP – Hémorragie ou choc
CP – Embolie pulmonaire
CP – Septicémie
CP – Embolie graisseuse
CP – Syndrome compartimental
CP – Paralysie du nerf péronier
CP – Déplacement de l'articulation de la hanche
CP – Stase ou thrombose veineuse
CP – Nécrose avasculaire de la tête du fémur

Diagnostics infirmiers

Syndrome d'incapacité de se prendre en charge (préciser) relié aux contraintes physiques imposées par l'opération
Constipation reliée à l'immobilité
Peur de perdre son autonomie reliée aux suites de l'opération
Risque élevé d'atteinte à l'intégrité de la peau relié à l'immobilité et à l'incontinence urinaire due à l'incapacité d'atteindre les toilettes à temps
Risque élevé de prise en charge inefficace du programme thérapeutique relié à un manque de connaissances sur les aides techniques, les soins à domicile, le suivi, les services de soutien et les contraintes physiques imposées par le traumatisme

GREFFE DE CORNÉE (kératoplastie transfixiante)

Voir aussi *Interventions chirurgicales (généralités)*, p. 479.

Période préopératoire

Diagnostics infirmiers

Peur de l'intervention chirurgicale reliée au sentiment de ne pas être maître de la situation et à l'issue imprévisible de l'opération
Anxiété reliée à l'ignorance de ce qui l'attend avant et après l'opération

Période postopératoire

Problèmes traités en collaboration

CP – Endophtalmie

CP – Augmentation de la pression intra-oculaire
CP – Anomalies de l'épithélium
CP – Rejet du greffon

Diagnostics infirmiers

Risque élevé d'infection relié à l'atteinte des mécanismes de défense oculaires consécutive à l'intervention chirurgicale ou à un trouble oculaire antécédent

Altération du bien-être reliée à l'intervention chirurgicale

Risque élevé de prise en charge inefficace du programme thérapeutique relié à un manque de connaissances sur les soins des yeux, le rythme de reprise des activités, le traitement médicamenteux, les signes et symptômes de complications, et le suivi à long terme

GREFFE RÉNALE

Voir aussi *Corticothérapie*, p. 566.

Voir aussi *Interventions chirurgicales (généralités)*, p. 479.

Problèmes traités en collaboration

CP – Instabilité hémodynamique
CP – Hypervolémie ou hypovolémie
CP – Hypertension ou hypotension
CP – Insuffisance rénale du greffon consécutive :
à une lésion ischémique antérieure à la greffe
à un hématome
à la rupture de l'anastomose
à une hémorragie de l'anastomose
à une thrombose veineuse rénale
au rétrécissement de l'artère rénale
au blocage de l'uretère (coudures, caillots)
à une coudure à l'uretère ou à l'artère rénale
CP – Rejet du greffon
CP – Immunosuppression excessive
CP – Déséquilibre électrolytique (potassium, phosphate)
CP – Thrombose veineuse profonde
CP – Septicémie

Diagnostics infirmiers

Risque élevé d'infection relié à une baisse des défenses immunitaires entraînée par les médicaments

Risque élevé d'atteinte à l'intégrité de la muqueuse buccale relié à une susceptibilité accrue à l'infection entraînée par l'immunosuppression
Peur de mourir reliée au risque de rejet
Risque élevé de non-observance relié à la nature contraignante du programme thérapeutique (diète prescrite, prise de médicaments, inscription des données, pesée, mesure de la pression artérielle, tests d'urine) et à l'intensité du bien-être ressenti après la greffe
Risque élevé de prise en charge inefficace du programme thérapeutique relié à un manque de connaissances sur la prévention de l'infection, le rythme de reprise des activités, les exigences de la diète, la façon de noter quotidiennement certaines données (ingesta, excreta, poids, tests d'urine, pression artérielle, température), le traitement médicamenteux, la recherche de la protéinurie (quotidienne), les signes et symptômes de rejet ou d'infection, les mesures contraceptives, le suivi et les ressources communautaires

HYSTÉRECTOMIE (vaginale, abdominale)

Voir aussi *Interventions chirurgicales (généralités)*, p. 479.

Période postopératoire

Problèmes traités en collaboration

CP – Hémorragie vaginale
CP – Rétention urinaire (après le retrait de la sonde)
CP – Formation de fistules
CP – Thrombose veineuse profonde
CP – Lésions (uretère, vessie, rectum)

Diagnostics infirmiers

Risque élevé d'infection relié à une incision dans des structures anatomiques profondes et à la présence d'une sonde vésicale
Risque élevé de perturbation du concept de soi relié à l'impression de perdre sa féminité
Risque élevé de perturbation de la sexualité relié aux répercussions de la perte de l'utérus sur les croyances concernant la sexualité

Chagrin (deuil) relié à la perte de l'utérus et de la capacité de procréer

Risque élevé de prise en charge inefficace du programme thérapeutique relié à un manque de connaissances sur les soins du périnée et de la plaie, les signes et symptômes de complications, l'aménorrhée, l'hormonothérapie, le suivi et les contraintes physiques imposées par l'intervention

ILÉOSTOMIE

Période préopératoire

Diagnostic infirmier

Anxiété reliée à un manque de connaissances sur les soins de l'iléostomie et à l'impression que la stomie perturbera le mode de vie

Période postopératoire

Problèmes traités en collaboration

CP – Ulcération ou hernie dans la région entourant la stomie

CP – Nécrose, rétraction, prolapsus, sténose ou obstruction de la stomie

CP – Déséquilibre hydroélectrolytique

CP – Inflammation du réservoir iléal

CP – Défectuosité de la valvule

CP – Inflammation de l'iléon

Diagnostics infirmiers

Risque élevé de perturbation du concept de soi relié aux effets de la stomie sur la perception du corps

Risque élevé de perturbation de la sexualité relié à l'impression que la stomie perturbera la fonction sexuelle et diminuera le pouvoir de séduction

Risque élevé d'isolement social relié à l'anxiété suscitée par les risques d'odeurs et d'écoulements en provenance de la stomie

Risque élevé de prise en charge inefficace du programme thérapeutique relié à un manque de connaissances sur l'entretien du sac à stomie, les soins cutanés autour de la stomie, les soins de la plaie périnéale, les soins du réservoir iléal, la technique d'évacuation de l'iléostomie continente de

Kock et la façon d'intégrer les soins de la stomie aux activités de la vie quotidienne

IMPLANTATION D'AIGUILLES DE CÉSIUM

Période préopératoire

Diagnostic infirmier

Anxiété reliée à un manque de connaissances sur l'irradiation interne et ses effets, les mesures de protection imposées aux soignants et aux visiteurs, et les contraintes physiques imposées par le traitement

Période postopératoire

Problèmes traités en collaboration

CP – Hémorragie
CP – Infection
CP – Complications respiratoires
CP – Sténose vaginale
CP – Cystite provenant de l'irradiation
CP – Déplacement de la source radioactive
CP – Thrombophlébite
CP – Dysfonctionnement intestinal

Diagnostics infirmiers

Anxiété reliée à la peur des effets de l'irradiation, à l'issue imprévisible du traitement, au sentiment d'isolement, et à la douleur ou au malaise

Incapacité de se laver et d'utiliser les toilettes reliée à l'isolement et aux contraintes physiques imposées par le traitement

Risque élevé d'atteinte à l'intégrité de la peau relié à l'immobilité imposée par le traitement

Isolement social relié à l'application des mesures de protection exigées par le traitement

Risque élevé de prise en charge inefficace du programme thérapeutique relié à un manque de connaissances sur les soins à domicile, les signes et symptômes à signaler, et les contraintes physiques imposées par le traitement

LAMINECTOMIE

Voir aussi *Interventions chirurgicales (généralités)*, p. 479.

Période préopératoire

Diagnostics infirmiers

Anxiété ou Peur reliée au risque de paralysie après l'opération

Risque élevé d'accident relié à un manque de connaissances sur les positions à proscrire après l'opération et sur les techniques de retournement en bloc

Période postopératoire

Problèmes traités en collaboration

CP – Atteintes neurosensorielles
CP – Dysfonctionnement intestinal ou vésical
CP – Iléus paralytique
CP – Œdème de la moelle épinière
CP – Mauvais alignement du corps
CP – Fistule céphalorachidienne
CP – Hématome
CP – Rétention urinaire

Diagnostics infirmiers

Risque élevé d'accident relié au vertige consécutif à l'hypotension orthostatique

Altération du bien-être (spasmes musculaires dans le dos ou la cuisse) reliée à l'irritation nerveuse pendant l'opération, au mauvais alignement du corps et à une distension vésicale

Altération de la mobilité physique reliée aux contraintes imposées par le traitement

Risque élevé de manque de loisirs relié à l'immobilité

Syndrome d'incapacité de se prendre en charge (préciser) relié aux contraintes physiques imposées par l'opération

Risque élevé de prise en charge inefficace du programme thérapeutique relié à un manque de connaissances sur les soins à domicile, le programme d'exercices et les contraintes physiques imposées par l'intervention

MASTECTOMIE

Voir aussi *Cancer*, p. 474.
Voir aussi *Interventions chirurgicales (généralités)*, p. 479.

Période préopératoire

Diagnostic infirmier

Anxiété ou Peur reliée aux conséquences à court et à long terme (douleur, œdème, relations interpersonnelles, travail) de la mastectomie, et au pronostic

Période postopératoire

Problème traité en collaboration

CP – Atteintes neurovasculaires

Diagnostics infirmiers

Risque élevé d'altération de la mobilité physique (épaule, bras) relié au lymphœdème, à l'atteinte nerveuse et musculaire, et à la douleur

Risque élevé d'accident relié aux troubles lymphatiques, moteurs et sensoriels dans le membre du côté opéré

Risque élevé de perturbation du concept de soi relié à l'impression que la perte aura des effets néfastes

Chagrin (deuil) relié à la perte d'un sein et au changement d'apparence

Risque élevé de prise en charge inefficace du programme thérapeutique relié à un manque de connaissances sur les soins de la plaie, le programme d'exercices, le port de la prothèse mammaire et son entretien, les signes et symptômes de complications, les précautions touchant le membre atteint, les ressources communautaires et le suivi

PONTAGE AORTOCORONARIEN

Voir aussi *Interventions chirurgicales (généralités)*, p. 479.

Période préopératoire

Diagnostics infirmiers

Anxiété reliée à un manque de connaissances sur ce qui l'attend avant et après l'opération

Peur (chez la personne et chez la famille) reliée à la précarité de l'état de santé de la personne et à l'issue imprévisible de l'intervention

Période postopératoire

Problèmes traités en collaboration

CP – Insuffisance cardiovasculaire
CP – Insuffisance respiratoire
CP – Insuffisance rénale

Diagnostics infirmiers

Altération du bien-être reliée au traumatisme chirurgical, à la présence de drains thoraciques et à la longue immobilisation nécessitée par l'intervention

Altération de la mobilité physique reliée aux incisions chirurgicales, à la présence de drains thoraciques et à la fatigue

Peur de quitter le milieu protégé des soins intensifs reliée au risque de complications

Altération de la communication verbale reliée à l'intubation endotrachéale (temporaire)

Perturbation de la dynamique familiale reliée à la déstabilisation de la vie familiale, à l'appréhension du résultat de l'intervention (mort, invalidité) et au stress engendré par le milieu (unité de soins intensifs)

Risque élevé de perturbation du concept de soi relié à la nécessité de modifier les habitudes de vie et au fait que l'opération ébranle des convictions touchant la valeur symbolique du cœur

Risque élevé de prise en charge inefficace du programme thérapeutique relié à un manque de connaissances sur les soins de la plaie, les mesures de soulagement de la douleur (angine, incisions), les signes et symptômes de complications, la maladie, le traitement médicamenteux, les facteurs de risque, les contraintes physiques imposées par l'opération, les stratégies d'adaptation au stress et le suivi

PONTAGE ARTÉRIEL DANS UN MEMBRE INFÉRIEUR
(artère aortique, iliaque, fémorale, poplitée)

Voir aussi *Interventions chirurgicales (généralités),* p. 479.

Voir aussi *Anticoagulothérapie,* p. 562.

Période postopératoire

Problèmes traités en collaboration

CP – Thrombose du pontage
CP – Syndrome compartimental
CP – Lymphocèle
CP – Rupture de l'anastomose

Diagnostics infirmiers

Risque élevé d'infection relié au fait que l'incision chirurgicale pénètre dans des structures anatomiques profondes

Altération du bien-être reliée à l'augmentation de l'irrigation des tissus auparavant ischémiques

Risque élevé d'atteinte à l'intégrité des tissus relié à l'immobilité et aux pressions exercées au niveau des talons

Risque élevé de prise en charge inefficace du programme thérapeutique relié à un manque de connaissances sur les soins de la plaie, les signes et symptômes de complications, les contraintes physiques imposées par l'opération, et le suivi

RÉSECTION D'UN ANÉVRISME (aorte abdominale)

Voir *Interventions chirurgicales (généralités)*, p. 479.

Période préopératoire

Problème traité en collaboration

CP – Rupture de l'anévrisme

Période postopératoire

Problèmes traités en collaboration

CP – Thrombose ou embolie du vaisseau distal
CP – Insuffisance rénale
CP – Ischémie ou thrombose mésentérique
CP – Ischémie de la moelle épinière

Diagnostics infirmiers

Risque élevé d'infection relié au fait que l'incision chirurgicale pénètre dans des structures anatomiques profondes

Risque élevé de perturbation de la sexualité (homme) relié à la perte possible de la capacité d'érection et d'éjaculation consécutive à l'intervention chirurgicale ou à l'athérosclérose

Risque élevé de prise en charge inefficace du programme thérapeutique relié à un manque de connaissances sur les soins à domicile, les contraintes physiques imposées par l'opération, les signes et symptômes de complications, et le suivi

UROSTOMIE

Voir aussi *Interventions chirurgicales (généralités)*, p. 479.

Période préopératoire

Diagnostic infirmier

Anxiété reliée à un manque de connaissances sur les soins de l'urostomie et à l'impression que cette dernière bouleversera son mode de vie

Période postopératoire

Problèmes traités en collaboration

CP – Fuite urinaire interne
CP – Infection des voies urinaires
CP – Ulcération ou hernie autour de la stomie
CP – Nécrose, rétraction, prolapsus, sténose ou obstruction de la stomie

Diagnostics infirmiers

Risque élevé de perturbation du concept de soi relié aux effets de la stomie sur l'image corporelle

Risque élevé de perturbation de la sexualité relié à l'impression que la stomie perturbera la fonction sexuelle et diminuera le pouvoir de séduction

Risque élevé de dysfonctionnement sexuel relié à l'incapacité d'avoir ou de maintenir une érection (chez l'homme) ou à une lubrification vaginale insuffisante (chez la femme)

Risque élevé d'isolement social relié à l'anxiété suscitée par les risques d'odeurs et d'écoulements en provenance de la stomie

Risque élevé de prise en charge inefficace du programme thérapeutique relié à un manque de connaissances sur l'entretien du sac à stomie, la technique d'irrigation de la stomie, les soins cutanés autour de la stomie, les soins de la plaie périnéale, la façon d'intégrer les soins de la stomie aux activités de la vie quotidienne et l'autocathétérisme intermittent dans l'urostomie continente de Kock

VULVECTOMIE RADICALE

Voir aussi *Interventions chirurgicales (généralités)*, p. 479.

Voir aussi *Anticoagulothérapie*, p. 562.

Période préopératoire

Diagnostic infirmier

Anxiété reliée à un manque de connaissances sur les mesures préopératoires et postopératoires habituelles et à l'impression que l'intervention va bouleverser son mode de vie

Période postopératoire

Problèmes traités en collaboration

CP – Hémorragie ou choc
CP – Rétention urinaire
CP – Septicémie
CP – Embolie pulmonaire
CP – Thrombophlébite

Diagnostics infirmiers

Altération du bien-être reliée aux effets de l'opération et à l'immobilité

Chagrin (deuil) relié à la perte d'une fonction corporelle importante et à ses répercussions sur le mode de vie

Risque élevé de perturbation de la sexualité relié à la certitude que l'opération changera sa vie sexuelle et diminuera son pouvoir de séduction

Risque élevé de prise en charge inefficace du programme thérapeutique relié à un manque de connaissances sur les soins à domicile, les soins de la plaie, l'autocathétérisme et le suivi

OBSTÉTRIQUE ET TROUBLES GYNÉCOLOGIQUES

Obstétrique

GÉNÉRALITÉS

Période prénatale

Diagnostics infirmiers

Altération du bien-être (nausées et/ou vomissements) reliée à l'augmentation des niveaux d'œstrogène, à la baisse de la glycémie ou de la motilité gastrique

Altération du bien-être reliée à la pression exercée sur le sphincter cardiaque par l'utérus gravide

Constipation colique reliée à la baisse de la motilité gastrique et à la pression exercée par l'utérus sur le côlon sigmoïde

Intolérance à l'activité reliée à la fatigue et à la dyspnée consécutives à la pression exercée sur le diaphragme par l'utérus gravide et à l'augmentation du volume sanguin

*Risque d'atteinte à l'intégrité de la muqueuse buccale relié à l'hyperémie des gencives consécutive à l'augmentation des niveaux d'œstrogène et de progestérone

Peur reliée au risque de mettre au monde un bébé anormal

*Risque d'infection relié à l'augmentation des sécrétions vaginales consécutive aux changements hormonaux

*Risque d'accident relié à la syncope ou à l'hypotension consécutives à l'accumulation périphérique de sang veineux

Altération du bien-être reliée à la constipation et à l'augmentation de la pression exercée par l'utérus gravide

* Le préambule «Risque de» remplace ici «Risque élevé de», puisque la grossesse ne comporte pas de risques élevés pour la plupart des femmes.

*Risque de perturbation du concept de soi relié aux effets de la grossesse sur l'image corporelle, l'estime de soi et l'exercice du rôle

Risque élevé de prise en charge inefficace du programme thérapeutique relié à un manque de connaissances quant aux effets de la grossesse sur les systèmes et appareils de l'organisme (cardiovasculaire, tégumentaire, gastro-intestinal, urinaire, pulmonaire, locomoteur, par exemple), l'humeur et les relations sociales, la sexualité et la fonction sexuelle ; aux changements au sein de la famille (conjoint, enfants) ; à la croissance et au développement du fœtus ; aux besoins nutritionnels ; aux effets du tabagisme, de la consommation excessive d'alcool, de drogues et de caféine, et des gains pondéraux excessifs ; aux signes et symptômes de complications (hémorragie vaginale, crampes, diabète gestationnel, œdème démesuré, prééclampsie) ; et aux préparatifs en vue de l'accouchement (cours, documentation écrite)

Accouchement

Problèmes traités en collaboration

CP – Hémorragie (placenta prævia, décollement placentaire)
CP – Souffrance fœtale
CP – Hypertension
CP – Rupture de l'utérus
CP – Dystocie

Diagnostics infirmiers

Altération du bien-être reliée aux contractions utérines pendant le travail

Peur reliée à la nature imprévisible des contractions utérines et au risque de mettre au monde un bébé anormal

Anxiété reliée à un manque de connaissances sur les techniques de relaxation et de respiration, la position et les interventions d'usage (préparation de l'intestin et de la peau, fréquence des examens physiques, type d'anesthésie)

* Le préambule « Risque de » remplace ici « Risque élevé de », puisque la grossesse ne comporte pas de risques élevés pour la plupart des femmes.

Postpartum

(mastite du postpartum, mort du fœtus ou du nouveau-né)

Problèmes traités en collaboration

CP – Hémorragie
CP – Atonie utérine
CP – Rétention de fragments de placenta
CP – Lacérations
CP – Hématomes
CP – Rétention urinaire

Diagnostics infirmiers

*Risque d'infection relié à l'invasion bactérienne consécutive aux lésions durant le travail ou l'accouchement, et à l'épisiotomie

*Risque d'allaitement maternel inefficace relié à l'inexpérience et/ou à l'engorgement des seins

Altération du bien-être reliée aux lésions du périnée pendant le travail ou l'accouchement, aux hémorroïdes, à l'engorgement des seins et à l'involution utérine

*Risque de constipation colique relié au ralentissement du péristaltisme intestinal (après l'accouchement) et à la réduction de l'activité

*Risque de perturbation dans l'exercice du rôle parental relié à l'inexpérience, aux sentiments d'incompétence et d'impuissance, à une grossesse non désirée, à la déception causée par l'enfant ou à l'absence de modèles, par exemple

Incontinence urinaire à l'effort reliée aux lésions des tissus pendant l'accouchement

*Risque de perturbation situationnelle de l'estime de soi relié aux changements (peau, poids et mode de vie) qui ont marqué la grossesse et qui persistent après l'accouchement

*Risque de prise en charge inefficace du programme thérapeutique relié à un manque de connaissances sur les soins usuels pendant le postpartum, l'hygiène intime (seins, périnée), les exercices, la

* Le préambule « Risque de » remplace ici « Risque élevé de », puisque le postpartum ne présente pas de risques élevés pour la plupart des femmes.

sexualité et la contraception, les besoins nutritionnels (nourrisson, mère), les soins du nourrisson, les facteurs de stress inhérents à la condition de parent, l'adaptation du père, les relations avec les frères et sœurs, l'attachement parent-enfant, les réactions émotionnelles normales, les besoins de sommeil et de repos, l'organisation des tâches domestiques, les ressources communautaires, les mesures de soulagement des malaises (seins, périnée), et les signes et symptômes de complications

AVORTEMENT PROVOQUÉ

Avant l'intervention

Diagnostic infirmier

Anxiété reliée à un manque de connaissances sur les choix possibles (préciser), l'intervention, les soins après l'intervention et les changements émotionnels normaux

Après l'intervention

Problèmes traités en collaboration

CP – Hémorragie
CP – Infection

Diagnostics infirmiers

Risque élevé de stratégies d'adaptation individuelle inefficaces relié au sentiment de culpabilité face à l'opposition sociale, morale, religieuse et familiale

Risque élevé de perturbation de la dynamique familiale relié au désaccord sur la décision, à des conflits sous-jacents (personnels ou conjugaux) ou à des problèmes d'identité de l'adolescence

Risque élevé de prise en charge inefficace du programme thérapeutique relié à un manque de connaissances sur les soins personnels (hygiène intime, soins des seins), les besoins nutritionnels, les risques d'hémorragie, les signes et symptômes de complications, la reprise de l'activité sexuelle, la contraception, la sexualité, les mesures de bien-être, les réactions émotives prévisibles, le suivi et les ressources communautaires

AVORTEMENT SPONTANÉ

Diagnostics infirmiers

Peur reliée au risque de faire d'autres fausses couches

Chagrin (deuil) relié à la brusque interruption de la grossesse

GROSSESSE CHEZ L'ADOLESCENTE

Voir aussi *Obstétrique (généralités)*, p. 506 à 509.

Période prénatale

Problème traité en collaboration

CP – Hypertension gravidique

Diagnostics infirmiers

Perturbation de la dynamique familiale reliée aux agents stressants associés à la grossesse de l'adolescente et aux conséquences futures de la grossesse pour la famille

Altération de la nutrition (risque élevé de déficit nutritionnel) reliée au manque de réserves nutritionnelles et aux besoins accrus de la mère en période d'adolescence

Perturbation du concept de soi reliée aux effets de la grossesse sur l'image corporelle, et aux conflits entre les rôles d'adolescente et de mère

Risque élevé d'isolement social relié à la réaction négative des pairs face à la grossesse

Risque élevé d'infection des voies urinaires relié à un manque de connaissances sur les mesures de prévention de l'infection et à l'augmentation de la vulnérabilité consécutive aux modifications rénale et urétérale engendrées par la grossesse

Postpartum

Diagnostics infirmiers

Risque élevé de perturbation dans l'exercice du rôle parental relié à la non-satisfaction des besoins sociaux ou émotionnels propres à l'évolution vers la maturité

Conflit décisionnel face à la réorganisation du mode de vie et/ou aux différentes formes de placement relié à la difficulté de l'adolescente à prendre une décision

GROSSESSE EXTRA-UTÉRINE (grossesse ectopique)

Problèmes traités en collaboration

CP – Hémorragie
CP – Choc
CP – Septicémie
CP – Douleur aiguë

Diagnostics infirmiers

Chagrin (deuil) relié à l'interruption de la grossesse
Peur de ne plus pouvoir être enceinte

HÉMORRAGIE UTÉRINE PENDANT LA GROSSESSE (placenta prævia, décollement placentaire, rupture de l'utérus, lésions non malignes, môle hydatiforme)

Voir aussi *Postpartum*, p. 508.

Problèmes traités en collaboration

CP – Hémorragie
CP – Choc
CP – Coagulation intravasculaire disséminée
CP – Insuffisance rénale
CP – Mort fœtale
CP – Anémie
CP – Septicémie

Diagnostics infirmiers

Peur des effets de l'hémorragie sur le développement du fœtus et le déroulement de la grossesse reliée au risque de complications que l'hémorragie entraîne

Altération de la mobilité physique reliée à l'exacerbation de l'hémorragie en réponse à une activité

Chagrin (deuil) relié à la crainte d'un avortement spontané ou d'un accouchement prématuré et de la perte de l'enfant

Peur des complications en cours de grossesse

HYPERTENSION GRAVIDIQUE

Voir aussi *Obstétrique (généralités)*, p. 506 à 509.

Problèmes traités en collaboration

CP – Hypertension
CP – Convulsions
CP – Protéinurie
CP – Troubles visuels
CP – Coma
CP – Insuffisance rénale
CP – Œdème cérébral
CP – Anomalie du fœtus

Diagnostics infirmiers

Intolérance à l'activité reliée à un apport en oxygène insuffisant

Peur des effets de l'hypertension sur la santé de la mère, le développement du fœtus et le déroulement de la grossesse

Risque élevé d'atteinte à l'intégrité de la peau relié à l'œdème généralisé consécutif à une altération de la fonction rénale

Risque élevé d'accident relié au vertige, aux troubles visuels ou aux convulsions

Risque élevé de prise en charge inefficace du programme thérapeutique relié à un manque de connaissances sur les restrictions alimentaires, les signes et symptômes de complications, la conservation de l'énergie, le traitement médicamenteux et les mesures de bien-être visant la soulagement des céphalées et des lombalgies

MASTITE (du postpartum)

Problème traité en collaboration

CP – Abcès

Diagnostics infirmiers

Altération du bien-être reliée à l'inflammation des tissus mammaires

Risque élevé d'allaitement maternel inefficace relié à l'interruption de l'allaitement consécutive à l'inflammation

Risque élevé de difficulté à se maintenir en santé relié à un manque de connaissances sur la nécessité d'un bon soutien des seins et les mesures d'hygiène s'y rapportant, les contraintes liées à l'allaitement, et les signes et symptômes de formation d'abcès

MORT DU FŒTUS OU DU NOUVEAU-NÉ

Diagnostics infirmiers

Perturbation de la dynamique familiale reliée au traumatisme émotionnel de perte ressenti par chaque membre de la famille

Chagrin (deuil) relié à la perte de l'enfant

Peur reliée à la crainte que d'autres grossesses se terminent par la mort du fœtus ou du bébé

PROBLÈMES MÉDICAUX CONCOMITANTS
(cardiopathie, diabète)

Cardiopathie

Voir aussi *Troubles cardiovasculaires*, p. 425.

Voir aussi *Période prénatale*, p. 506.

Voir aussi *Postpartum*, p. 508.

Problèmes traités en collaboration

CP – Insuffisance cardiaque

CP – Hypertension gravidique (prééclampsie, éclampsie)

CP – Atteinte valvulaire

Diagnostics infirmiers

Peur des effets de la cardiopathie sur la santé de la mère et de l'enfant, et le déroulement de la grossesse

Intolérance à l'activité reliée à la hausse des besoins métaboliques durant la grossesse

Incapacité d'organiser et d'entretenir le domicile reliée à la difficulté d'assumer les responsabilités liées au rôle pendant et après la grossesse

Risque élevé de perturbation de la dynamique familiale relié aux modifications apportées au régime de vie habituel et à la peur de leurs effets

Risque élevé de prise en charge inefficace du programme thérapeutique relié à un manque de

connaissances sur les besoins nutritionnels, la prévention de l'infection, la conservation de l'énergie, les signes et symptômes de complications, et les ressources communautaires

Diabète de grossesse

Voir aussi *Période prénatale*, p. 506.

Voir aussi *Diabète sucré*, p. 438.

Voir aussi *Postpartum*, p. 508.

Problèmes traités en collaboration

CP – Hypoglycémie ou hyperglycémie
CP – Hydramnios
CP – Acidose
CP – Hypertension gravidique

Diagnostics infirmiers

Risque élevé d'atteinte à l'intégrité de la peau relié à l'étirement excessif de la peau consécutif à l'hydramnios

Risque élevé d'infection vaginale relié à une prédisposition à la candidose

Altération du bien-être (céphalées) reliée à l'œdème cérébral ou à l'hyperirritabilité

Risque élevé de prise en charge inefficace du programme thérapeutique relié à un manque de connaissances quant aux effets de la grossesse sur le diabète, et réciproquement du diabète sur la grossesse ; aux besoins nutritionnels ; aux besoins d'insuline ; aux signes et symptômes de complications ; et à la fréquence des tests urinaires et sanguins

Diabète de postpartum

Voir aussi *Postpartum*, p. 508.

Problèmes traités en collaboration

CP – Hypoglycémie
CP – Hyperglycémie
CP – Hémorragie (consécutive à l'atonie utérine par excès de liquide amniotique)
CP – Hypertension gravidique

Diagnostics infirmiers

Anxiété face à la séparation d'avec l'enfant reliée aux soins spéciaux qu'il requiert

Risque élevé d'infection de la région périnéale relié à la diminution des défenses immunitaires et à la baisse de la phagocytose leucocytaire consécutives à l'hyperglycémie

Risque élevé de prise en charge inefficace du programme thérapeutique relié à un manque de connaissances sur les risques liés aux grossesses futures, les moyens contraceptifs recommandés et contre-indiqués, et les soins spéciaux que l'enfant requiert

VOMISSEMENTS GRAVIDIQUES

Problèmes traités en collaboration

CP – Déshydratation
CP – Bilan azoté négatif

Diagnostics infirmiers

Altération de la nutrition (risque élevé de déficit nutritionnel) reliée à la perte d'éléments nutritifs et de liquides consécutive aux vomissements

Anxiété reliée au sentiment d'ambivalence face à la grossesse et à la condition de parent

Troubles gynécologiques

ENDOMÉTRIOSE

Problèmes traités en collaboration

CP – Hyperménorrhée
CP – Polyménorrhée

Diagnostics infirmiers

Douleur chronique reliée à la présence ectopique (abdomen, péritoine) du tissu endométrial réagissant aux incitations hormonales cycliques des ovaires

Perturbation de la sexualité reliée aux rapports sexuels douloureux ou à l'infertilité

Anxiété reliée à la nature imprévisible de la maladie

Risque élevé de prise en charge inefficace du programme thérapeutique relié à un manque de connaissances sur la maladie, les mythes, le traitement médicamenteux et les possibilités de grossesse

INFECTIONS DE L'APPAREIL REPRODUCTEUR
(vaginite, endométrite, cellulite pelvienne, péritonite)

Problèmes traités en collaboration

CP – Septicémie
CP – Formation d'abcès
CP – Pneumonie
CP – Embolie pulmonaire

Diagnostics infirmiers

Altération du bien-être reliée à l'élévation de la température consécutive au processus infectieux

Risque élevé de déficit de volume liquidien relié à un apport liquidien inadéquat, à la fatigue, à la douleur et aux pertes liquidiennes consécutifs à l'élévation de la température

Risque élevé de stratégies d'adaptation individuelle inefficaces (neurasthénie) relié à la chronicité de la maladie et à l'absence de diagnostic ou de traitement de référence

Risque élevé de prise en charge inefficace du programme thérapeutique relié à un manque de connaissances sur la maladie, les besoins nutritionnels, les signes et symptômes de complications, et les bienfaits du sommeil et du repos

NÉONATOLOGIE

GÉNÉRALITÉS

Problèmes traités en collaboration

CP – Hypothermie
CP – Hypoglycémie
CP – Hyperbilirubinémie
CP – Bradycardie

Diagnostics infirmiers

*Risque d'infection relié à la vulnérabilité du nourrisson, aux dangers du milieu et aux plaies ouvertes (cordon ombilical, circoncision)

*Risque de dégagement inefficace des voies respiratoires relié à la présence de sécrétions oropharyngées

*Risque d'atteinte à l'intégrité de la peau relié à la prédisposition aux infections nosocomiales en raison de l'absence de flore cutanée normale

*Risque d'altération de la température corporelle relié à l'exposition à un milieu froid

*Risque de prise en charge inefficace du programme thérapeutique (chez les parents) relié à un manque de connaissances sur (préciser) (voir *Postpartum*, p. 508)

CARDIOPATHIE CONGÉNITALE

Période préopératoire

Voir aussi *Néonatologie (généralités)*, ci-dessus.

Voir aussi *Famille du nouveau-né à risque élevé*, p. 519.

Problèmes traités en collaboration

CP – Insuffisance cardiaque
CP – Dysrythmies
CP – Réduction du débit cardiaque

* Le préambule «Risque de» remplace «Risque élevé de», puisqu'il n'y a pas de risque élevé pour un nouveau-né normalement constitué.

Diagnostic infirmier

Risque élevé de mode d'alimentation inefficace chez le nourrisson relié aux difficultés respiratoires et à la fatigue

HYPERBILIRUBINÉMIE
(incompatibilité Rhésus, incompatibilité sanguine ABO)

Voir aussi *Famille du nouveau-né à risque élevé*, p. 519.

Voir aussi *Néonatologie (généralités)*, p. 517.

Problèmes traités en collaboration

CP – Anémie
CP – Ictère
CP – Kernictère
CP – Hépatosplénomégalie
CP – Anasarque fœtoplacentaire (insuffisance cardiaque, hypoxie, anasarque, et épanchement péricardiaque, pleural et péritonéal)
CP – Insuffisance rénale (complications de la photothérapie, hyperthermie ou hypothermie, déshydratation, priapisme, syndrome du bébé bronzé)

Diagnostics infirmiers

Risque élevé d'atteinte à l'intégrité des tissus de la cornée relié à l'exposition à la photothérapie et au port continuel de bandages sur les yeux
Risque élevé d'atteinte à l'intégrité de la peau relié à la diarrhée, aux excrétions de bilirubine dans l'urine et à l'exposition à la photothérapie

MYÉLOMÉNINGOCÈLE

Voir aussi *Néonatologie (généralités)*, p. 517.

Voir aussi *Famille du nouveau-né à risque élevé*, p. 519.

Problèmes traités en collaboration

CP – Hydrocéphalie
CP – Insuffisance neurovasculaire (en dessous de la lésion)

Diagnostics infirmiers

Risque élevé de trauma relié à la vulnérabilité de la myéloméningocèle

Altération de l'élimination intestinale reliée aux effets de l'atteinte médullaire sur le sphincter anal

Rétention urinaire reliée aux effets de l'atteinte médullaire sur la fonction vésicale

Risque élevé d'atteinte à l'intégrité de la peau relié à l'incapacité de bouger les membres inférieurs

NOUVEAU-NÉ À RISQUE ÉLEVÉ

Voir aussi *Famille*, ci-dessous.

Problèmes traités en collaboration

CP – Hypoxémie
CP – Choc
CP – Détresse respiratoire
CP – Convulsions
CP – Hypotension
CP – Septicémie

Diagnostics infirmiers

Risque élevé d'accident relié à la myoclonie ou à l'hyperirritabilité

Risque élevé d'infection relié à la vulnérabilité du nouveau-né, aux dangers du milieu, aux plaies ouvertes (cordon ombilical, circoncision) et aux interventions effractives (lignes de perfusion intraveineuses)

Mode d'alimentation inefficace chez le nourrisson relié à (préciser)

Risque élevé de mode de respiration inefficace relié à la présence de sécrétions oropharyngées

Risque élevé d'atteinte à l'intégrité de la peau relié à la prédisposition aux infections nosocomiales consécutive à l'absence de flore cutanée normale

Altération de la température corporelle reliée à l'exposition du nouveau-né à un milieu froid

Famille

Diagnostics infirmiers

Chagrin (deuil) relié à la prise de conscience que le nourrisson risque de mourir ou qu'il sera différent des autres s'il survit

Perturbation de la dynamique familiale reliée aux effets du séjour prolongé du nourrisson en centre hospitalier (changements de rôle, problèmes financiers)

Anxiété reliée à l'imprévisibilité du pronostic

Risque élevé de perturbation dans l'exercice du rôle parental relié à la difficulté à établir le lien d'attachement en raison de la séparation du parent d'avec l'enfant ou du refus d'accepter l'enfant déficient

Nouveau-né d'une mère diabétique

Voir aussi *Néonatologie (généralités)*, p. 517.

Voir aussi *Famille*, page précédente.

Problèmes traités en collaboration

CP – Hypoglycémie
CP – Hypocalcémie
CP – Polycythémie
CP – Hyperbilirubinémie
CP – Septicémie
CP – Acidose
CP – Traumatisme à l'accouchement (chez le nouveau-né trop gros pour l'âge gestationnel)
CP – Maladie des membranes hyalines
CP – Détresse respiratoire du nouveau-né
CP – Thrombose veineuse

Diagnostic infirmier

Risque élevé de déficit de volume liquidien relié à l'augmentation de l'excrétion d'urine et de la diurèse osmotique

Nouveau-né d'une mère narcomane

Voir aussi *Famille*, page précédente.

Voir aussi *Néonatologie (généralités)*, p. 517.

Problèmes traités en collaboration

CP – Hyperirritabilité et convulsions
CP – Sevrage
CP – Hypocalcémie
CP – Hypoglycémie
CP – Septicémie
CP – Déshydratation
CP – Déséquilibre électrolytique

Diagnostics infirmiers

Risque élevé d'atteinte à l'intégrité de la peau relié à la diaphorèse généralisée et à la rigidité marquée
Diarrhée reliée à l'augmentation du péristaltisme consécutive à l'hyperirritabilité
Perturbation des habitudes de sommeil reliée à l'hyperirritabilité
Risque élevé d'accident relié à
- la succion effrénée des poings
- la myoclonie

Altération de la perception sensorielle reliée à l'hypersensibilité aux stimuli du milieu
Mode d'alimentation inefficace chez le nourrisson relié à la léthargie

POSTMATURITÉ
(nouveau-né hypotrophique, nouveau-né trop gros pour l'âge gestationnel)

Problèmes traités en collaboration

CP – Asphyxie à la naissance
CP – Aspiration de méconium
CP – Hypoglycémie
CP – Polycythémie (hypotrophie)
CP – Œdème (généralisé, cérébral)
CP – Dépression du système nerveux central
CP – Nécrose tubulaire rénale
CP – Malabsorption intestinale
CP – Traumatismes à l'accouchement (chez le nouveau-né trop gros pour l'âge gestationnel)

Diagnostics infirmiers

Risque élevé d'atteinte à l'intégrité de la peau relié à l'absence d'enduit protecteur et au contact prolongé avec le liquide amniotique (chez le nouveau-né trop gros pour l'âge gestationnel)
Mode d'alimentation inefficace chez le nourrisson relié à la léthargie

PRÉMATURITÉ

Voir aussi *Famille du nouveau-né à risque élevé*, p. 519.

Problèmes traités en collaboration

CP – Stress hypothermique

CP – Apnée
CP – Bradycardie
CP – Hypoglycémie
CP – Acidose
CP – Hypocalcémie
CP – Septicémie
CP – Convulsions
CP – Pneumonie
CP – Hyperbilirubinémie

Diagnostics infirmiers

Risque élevé de constipation colique relié à la réduction de la motilité intestinale et à l'immobilité

Risque élevé d'aspiration (fausse route) relié à l'immobilité et à l'augmentation des sécrétions oropharyngées

Risque élevé d'infection relié à la vulnérabilité du nourrisson, aux dangers du milieu et aux plaies ouvertes (cordon ombilical, circoncision)

Risque élevé d'atteinte à l'intégrité de la peau relié à la prédisposition aux infections nosocomiales en raison de l'absence de flore cutanée normale

Risque élevé d'altération de la température corporelle relié à l'exposition du nouveau-né à un milieu froid

Mode d'alimentation inefficace chez le nourrisson relié à la léthargie consécutive à la prématurité

SEPTICÉMIE

Voir aussi *Néonatologie (généralités)*, p. 517.
Voir aussi *Famille du nouveau-né à risque élevé*, p. 519.
Voir aussi *Nouveau-né à risque élevé*, p. 519.

Problèmes traités en collaboration

CP – Anémie
CP – Détresse respiratoire
CP – Hypothermie ou hyperthermie
CP – Hypotension
CP – Œdème
CP – Convulsions
CP – Hépatosplénomégalie
CP – Hémorragie
CP – Ictère
CP – Méningite
CP – Pyarthrite

Diagnostics infirmiers

Risque élevé d'atteinte à l'intégrité de la peau relié à l'œdème et à l'immobilité
Diarrhée reliée à l'irritation intestinale consécutive au microorganisme infectieux
Risque élevé d'accident relié à la myoclonie et à l'insuffisance hématopoïétique

SYNDROME DE DÉTRESSE RESPIRATOIRE

Voir aussi *Nouveau-né à risque élevé*, p. 519.

Voir aussi *Ventilation assistée*, p. 577.

Problèmes traités en collaboration

CP – Hypoxémie
CP – Atélectasie
CP – Acidose
CP – Septicémie
CP – Hyperthermie

Diagnostics infirmiers

Intolérance à l'activité reliée à une oxygénation insuffisante des tissus consécutive à la dyspnée
Risque élevé d'infection relié à la vulnérabilité du nourrisson, aux dangers du milieu et aux plaies ouvertes (cordon ombilical, circoncision)
Risque élevé d'atteinte à l'intégrité de la peau relié à la prédisposition aux infections nosocomiales en raison de l'absence de flore cutanée normale

TROUBLES PARTICULIERS
(infections congénitales : Cytomégalovirus, rubéole, toxoplasmose, syphilis, herpès)

Voir aussi *Nouveau-né à risque élevé*, p. 519.

Voir aussi *Famille du nouveau-né à risque élevé*, p. 519.

Voir aussi *Problèmes et besoins développementaux* à la section *Pédiatrie*, p. 525.

Problèmes traités en collaboration

CP – Hyperbilirubinémie
CP – Hépatosplénomégalie
CP – Anémie
CP – Hydrocéphalie

CP – Microcéphalie
CP – Arriération mentale
CP – Cardiopathie congénitale (rubéole)
CP – Cataractes (rubéole)
CP – Rétinite
CP – Purpura thrombocytopénique
CP – Surdité de perception
CP – Périostite (syphilis)
CP – Convulsions

Diagnostics infirmiers

Risque élevé de contagion relié à la transmissibilité du microorganisme
Risque élevé d'accident relié à la myoclonie

PÉDIATRIE ET TROUBLES DE L'ADOLESCENCE*

PROBLÈMES ET BESOINS DÉVELOPPEMENTAUX RELIÉS À UNE MALADIE CHRONIQUE
(invalidité chronique, handicaps multiples, trouble du développement mental ou physique, maladie potentiellement mortelle)

Diagnostics infirmiers

Chagrin (deuil) (chez les parents) relié à la crainte de pertes consécutives à la maladie

Perturbation de la dynamique familiale reliée à la déstabilisation de la vie familiale et à la recherche de stratégies d'adaptation efficaces

Risque élevé d'incapacité d'organiser et d'entretenir le domicile relié aux ressources inadéquates, aux conditions de logement ou à l'incapacité des aidants naturels

Risque élevé de conflit face au rôle parental relié aux séparations consécutives aux séjours fréquents en centre hospitalier

Risque élevé d'isolement social (chez l'enfant et chez la famille) relié à l'invalidité et aux responsabilités imposées aux aidants naturels

Risque élevé de perturbation dans l'exercice du rôle parental relié aux mauvais traitements, au rejet, et à la surprotection consécutive à des ressources ou à des stratégies d'adaptation inadéquates

Conflit décisionnel relié à la maladie, aux soins de santé et à la séparation des parents d'avec l'enfant

Syndrome d'incapacité de se prendre en charge (préciser) relié aux contraintes imposées par la maladie ou au séjour prolongé en centre hospitalier

---

* Pour les diagnostics médicaux non traités sous cette rubrique, voir aussi les diagnostics de l'adulte, par exemple:

Diabète sucré, p. 438
Néoplasies, p. 474
Anorexie mentale, p. 551
Fractures, p. 467
Lésion de la moelle épinière, p. 454
Insuffisance cardiaque, p. 428
Traumatisme crânien, p. 548
Pneumonie, p. 436

Risque élevé de perturbation de la croissance et du développement relié à l'incapacité d'accomplir les tâches développementales

Défaillance dans l'exercice du rôle de l'aidant naturel reliée à l'engagement total et permanent exigé pour répondre aux contraintes imposées par la maladie, l'invalidité ou les traitements

AMYGDALITE

Voir aussi *Amygdalectomie*, p. 482, le cas échéant.

Problèmes traités en collaboration

CP – Otite moyenne

CP – Rhumatisme articulaire aigu (streptocoques bêta-hémolytiques)

Diagnostics infirmiers

Risque élevé de déficit de volume liquidien relié à l'apport liquidien insuffisant consécutif à la douleur

Risque élevé de prise en charge inefficace du programme thérapeutique relié à un manque de connaissances sur la maladie, les traitements, les besoins nutritionnels et liquidiens, et les signes et symptômes de complications

ASTHME

Voir aussi *Problèmes et besoins développementaux reliés à une maladie chronique*, p. 525.

Problèmes traités en collaboration

CP – Hypoxémie

CP – Corticothérapie

CP – Acidose respiratoire

Diagnostics infirmiers

Dégagement inefficace des voies respiratoires relié au bronchospasme et à l'augmentation des sécrétions pulmonaires

Peur reliée au risque de suffoquer et d'avoir d'autres crises

Risque élevé de prise en charge inefficace du programme thérapeutique relié à un manque de connaissances sur la maladie, les dangers du milieu (tabac, allergènes, température), la prévention de l'infection, les exercices de respiration et de relaxation, les signes et symptômes de complications, le traitement médicamenteux, les besoins liquidiens, les sautes d'humeur, et l'enregistrement quotidien des données utiles

BEC-DE-LIÈVRE SIMPLE ET DIVISION PALATINE

Voir aussi *Problèmes et besoins développementaux reliés à une maladie chronique*, p. 525.

Voir aussi *Interventions chirurgicales*, p. 479.

Période préopératoire

Diagnostic infirmier

Altération de la nutrition (risque élevé de déficit nutritionnel) reliée à l'incapacité de téter consécutive au bec-de-lièvre

Période postopératoire

Problèmes traités en collaboration

CP – Détresse respiratoire
CP – Retard staturopondéral (organique)

Diagnostics infirmiers

Altération de la mobilité physique reliée à l'utilisation de dispositifs de contention

Risque élevé d'altération de la communication verbale relié au retard du développement musculaire, au dysfonctionnement du palais, à la mauvaise dentition ou au déficit auditif

Risque élevé d'aspiration (fausse route) relié à l'incapacité de sucer

Risque élevé de prise en charge inefficace du programme thérapeutique (chez les parents) relié à un manque de connaissances sur la maladie, les méthodes d'alimentation et de succion, les soins de la plaie chirurgicale, les risques d'otite moyenne (problèmes buccodentaires) et les soins de réadaptation en orthophonie

CARDIOPATHIE CONGÉNITALE

Voir aussi *Problèmes et besoins développementaux reliés à une maladie chronique*, p. 525.

Problèmes traités en collaboration

CP – Insuffisance cardiaque
CP – Pneumonie
CP – Hypoxémie
CP – Thrombose cérébrale
CP – Intoxication à la digoxine

Diagnostics infirmiers

Intolérance à l'activité reliée à un apport en oxygène insuffisant consécutif au trouble cardiaque

Altération de la nutrition (risque élevé de déficit nutritionnel) reliée à l'incapacité du bébé de soutenir l'effort exigé par la succion, à la fatigue et à la dyspnée

Risque élevé de prise en charge inefficace du programme thérapeutique (chez les parents) relié à un manque de connaissances sur la maladie, la prévention de l'infection, les signes et symptômes de complications, le traitement médicamenteux (digoxine), les besoins nutritionnels, et les services communautaires disponibles

DRÉPANOCYTOSE

Voir aussi, dans le cas d'un enfant, *Problèmes et besoins développementaux reliés à une maladie chronique*, p. 525.

Problèmes traités en collaboration

CP – Crise de falciformation durant une transfusion
CP – Thrombose et infarctus
CP – Cholélithiase

Diagnostics infirmiers

Diminution de l'irrigation tissulaire périphérique reliée à la viscosité du sang et au blocage de la microcirculation

Douleur reliée à la viscosité du sang et à l'hypoxie tissulaire

Syndrome d'incapacité de se prendre en charge (préciser) relié à la douleur et à l'immobilité durant les exacerbations

Risque élevé de prise en charge inefficace du programme thérapeutique relié à un manque de connaissances sur les dangers inhérents à la maladie, les signes et symptômes de complications, les besoins liquidiens, et le caractère héréditaire de la maladie

DYSTROPHIE MUSCULAIRE

Voir aussi *Problèmes et besoins développementaux reliés à une maladie chronique*, p. 525.

Problèmes traités en collaboration

CP – Convulsions
CP – Infections pulmonaires
CP – Insuffisance métabolique

Diagnostics infirmiers

Risque élevé d'accident relié à la perte du contrôle moteur

Altération de la nutrition (risque élevé de déficit nutritionnel) reliée à la difficulté à téter (nourrisson) et à la dysphagie

Mode d'alimentation inefficace chez le nourrisson relié à l'atteinte neurologique

Syndrome d'incapacité de se prendre en charge (préciser) relié aux atteintes sensorimotrices

Altération de la communication verbale reliée au problème d'élocution consécutif à l'atteinte des muscles faciaux

Risque élevé d'altération de la mobilité physique relié à la faiblesse musculaire

Altération de la nutrition (risque élevé d'excès nutritionnel) reliée à l'augmentation de l'apport énergétique en raison de l'ennui causé par la capacité limitée de faire de l'exercice physique

Chagrin (deuil) (chez les parents) relié à la nature évolutive de la maladie

Incapacité d'avaler reliée aux déficiences sensorimotrices

Risque élevé de perte d'espoir relié à la nature évolutive de la maladie

Risque élevé de manque de loisirs relié à la capacité limitée de participer aux activités récréatives en raison des contraintes imposées par la maladie

Risque élevé de prise en charge inefficace du programme thérapeutique relié à un manque de connaissances sur la maladie, le traitement médicamenteux, le programme d'exercices, la participation aux activités scolaires et les services communautaires disponibles

HÉMOPHILIE

Voir aussi *Problèmes et besoins développementaux reliés à une maladie chronique*, p. 525.

Problème traité en collaboration

CP – Hémorragie

Diagnostics infirmiers

Douleur reliée au gonflement et au dysfonctionnement articulaires consécutifs à l'hémarthrose

Risque élevé d'altération de la mobilité physique relié au gonflement articulaire et à l'amplitude limitée des mouvements consécutifs à l'hémarthrose

Risque élevé d'atteinte à l'intégrité de la muqueuse buccale relié à l'ingestion d'aliments trop durs et à une hygiène buccodentaire déficiente

Risque élevé de prise en charge inefficace du programme thérapeutique relié à un manque de connaissances sur la maladie et sa transmissibilité génétique, les restrictions imposées par la maladie (aspirine), les dangers du milieu et le traitement d'urgence des saignements

HYDROCÉPHALIE

Voir aussi *Problèmes et besoins développementaux reliés à une maladie chronique*, p. 525.

Problèmes traités en collaboration

CP – Augmentation de la pression intracrânienne
CP – Septicémie (après une dérivation)

Diagnostics infirmiers

Risque élevé d'atteinte à l'intégrité de la peau relié à la difficulté de bouger la tête dont le volume a augmenté

Risque élevé d'accident relié à l'incapacité de soutenir la tête volumineuse et à la pression qu'elle exerce sur le cou

Altération de la nutrition (risque élevé de déficit nutritionnel) reliée à l'irritabilité, et aux vomissements consécutifs à la compression cérébrale

Risque élevé de prise en charge inefficace du programme thérapeutique relié à un manque de connaissances sur la maladie, les soins à dispenser à la maison, les signes et symptômes d'infection et d'augmentation de la pression intracrânienne, et le traitement d'urgence en cas de blocage de la dérivation

INFECTION DES VOIES RESPIRATOIRES (inférieures)

Voir aussi *Problèmes et besoins développementaux reliés à une maladie chronique*, p. 525.

Voir aussi *Pneumonie de l'adulte*, p. 436.

Problèmes traités en collaboration

CP – Hyperthermie
CP – Insuffisance respiratoire
CP – Choc septique
CP – Iléus paralytique

Diagnostics infirmiers

Altération du bien-être reliée à l'hyperthermie et à la détresse respiratoire

Altération de la nutrition (risque élevé de déficit nutritionnel) reliée à l'anorexie consécutive à la dyspnée et au malaise

Anxiété reliée aux difficultés respiratoires et au risque de suffoquer

Risque élevé de déficit de volume liquidien relié à l'apport liquidien insuffisant consécutif à la dyspnée et au malaise

Altération du bien-être reliée à la fièvre consécutive au processus infectieux

Risque élevé de prise en charge inefficace du programme thérapeutique relié à un manque de connaissances sur la maladie, la prévention de la récurrence et le traitement

INTOXICATION

Voir aussi *Dialyse*, p. 566, le cas échéant.

Voir aussi *Perte de conscience*, p. 456.

Problèmes traités en collaboration

CP – Alcalose respiratoire
CP – Acidose métabolique
CP – Hémorragie
CP – Déséquilibre hydroélectrolytique

CP – Brûlures (acides ou alcalines)
CP – Aspiration
CP – Cécité

Diagnostics infirmiers

Altération du bien-être reliée à l'hyperthermie consécutive au type d'intoxication (préciser)

Risque élevé d'accident relié à la myoclonie et à la tendance à l'hémorragie, par exemple

Peur face aux traitements de nature effractive (lavage gastrique, dialyse)

Anxiété (chez les parents) reliée à l'évolution imprévisible de la situation et aux sentiments de culpabilité

Risque élevé de prise en charge inefficace du programme thérapeutique relié à un manque de connaissances sur la maladie, les traitements, les soins d'urgence en cas d'intoxication accidentelle et la prévention de l'intoxication (rangement sécuritaire, règles de sécurité)

LEUCÉMIE

Voir aussi *Chimiothérapie*, p. 564.

Voir aussi *Radiothérapie*, p. 573.

Voir aussi *Cancer*, p. 474.

Voir aussi *Problèmes et besoins développementaux reliés à une maladie chronique*, p. 525.

Problèmes traités en collaboration

CP – Hépatosplénomégalie
CP – Augmentation de l'œdème intracrânien
CP – Métastases (cerveau, poumons, reins, voies digestives, rate, foie)
CP – Augmentation du métabolisme basal
CP – Hémorragie
CP – Déshydratation
CP – Myélosuppression
CP – Lymphadénopathie
CP – Atteinte du système nerveux central
CP – Déséquilibre électrolytique

Diagnostics infirmiers

Risque élevé d'infection relié à une plus grande vulnérabilité consécutive au processus leucémique et aux effets secondaires de la chimiothérapie

Risque élevé d'isolement social relié aux effets de la maladie et des traitements sur l'apparence, et à la peur des réactions des autres

Risque élevé d'accident relié à une tendance hémorragique consécutive au processus leucémique et aux effets secondaires de la chimiothérapie

Sentiment d'impuissance relié à l'incapacité de maîtriser la situation

Risque élevé de perturbation de la croissance et du développement relié à la difficulté à accomplir les tâches développementales inhérentes à l'âge en raison des contraintes imposées par la maladie et les traitements

Risque élevé de prise en charge inefficace du programme thérapeutique relié à un manque de connaissances sur le processus morbide, le traitement, les signes et symptômes de complications, et les ressources communautaires disponibles

MALADIE CŒLIAQUE

Voir aussi *Problèmes et besoins développementaux reliés à une maladie chronique*, p. 525.

Problèmes traités en collaboration

CP – Malnutrition et/ou déshydratation grave
CP – Anémie
CP – Altération de la coagulation sanguine
CP – Ostéoporose
CP – Déséquilibre électrolytique
CP – Acidose métabolique
CP – Choc
CP – Retard de croissance

Diagnostics infirmiers

Altération de la nutrition (risque élevé de déficit nutritionnel) reliée à la malabsorption, aux contraintes alimentaires prescrites et à l'anorexie

Diarrhée reliée à une baisse de l'absorption dans l'intestin grêle consécutive à l'atrophie des villosités intestinales

Risque élevé de déficit de volume liquidien relié à la perte de liquide consécutive à la diarrhée

Risque élevé de prise en charge inefficace du programme thérapeutique relié à un manque de connaissances sur les restrictions et les exigences du régime alimentaire, et sur la façon de les intégrer au quotidien

MALADIES TRANSMISSIBLES

Voir aussi *Problèmes et besoins développementaux reliés à une maladie chronique,* p. 525.

Diagnostics infirmiers

Altération du bien-être reliée au prurit, à la fatigue, à l'angine et à la température corporelle élevée

Risque élevé de contagion relié à la transmissibilité des agents pathogènes

Risque élevé de déficit de volume liquidien relié à l'augmentation des pertes liquidiennes consécutive à l'élévation de la température corporelle ou à l'insuffisance de l'apport liquidien par voie orale

Altération de la nutrition (risque élevé de déficit nutritionnel) reliée à l'anorexie et à l'angine, ou à la douleur lors de la mastication (oreillons)

Altération du bien-être (photophobie) reliée à la maladie

Risque élevé de dégagement inefficace des voies respiratoires relié à l'augmentation des mucosités (coqueluche)

Risque élevé de prise en charge inefficace du programme thérapeutique (chez les parents) relié à un manque de connaissances sur la maladie, les modes de contamination, les mesures de prévention, le programme de vaccinations et les soins cutanés

MAUVAIS TRAITEMENTS ENVERS L'ENFANT (syndrome de l'enfant battu, négligence envers l'enfant)

Voir aussi *Fractures,* p. 467, *Brûlures,* p. 464.

Voir aussi *Retard staturopondéral,* p. 543.

Problèmes traités en collaboration

CP – Retard staturopondéral

CP – Malnutrition
CP – Toxicomanie ou alcoolisme (enfant plus âgé)
CP – Maladie vénérienne

Diagnostics infirmiers

Stratégies d'adaptation familiale inefficaces (absence de soutien) reliées à la présence de facteurs favorisant les mauvais traitements envers l'enfant: famille élargie absente ou non disponible, conditions économiques difficiles, par exemple; absence de modèle pendant l'enfance; enfants à risque élevé (non désirés, de sexe ou d'apparence non désirés, présentant un handicap physique ou mental, hyperactifs, en phase terminale d'une maladie); et parents à risque élevé (famille monoparentale, adolescents, parents perturbés émotivement, alcooliques, toxicomanes ou malades)

Stratégies d'adaptation individuelle inefficaces (chez le parent agresseur) reliées à la présence de facteurs tels que: antécédents de mauvais traitements de la part de ses propres parents et absence de chaleur et d'affection parentales pendant l'enfance; isolement social (peu d'amis ou d'exutoires); manque important d'estime de soi et faible tolérance à la critique; immaturité et dépendance émotives; méfiance envers autrui; incapacité d'admettre son besoin d'aide; grandes visées pour l'enfant et grandes attentes par rapport à ses réalisations (perception de l'enfant comme une source de gratification émotive); et désir que l'enfant fasse toujours plaisir

Stratégies d'adaptation individuelle inefficaces (chez le parent non agresseur) reliées à la réaction passive et docile aux mauvais traitements subis par l'enfant

Peur (chez l'enfant) reliée au risque d'être placé dans un centre ou une famille d'accueil

Peur (chez les parents) face aux réactions d'autrui, à la perte possible de l'enfant et à la poursuite criminelle

Altération de la nutrition (risque élevé de déficit nutritionnel) reliée à un manque de connaissances sur l'apport nutritionnel approprié à l'âge, ou à la négligence

Risque élevé de prise en charge inefficace du programme thérapeutique (chez les parents) relié à un manque de connaissances sur l'éducation des enfants (discipline, attentes), les stratégies d'adaptation positives face au stress, les signes et symptômes de mauvais traitements, les groupes à risque élevé, les lois sur la protection de l'enfant, et les services communautaires disponibles

MÉNINGITE (bactérienne)

Voir aussi *Problèmes et besoins développementaux reliés à une maladie chronique*, p. 525.

Problèmes traités en collaboration

CP – Collapsus circulatoire périphérique

CP – Coagulation intravasculaire disséminée

CP – Augmentation de la pression intracrânienne ou hydrocéphalie

CP – Paralysies des nerfs visuels ou auditifs

CP – Parésie (hémiparésie, quadriparésie)

CP – Épanchement sous-dural

CP – Détresse respiratoire

CP – Convulsions

CP – Déséquilibre hydroélectrolytique

Diagnostics infirmiers

Risque élevé d'accident relié aux crises convulsives consécutives au processus infectieux

Altération du bien-être reliée

- à la raideur de la nuque, aux courbatures musculaires et à l'immobilité
- à l'augmentation de la sensibilité aux stimuli externes consécutive au processus infectieux

Altération de la mobilité physique reliée à la présence de lignes intraveineuses, à la raideur de la nuque et à la mise en place de dispositifs de contention

Risque élevé d'atteinte à l'intégrité de la peau relié à l'immobilité

Risque élevé de prise en charge inefficace du programme thérapeutique relié à un manque de connaissances sur la maladie, l'antibiothérapie et les tests diagnostiques nécessaires

MONONUCLÉOSE INFECTIEUSE (chez l'adolescent)

Problèmes traités en collaboration

CP – Splénomégalie
CP – Dysfonctionnement hépatique

Diagnostics infirmiers

Intolérance à l'activité reliée à la fatigue engendrée par le processus infectieux

Altération du bien-être reliée à la persistance de l'angine et des céphalées

Altération de la nutrition (risque élevé de déficit nutritionnel) reliée à l'angine et au malaise général

Chagrin (deuil) relié aux restrictions imposées par la maladie et les traitements sur le mode de vie

Risque élevé de contamination relié à la transmissibilité de la maladie

Risque élevé de prise en charge inefficace du programme thérapeutique relié à un manque de connaissances sur la maladie et sa transmissibilité, le régime alimentaire, les risques liés à la consommation d'alcool (en cas de dysfonctionnement hépatique), les signes et symptômes de complications (hépatiques, spléniques, neurologiques, hématologiques), et les contraintes imposées par la maladie

MUCOVISCIDOSE

Voir aussi *Problèmes et besoins développementaux reliés à une maladie chronique*, p. 525.

Problèmes traités en collaboration

CP – Bronchopneumonie, atélectasie
CP – Iléus paralytique

Diagnostics infirmiers

Dégagement inefficace des voies respiratoires relié à l'abondance de sécrétions mucopurulentes

Altération de la nutrition (risque élevé de déficit nutritionnel) reliée aux besoins accrus en énergie et en protéines consécutifs à la malabsorption intestinale, à la perte de graisses et de vitamines liposolubles dans les selles

Constipation ou Diarrhée reliée au remplacement excessif ou insuffisant des enzymes pancréatiques

Intolérance à l'activité reliée à la dyspnée consécutive à l'accumulation de sécrétions mucopurulentes

Risque élevé de prise en charge inefficace du programme thérapeutique relié à un manque de connaissances sur la maladie (transmission génétique), le risque d'infection, le traitement médicamenteux (effets secondaires, neurotoxicité, toxicité rénale), l'utilisation du matériel de traitement, l'apport nutritionnel requis, les substituts du sel, les exercices de respiration, le drainage postural, le programme d'exercices et les ressources communautaires disponibles

MYÉLOMÉNINGOCÈLE

Voir aussi *Problèmes et besoins développementaux reliés à une maladie chronique*, p. 525.

Problèmes traités en collaboration

CP – Infections liées à l'hydrocéphalie et à la dérivation

CP – Augmentation de la pression intracrânienne

CP – Infections des voies urinaires

Diagnostics infirmiers

Incontinence urinaire réflexe reliée aux atteintes sensorimotrices

Risque élevé d'infection relié à la fragilité du sac méningé

Risque élevé d'atteinte à l'intégrité de la peau relié aux atteintes sensorimotrices et à la présence d'appareils orthopédiques

Syndrome d'incapacité de se prendre en charge (préciser) relié aux atteintes sensorimotrices

Risque élevé d'accident (fractures, rupture du sac méningé) relié à la maladie

Altération de la mobilité physique reliée à l'atteinte aux membres inférieurs

Chagrin (deuil) (chez les parents) relié à la naissance d'un enfant handicapé

Risque élevé de prise en charge inefficace du programme thérapeutique (chez les parents) relié à un manque de connaissances sur la maladie, les soins à dispenser à la maison, la mise en place et l'entretien des appareils orthopédiques, la technique de l'autocathétérisme, le programme d'activité et les services communautaires disponibles

NÉPHROBLASTOME

Voir aussi *Problèmes et besoins développementaux reliés à une maladie chronique*, p. 525.
Voir aussi *Néphrectomie*, p. 487.
Voir aussi *Cancer*, p. 474.

Problèmes traités en collaboration

CP – Métastases (foie, poumons, os, cerveau)
CP – Septicémie
CP – Rupture de la tumeur

Diagnostics infirmiers

Anxiété reliée aux inquiétudes particulières à l'étape de développement de l'enfant (séparation d'avec les personnes clés, présence d'étrangers, douleur), à la réaction d'autrui face aux signes visibles (alopécie), et à l'avenir incertain

Anxiété (chez les parents) reliée au pronostic incertain, aux interventions douloureuses, aux effets incertains des traitements (chimiothérapie) et au sentiment d'incompétence

Chagrin (deuil) (chez les parents) relié à la mort, réelle ou possible, ou au pressentiment que l'enfant va mourir

Détresse spirituelle reliée à la nature de la maladie et à ses effets perturbateurs sur le système de croyances

Risque élevé de prise en charge inefficace du programme thérapeutique relié à un manque de connaissances sur la maladie, le pronostic, les effets secondaires des traitements, les soins à dispenser à la maison, les besoins nutritionnels, le suivi et les services communautaires disponibles

OBÉSITÉ

Voir aussi *Problèmes et besoins développementaux reliés à une maladie chronique*, p. 525.

Diagnostics infirmiers

Stratégies d'adaptation individuelle inefficaces reliées à l'augmentation de la consommation de nourriture en réaction aux agents stressants

Difficulté à se maintenir en santé reliée à l'absence d'un programme d'exercices physiques, au manque d'information sur les règles alimentaires et à la méconnaissance des comportements à modifier
Perturbation du concept de soi reliée à une perception négative de soi et à la réaction d'autrui (pairs, famille) face à l'obésité
Perturbation de la dynamique familiale reliée aux réactions de la personne et de la famille au régime amaigrissant et aux effets de celui-ci sur la relation parent-enfant
Risque élevé de perturbation des interactions sociales relié à la difficulté à entamer et à cultiver des relations en raison de sa gêne et des réactions négatives d'autrui
Risque élevé de prise en charge inefficace du programme thérapeutique relié à un manque de connaissances sur le problème (son étiologie et son évolution), les facteurs de risque, les traitements possibles, les habitudes alimentaires saines et malsaines, et les groupes d'entraide disponibles

OSTÉOCHONDRITE DE LA HANCHE

Voir aussi *Problèmes et besoins développementaux reliés à la maladie chronique*, p. 525.

Problème traité en collaboration

CP – Déformation permanente de la tête du fémur

Diagnostics infirmiers

Douleur reliée au dysfonctionnement articulaire
Risque élevé d'atteinte à l'intégrité de la peau relié à la présence de dispositifs d'immobilisation (plâtres, orthèses)
Syndrome d'incapacité de se prendre en charge (préciser) relié à la douleur et à la présence de dispositifs d'immobilisation
Risque élevé de prise en charge inefficace du programme thérapeutique relié à un manque de connaissances sur la maladie, l'application et l'entretien des dispositifs d'immobilisation, les mesures de soulagement de la douleur à la maison et la nécessité de ne pas faire porter son poids sur le côté atteint

OSTÉOMYÉLITE

Voir aussi *Problèmes et besoins développementaux reliés à une maladie chronique*, p. 525.

Problèmes traités en collaboration

CP – Embolie infectieuse
CP – Effets secondaires des antibiotiques (hématologiques, rénaux, hépatiques)

Diagnostics infirmiers

Altération du bien-être reliée à l'œdème, à l'hyperthermie et au processus infectieux
Manque de loisirs relié à la mobilité réduite et au séjour prolongé en centre hospitalier
Altération de la nutrition (risque élevé de déficit nutritionnel) reliée à l'anorexie consécutive au processus infectieux
Risque élevé de constipation colique relié à l'immobilité
Risque élevé d'atteinte à l'intégrité de la peau relié au frottement du plâtre ou de l'attelle sur la peau
Risque élevé d'accident (fractures pathologiques) relié au processus morbide
Risque élevé de prise en charge inefficace du programme thérapeutique relié à un manque de connaissances sur la maladie, les soins de la plaie, les contraintes physiques imposées par la maladie, les signes et symptômes de complications, le traitement médicamenteux et le suivi

PARALYSIE CÉRÉBRALE*

Voir aussi *Problèmes et besoins développementaux reliés à une maladie chronique*, p. 525.

Problèmes traités en collaboration

CP – Contractures
CP – Convulsions
CP – Infections pulmonaires

---

* Les invalidités associées à la paralysie cérébrale pouvant varier (hémiparésie, quadriparésie, diplégie, monoplégie, triplégie, paraplégie), l'infirmière doit inclure les limites précises de l'enfant ou de l'adolescent dans l'énoncé de son diagnostic.

Diagnostics infirmiers

Risque élevé d'accident relié à la perte de contrôle moteur

Altération de la nutrition (risque élevé de déficit nutritionnel) reliée aux difficultés de succion (chez le nourrisson) et à la dysphagie

Syndrome d'incapacité de se prendre en charge (préciser) relié aux déficits sensoriels et moteurs

Altération de la communication verbale reliée au problème d'élocution consécutif à l'atteinte des muscles faciaux

Risque élevé de déficit de volume liquidien relié à la difficulté de s'hydrater ou d'avaler des liquides

Risque élevé de manque de loisirs relié à la difficulté de participer aux activités récréatives en raison des limites physiques

Risque élevé de prise en charge inefficace du programme thérapeutique relié à un manque de connaissances sur la maladie, le traitement médicamenteux, le programme d'activité, les services communautaires et les aides techniques disponibles

PARASITOSE

Voir aussi *Problèmes et besoins développementaux reliés à une maladie chronique*, p. 525.

Diagnostics infirmiers

Altération de la nutrition (risque élevé de déficit nutritionnel) reliée à l'anorexie, aux nausées, aux vomissements et à la présence de parasites qui absorbent les éléments nutritifs

Atteinte à l'intégrité de la peau reliée au prurit consécutif à l'apparition de parasites (oxyures) dans la région périanale et à la dissolution des parasites par les lysines

Diarrhée reliée à l'irritation de la muqueuse intestinale par les parasites

Altération du bien-être (douleur abdominale) reliée à l'invasion parasitaire de l'intestin grêle

Risque élevé de contagion relié à la transmissibilité des parasites

Risque élevé de prise en charge inefficace du programme thérapeutique relié à un manque de

connaissances sur la maladie, le mode de transmission et la prévention de la réinfection

POLYARTHRITE RHUMATOÏDE (juvénile)

Voir aussi *Problèmes et besoins développementaux reliés à une maladie chronique*, p. 525.

Voir aussi *Corticothérapie*, p. 566.

Problèmes traités en collaboration

CP – Péricardite
CP – Iridocyclite

Diagnostics infirmiers

Altération de la mobilité physique reliée à la douleur et à la mobilité réduite des articulations
Douleur reliée à l'œdème et à la mobilité réduite des articulations consécutifs à l'inflammation
Fatigue reliée au processus inflammatoire chronique
Risque élevé de prise en charge inefficace du programme thérapeutique relié à un manque de connaissances sur la maladie, le traitement médicamenteux, le programme d'exercices, l'équilibre entre les périodes de repos et d'activité, les mythes entourant la maladie, et les ressources communautaires disponibles

RETARD STATUROPONDÉRAL (non organique)

Voir aussi *Problèmes et besoins développementaux reliés à une maladie chronique*, p. 525.

Problèmes traités en collaboration

CP – Dysfonctionnement métabolique
CP – Déshydratation

Diagnostics infirmiers

Altération de la nutrition (déficit nutritionnel) relié à l'apport nutritionnel insuffisant consécutif au manque de stimulation émotive et sensorielle ou au fait que les personnes chargées de l'enfant lui soient étrangères
Altération de la perception sensorielle reliée au fait que la personne chargée de l'enfant ait elle-même manqué de stimulation sensorielle

Perturbation des habitudes de sommeil reliée à l'appréhension consécutive à l'absence des parents

Perturbation dans l'exercice du rôle parental reliée à un manque de connaissances sur l'éducation des enfants, à la difficulté de l'aidant naturel à exercer son rôle, à l'invalidité de l'enfant, à l'absence de réseau de soutien, à l'absence de modèles, aux problèmes dans les relations, aux attentes irréalistes face à l'enfant et aux besoins psychologiques non comblés, par exemple

Incapacité d'organiser et d'entretenir le domicile reliée à la difficulté de l'aidant naturel à assurer la sécurité du foyer

Risque élevé de prise en charge inefficace du programme thérapeutique relié à un manque de connaissances sur les besoins inhérents à la croissance et au développement, les principes et les règles relatives à l'alimentation, les facteurs de risque de mauvais traitements, l'éducation des enfants, et les ressources communautaires disponibles

RHUMATISME ARTICULAIRE AIGU

Voir aussi *Problèmes et besoins développementaux reliés à une maladie chronique*, p. 525.

Problème traité en collaboration

CP – Endocardite

Diagnostics infirmiers

Manque de loisirs relié à l'alitement prescrit

Altération de la nutrition (déficit nutritionnel) reliée à l'anorexie

Altération du bien-être reliée à l'arthralgie

Risque élevé d'accident relié à la myoclonie

Risque élevé de non-observance relié à la croyance que les médicaments ne sont plus nécessaires une fois la maladie guérie

Risque élevé de prise en charge inefficace du programme thérapeutique relié à un manque de connaissances sur la maladie, les signes et symptômes de complications, l'antibiothérapie à long terme, la prévention des rechutes et les facteurs de risque (chirurgie dentaire)

SCOLIOSE

Voir aussi *Problèmes et besoins développementaux reliés à une maladie chronique*, p. 525.

Diagnostics infirmiers

Altération de la mobilité physique reliée à la présence d'orthèses réduisant la mobilité

Risque élevé d'atteinte à l'intégrité de la peau relié au frottement des orthèses sur la peau

Risque élevé de non-observance relié à la difficulté à adhérer au programme thérapeutique permanent et complexe

Risque élevé d'accident relié à l'amplitude réduite des mouvements

Risque élevé de prise en charge inefficace du programme thérapeutique relié à un manque de connaissances sur la maladie, le traitement, le programme d'exercices, les dangers du milieu, l'entretien des orthèses, le suivi et les services communautaires disponibles

SYNDROME DE DOWN

Voir aussi *Problèmes et besoins développementaux reliés à une maladie chronique*, p. 525.

Voir aussi *Troubles psychiatriques*, p. 550, le cas échéant.

Diagnostics infirmiers

Risque élevé de mode de respiration inefficace relié à la réduction de l'expansion pulmonaire consécutive à la perte de tonus musculaire, au drainage inadéquat du mucus et à la respiration par la bouche

Risque élevé d'atteinte à l'intégrité de la peau relié à la rudesse et à la sécheresse de la peau, et à la flaccidité des membres

Risque élevé de constipation colique relié à la baisse de la motilité gastrique

Altération de la nutrition (risque élevé d'excès nutritionnel) reliée au ralentissement du métabolisme et à l'augmentation de l'apport énergétique consécutive à l'ennui

Syndrome d'incapacité de se prendre en charge (préciser) relié aux contraintes physiques imposées par la maladie

Risque élevé de prise en charge inefficace du programme thérapeutique (chez les parents) relié à un manque de connaissances sur la maladie, les soins à domicile, l'éducation d'un enfant handicapé et les ressources communautaires disponibles
Mode d'alimentation inefficace chez le nourrisson relié à l'atteinte neurologique

SYNDROME DE REYE

Voir aussi *Perte de conscience*, p. 456, le cas échéant.

Problèmes traités en collaboration

CP – Insuffisance rénale
CP – Augmentation de la pression intracrânienne
CP – Déséquilibre hydroélectrolytique
CP – Insuffisance hépatique
CP – Choc
CP – Convulsions
CP – Coma
CP – Détresse respiratoire
CP – Diabète insipide

Diagnostics infirmiers

Anxiété (chez les parents) reliée au pronostic incertain de la maladie
Risque élevé d'accident relié à la myoclonie
Risque élevé d'infection relié à la présence de dispositifs de surveillance effractifs
Altération du bien-être reliée à l'hyperpyrexie et au malaise consécutifs au processus morbide
Peur reliée à la séparation d'avec la famille, à l'excès de stimuli sensoriels (soins intensifs, traitements) et au fait de vivre des situations inhabituelles
Perturbation de la dynamique familiale reliée à la nature critique du syndrome, à l'hospitalisation de l'enfant et à la séparation d'avec les membres de la famille
Chagrin (deuil) (chez les parents) relié à la mort, réelle ou possible, ou au pressentiment que l'enfant va mourir
Risque élevé d'atteinte à l'intégrité de la peau relié à l'immobilité

Risque élevé de prise en charge inefficace du programme thérapeutique (chez les parents) relié à un manque de connaissances sur la maladie, le traitement et les complications

SYNDROME IMMUNODÉFICITAIRE ACQUIS (chez l'enfant)

Voir aussi *Syndrome immunodéficitaire acquis (chez l'adulte)*, p. 473.

Voir aussi *Problèmes et besoins développementaux reliés à une maladie chronique*, p. 525.

Diagnostics infirmiers

Risque élevé de contagion durant les changements de couches relié au contact avec les selles et d'autres sécrétions contaminées ou au fait que l'enfant néglige de se laver les mains après être allé aux toilettes

Altération de la nutrition (déficit nutritionnel) reliée à l'intolérance au lactose, à des besoins nutritionnels quotidiens deux fois plus élevés que la normale, à l'anorexie consécutive aux lésions buccales, et à un malaise diffus

Perturbation de la croissance et du développement reliée à la perte de tonus musculaire consécutive à l'encéphalopathie

Altération de la mobilité physique reliée à l'hypotonie ou à l'hypertonie consécutives à l'atrophie corticale cérébrale

Perturbation de la dynamique familiale reliée
- aux effets de la maladie de l'enfant sur les nouvelles responsabilités à assumer, les relations avec les frères et sœurs, et les ressources financières
- aux réactions négatives de la famille, des amis et de l'entourage face à l'enfant

Risque élevé de prise en charge inefficace du programme thérapeutique (chez les parents) relié à un manque de connaissances sur les modes de transmission, les risques inhérents aux vaccins antiviraux vivants, la prévention des infections, l'intégration scolaire (scolarisation normale ou adaptée, relations avec les enseignants, etc.) et les ressources communautaires disponibles

TRAUMATISME CRÂNIEN

Problèmes traités en collaboration

CP – Augmentation de la pression intracrânienne
CP – Hémorragie
CP – Engagement cérébral
CP – Atteinte d'un nerf crânien

Diagnostics infirmiers

Altération du bien-être reliée à la compression ou au déplacement du tissu cérébral

Risque élevé d'accident relié à la myoclonie pendant les crises convulsives et/ou à la somnolence

Risque élevé de prise en charge inefficace du programme thérapeutique relié à un manque de connaissances sur la maladie, les signes et symptômes de complications, le syndrome commotionnel, les contraintes physiques imposées par la maladie et le suivi

TROUBLES CONVULSIFS

Voir aussi *Problèmes et besoins développementaux reliés à une maladie chronique*, p. 525.

Voir aussi *Troubles psychiatriques*, p. 550 et 551, le cas échéant.

Problème traité en collaboration

CP - Arrêt respiratoire

Diagnostics infirmiers

Risque élevé d'accident relié à la myoclonie

Anxiété reliée à la gêne et à la peur de faire une crise convulsive

Risque élevé de stratégies d'adaptation individuelle inefficaces (révolte) relié aux contraintes imposées par la maladie, et à la surprotection des parents ainsi qu'à leur manque de fermeté

Risque élevé de prise en charge inefficace du programme thérapeutique relié à un manque de connaissances sur la maladie et sa cause, le traitement médicamenteux, les soins à prodiguer pendant une crise convulsive, et les activités qui constituent une menace à la vie si une crise se produit (natation, conduite automobile, escalade)

TROUBLES GLOMÉRULAIRES
(glomérulonéphrite aiguë et chronique ; syndrome néphrotique congénital, secondaire et idiopathique)

Voir aussi *Problèmes et besoins développementaux reliés à une maladie chronique*, p. 525.

Voir aussi *Corticothérapie*, p. 566.

Problèmes traités en collaboration

CP – Anasarque (œdème généralisé)
CP – Hypertension
CP – Azotémie
CP – Septicémie
CP – Malnutrition
CP – Ascite
CP – Épanchement pleural
CP – Hypoalbuminémie

Diagnostics infirmiers

Risque élevé d'infection relié à une plus grande vulnérabilité pendant la phase œdémateuse et à la baisse de la résistance consécutive à la corticothérapie

Risque élevé d'atteinte à l'intégrité de la peau relié à l'immobilité, à la baisse de la résistance, à l'œdème ou aux applications fréquentes de sac collecteur d'urine, par exemple

Altération de la nutrition (déficit nutritionnel) reliée aux restrictions alimentaires, à l'anorexie consécutive à la fatigue, au malaise, et à la pression exercée par l'œdème sur les organes abdominaux

Fatigue reliée à l'accumulation de toxines dans le sang et au déséquilibre électrolytique

Manque de loisirs relié au séjour prolongé en centre hospitalier et à la capacité limitée de participer aux activités récréatives habituelles

Risque élevé de prise en charge inefficace du programme thérapeutique relié à un manque de connaissances sur la maladie, son étiologie et son évolution, les signes et symptômes de complications, le traitement médicamenteux, les besoins nutritionnels et liquidiens, la prévention de l'infection, les soins à dispenser à la maison, le suivi et les services communautaires disponibles

TROUBLES PSYCHIATRIQUES

Voir aussi *Problèmes et besoins développementaux reliés à une maladie chronique*, p. 525.

Diagnostics infirmiers

Syndrome d'incapacité de se prendre en charge (préciser) relié à une atteinte sensorielle ou motrice

Altération de la communication verbale reliée à l'incapacité de recevoir ou d'émettre des messages adéquatement

Risque élevé d'isolement social (chez la famille et chez l'enfant) relié à la peur et à la gêne engendrées par le comportement et l'apparence de l'enfant

Risque élevé de prise en charge inefficace du programme thérapeutique relié à un manque de connaissances sur la maladie, les moyens d'aider l'enfant à développer son potentiel, les soins à effectuer à la maison et les services communautaires disponibles

TROUBLES PSYCHIATRIQUES

ANOREXIE MENTALE

Problèmes traités en collaboration

CP – Anémie
CP – Hypotension
CP – Dysrythmies

Diagnostics infirmiers

Altération de la nutrition (déficit nutritionnel) reliée à l'anorexie, aux vomissements provoqués après les repas et à la consommation excessive de laxatifs

Perturbation du concept de soi reliée à la perception erronée d'être obèse

Risque élevé de déficit de volume liquidien relié aux vomissements et à la perte pondérale excessive

Perturbation des habitudes de sommeil reliée à la peur et à l'anxiété concernant le poids

Intolérance à l'activité reliée à la fatigue consécutive à la malnutrition

Stratégies d'adaptation individuelle inefficaces reliées aux vomissements provoqués, au déni de la faim et à l'apport alimentaire insuffisant consécutifs à l'impression de perte de maîtrise et aux perceptions erronées quant à l'état du corps

Stratégies d'adaptation familiale inefficaces reliées à la mésentente conjugale et à ses effets sur les membres de la famille

Risque élevé d'atteinte à l'intégrité de la peau relié au dessèchement de la peau consécutif à l'état de malnutrition

Constipation colique reliée à l'apport alimentaire et liquidien insuffisant

Perturbation des interactions sociales reliée à l'incapacité de nouer des relations ou à la peur d'établir des liens de confiance avec autrui

Peur reliée aux conséquences de la maturation du corps et à des relations avec autrui décevantes

ANXIÉTÉ ET PROBLÈMES D'ADAPTATION
(phobies, états d'anxiété, états de stress post-traumatique, réactions d'adaptation)

Voir aussi *Toxicomanie*, p. 553, le cas échéant.

Diagnostics infirmiers

Perturbation des interactions sociales reliée à des comportements et à des gestes intempestifs dans les relations avec autrui, qu'il s'agisse d'entretenir des liens ou d'en nouer de nouveaux

Stratégies d'adaptation individuelle inefficaces (toxicomanie) reliées à la difficulté à se détendre

Anxiété reliée aux pensées irrationnelles ou au sentiment de culpabilité

Isolement social relié à la peur irrationnelle de la vie en société

Stratégies d'adaptation individuelle inefficaces (évitement sans raison apparente de certains objets ou situations) reliées à une apathie consécutive à une expérience traumatisante

Perturbation des habitudes de sommeil reliée aux cauchemars récurrents

Perturbation du concept de soi reliée au sentiment de culpabilité

Stratégies d'adaptation individuelle inefficaces reliées à l'incapacité de s'adapter de façon constructive aux agents stressants provenant d'une maladie, d'une mésentente conjugale, d'une crise financière, d'une catastrophe naturelle ou d'une crise développementale, par exemple

Risque élevé de prise en charge inefficace du programme thérapeutique relié à un manque de connaissances sur la maladie, le traitement médicamenteux et les dispositions légales applicables à sa situation

NÉVROSE OBSESSIONNELLE

Diagnostics infirmiers

Syndrome d'incapacité de se prendre en charge (préciser) relié au comportement obsessif et ritualiste interférant avec l'accomplissement des activités de la vie quotidienne

Non-observance reliée au manque de concentration et à la difficulté à réprimer ses impulsions consécutifs au mode de pensée obsessif

Isolement social relié à la peur d'être vulnérable et à la gêne que suscite le comportement ritualiste

Anxiété reliée à l'impression d'être menacé par des événements réels ou redoutés

SCHIZOPHRÉNIE

Diagnostics infirmiers

Risque élevé de violence envers les autres ou envers soi relié à la réaction d'autrui aux idées délirantes ou aux hallucinations

Altération de la communication verbale reliée au mode d'élocution incohérent ou illogique, à la pauvreté des idées émises et aux effets secondaires des médicaments

Perturbation des interactions sociales reliée à l'envahissement par des idées égocentriques et illogiques et à la méfiance extrême

Incapacité d'organiser et d'entretenir le domicile reliée à la perturbation du jugement, à l'incapacité d'amorcer une activité et à la perte d'habiletés engendrée par la durée prolongée de la maladie

TOXICOMANIE

Problèmes traités en collaboration

CP – Delirium tremens

CP – Hyperactivité autonome

CP – Convulsions

CP – Hallucinose alcoolique

CP – Hypertension (en présence d'alcool, d'opiacés, d'héroïne)

CP – Septicémie (perfusion intraveineuse de drogues)

Diagnostics infirmiers

Altération de la nutrition (déficit nutritionnel) reliée à l'anorexie

Risque élevé de déficit de volume liquidien relié aux pertes hydriques anormales consécutives aux vomissements et à la diarrhée

Risque élevé d'accident relié à la désorientation, aux tremblements ou à la baisse de l'acuité mentale

Risque élevé d'autodestruction relié à la désorientation, aux tremblements ou à la baisse de l'acuité mentale

Risque élevé de violence envers les autres relié à l'impulsivité, à la désorientation, aux tremblements ou à la baisse de l'acuité mentale, par exemple

Perturbation des habitudes de sommeil reliée à l'irritabilité, aux tremblements et aux cauchemars

Anxiété face à la perte de maîtrise, aux pertes de mémoire et à la peur du sevrage

Stratégies d'adaptation individuelle inefficaces (colère, dépendance ou déni) reliées à l'incapacité de s'adapter au stress de façon constructive sans drogues ni alcool

Perturbation du concept de soi reliée à la culpabilité, à la méfiance ou à l'ambivalence

Perturbation des interactions sociales reliée à l'immaturité émotionnelle, à l'irritabilité, à la forte anxiété, à l'impulsivité ou aux réactions agressives, par exemple

Isolement social relié à la perte d'emploi ou au retrait social

Perturbation de la sexualité reliée à l'impuissance ou à la baisse de la libido consécutives à l'altération du concept de soi et à la toxicomanie

Stratégies d'adaptation familiale inefficaces reliées à la perturbation du couple et à la fixation de limites impossibles à respecter

Risque élevé de prise en charge inefficace du programme thérapeutique relié à un manque de connaissances sur la maladie, les traitements possibles, les situations à risque élevé et les ressources communautaires disponibles

TROUBLE BIPOLAIRE (manie)

Diagnostics infirmiers

Stratégies d'adaptation défensives (exagération de son importance et de ses compétences) reliées à des sentiments d'incompétence et d'infériorité

Perturbation des interactions sociales reliée à l'hostilité manifeste, à la suffisance ou à la manipulation d'autrui

Risque élevé de violence envers les autres relié à une fausse perception de la réalité, à une perturbation du jugement, ou à l'incapacité de maîtriser son comportement

Perturbation des habitudes de sommeil reliée à l'hyperactivité

Altération des opérations de la pensée reliée à la fuite des idées, aux idées délirantes ou aux hallucinations

Altération de la communication verbale reliée à la logorrhée

Risque élevé de déficit de volume liquidien relié à l'altération de l'excrétion de sodium consécutive à la prise de lithium

Non-observance reliée au sentiment de ne plus avoir besoin de médicaments

Risque élevé de prise en charge inefficace du programme thérapeutique relié à un manque de connaissances sur la maladie, le traitement médicamenteux et le suivi

TROUBLES AFFECTIFS (dépression)

Diagnostics infirmiers

Incapacité de soigner son apparence reliée à une perte d'intérêt marquée pour son corps, à l'incapacité de prendre des décisions et au sentiment de dévalorisation

Stratégies d'adaptation individuelle inefficaces reliées aux conflits intérieurs (culpabilité, faible estime de soi) ou au sentiment de rejet

Perturbation des interactions sociales reliée à la perte de plaisir dans les relations, ou à l'éloignement d'autrui causé par les plaintes constantes ou la rumination

Stratégies d'adaptation individuelle inefficaces (somatisation) reliées à l'incapacité d'exprimer directement ses besoins émotionnels

Isolement social relié à l'incapacité d'amorcer des activités pour réduire le sentiment de solitude consécutive au faible niveau énergétique

Chagrin (deuil) dysfonctionnel relié à la non-résolution, au déni prolongé et au refoulement d'une peine

Perturbation chronique de l'estime de soi reliée aux sentiments de dévalorisation et d'échec

Stratégies d'adaptation familiale inefficaces reliées à la mésentente conjugale et aux conflits de rôle consécutifs aux effets de la dépression chronique

Sentiment d'impuissance relié aux croyances négatives et irréalistes de la personne concernant son estime de soi et ses capacités

Altération des opérations de la pensée reliée à un ensemble de mécanismes cognitifs perturbés (généralisation excessive, pensées polarisées, abstraction sélective, inférence arbitraire)

Perturbation de la sexualité reliée à la diminution de la libido et à la perte de désir et de plaisir

Manque de loisirs relié à la perte d'intérêt ou de plaisir pour les activités habituelles et au faible niveau d'énergie

Incapacité d'organiser et d'entretenir le domicile reliée à la difficulté à prendre des décisions ou à se concentrer

Risque élevé de violence envers soi relié aux sentiments de désespoir et de solitude

Perturbation des habitudes de sommeil reliée à un endormissement difficile ou à un réveil très matinal consécutifs au stress émotionnel

Constipation colique reliée au mode de vie sédentaire, au manque d'exercice ou au régime alimentaire inadéquat

Altération de la nutrition (risque élevé d'excès nutritionnel) reliée au déséquilibre entre l'apport (trop grand) et les dépenses énergétiques (trop faibles) consécutif à l'ennui et aux frustrations

Altération de la nutrition (risque élevé de déficit nutritionnel) reliée à l'anorexie consécutive au stress émotionnel

Risque élevé de prise en charge inefficace du programme thérapeutique relié à un manque de connaissances sur la maladie, la modification du comportement, les traitements offerts (pharmacothérapie, électrochoc) et les ressources communautaires disponibles

TROUBLES COMPORTEMENTAUX CHEZ L'ENFANT (trouble du déficit de l'attention, difficultés d'apprentissage)

Diagnostics infirmiers

Perturbation des interactions sociales reliée à l'inattention, à l'impulsivité ou à l'hyperactivité

Chagrin (deuil) (chez les parents) relié à l'anticipation des pertes consécutives au trouble de comportement

Perturbation de la dynamique familiale reliée à l'adaptation nécessaire sur plusieurs plans : temps, énergie, ressources financières, soins physiques et annonce du pronostic, par exemple

Risque élevé de violence envers les autres relié à l'incapacité de maîtriser l'agressivité

Risque élevé d'incapacité d'organiser et d'entretenir le domicile relié à l'inadéquation des ressources et des conditions de logement ou à la difficulté des aidants naturels à assumer leurs responsabilités

Risque élevé d'isolement social (chez l'enfant et chez la famille) relié à l'invalidité et aux exigences imposées aux aidants naturels

Risque élevé de perturbation dans l'exercice du rôle parental relié au manque de ressources ou à l'inadéquation des mécanismes d'adaptation

Perturbation du concept de soi reliée aux effets de l'invalidité sur la réalisation des tâches développementales

TROUBLES DE LA PERSONNALITÉ

Quelques types de personnalité :

- Schizoïde
- Antisociale
- Limite
- Narcissique
- Évitante
- Compulsive
- Histrionique
- Passive-agressive
- Paranoïde
- Schizotypique
- Dépendante

Diagnostics infirmiers

Stratégies d'adaptation individuelle inefficaces (dépendance passive) reliées à la subordination de ses propres besoins aux décisions des autres

Stratégies d'adaptation individuelle inefficaces (crise de colère intense non appropriée, impulsivité marquée, changements d'humeur marqués, rejet des normes sociales) reliées à l'incapacité d'assumer ses responsabilités inhérentes au rôle ou d'ordre social

Perturbation des interactions sociales reliée à l'incapacité de maintenir des relations durables consécutive aux réactions négatives

Stratégies d'adaptation individuelle inefficaces reliées à la résistance (procrastination, entêtement, inefficacité intentionnelle) en réaction aux responsabilités inhérentes au rôle ou d'ordre social

TROUBLES PARANOÏAQUES

Diagnostics infirmiers

Perturbation des interactions sociales reliée au sentiment de méfiance et aux soupçons à l'égard d'autrui

Déni non constructif relié à l'incapacité d'accepter ses propres sentiments et d'assumer la responsabilité de ses actes consécutive à la faible estime de soi

Altération de la nutrition (risque élevé de déficit nutritionnel) reliée à la réticence face à la nourriture consécutive à la peur de s'empoisonner

Altération des opérations de la pensée reliée à l'incapacité d'évaluer la réalité consécutive au sentiment de méfiance

Isolement social relié à la peur et à la méfiance à l'égard des situations et d'autrui

TROUBLES SOMATOFORMES

(somatisation, hypochondrie, hystérie de conversion)

Voir aussi *Troubles affectifs*, p. 555, le cas échéant.

Diagnostics infirmiers

Perturbation des interactions sociales reliée aux plaintes somatiques multiples

Stratégies d'adaptation individuelle inefficaces

- (préciser) reliées à la peur irréaliste d'avoir une maladie en dépit de preuves affirmant le contraire
- (état dépressif) reliées à la certitude de ne pas recevoir l'écoute ou les soins appropriés en réponse à ses plaintes (état dépressif)

Stratégies d'adaptation familiale inefficaces reliées à la chronicité de la maladie
Non-observance reliée à la perturbation du jugement et aux troubles de la pensée
Incapacité de se vêtir et de soigner son apparence reliée à la perte d'habiletés et à une perte d'intérêt marquée pour le corps et l'apparence
Manque de loisirs relié à l'apathie, à l'incapacité d'amorcer des projets et à la perte d'habiletés
Perturbation du concept de soi reliée au sentiment de dévalorisation et à une mauvaise perception des limites du moi
Risque élevé de prise en charge inefficace du programme thérapeutique relié à un manque de connaissances sur la maladie, le traitement médicamenteux, les dyskinésies tardives, les façons de s'occuper et le suivi

ÉPREUVES DIAGNOSTIQUES ET TRAITEMENTS

ALIMENTATION ENTÉRALE

Problèmes traités en collaboration

CP – Hypoglycémie ou hyperglycémie
CP – Hypervolémie
CP – Déshydratation hypertonique
CP – Déséquilibre des électrolytes et des oligoéléments
CP – Érosion de la muqueuse

Diagnostics infirmiers

Risque élevé d'infection au point d'insertion de la sonde de gastrostomie relié à l'action enzymatique des sucs gastriques sur la peau

Altération du bien-être (crampes, distension, nausées, vomissements) reliée au mélange nutritif, à sa nature, à sa température ou à la vitesse d'administration

Diarrhée reliée à une réaction au mélange nutritif, à sa nature, à sa température ou à la vitesse d'administration

Risque élevé d'aspiration (fausse route) relié à la position de la sonde et de la personne

Altération du bien-être reliée à la présence d'une incision abdominale et à la tension exercée sur la sonde de gastrostomie

Risque élevé de prise en charge inefficace du programme thérapeutique relié à un manque de connaissances sur les besoins nutritionnels, les soins à dispenser à domicile, et les signes et symptômes de complications

ALIMENTATION PARENTÉRALE TOTALE
(suralimentation)

Problèmes traités en collaboration

CP – Septicémie
CP – Hyperglycémie
CP – Embolie gazeuse
CP – Diurèse osmotique

CP – Perforation
CP – Pneumothorax, hydrothorax, hémothorax

Diagnostics infirmiers

Risque élevé d'infection relié au contact direct du cathéter avec le flux sanguin
Risque élevé d'atteinte à l'intégrité de la peau relié à l'irritation continuelle de la surface cutanée consécutive au cathéter et aux pansements
Risque élevé de perturbation du concept de soi relié à l'incapacité d'ingérer des aliments
Risque élevé d'atteinte à l'intégrité de la muqueuse buccale relié à l'incapacité d'ingérer des aliments et des liquides
Risque élevé de prise en charge inefficace du programme thérapeutique relié à un manque de connaissances sur les soins à dispenser à la maison, les signes et symptômes de complications, l'entretien du cathéter et le suivi (épreuves de laboratoire)
Risque élevé d'intolérance à l'activité relié à la détérioration de la condition physique

ANGIOPLASTIE
(transluminale percutanée, coronaire, périphérique)

Avant l'intervention

Diagnostic infirmier

Anxiété ou Peur (chez la personne et la famille) face à l'angioplastie reliée à l'état de santé, à un manque de connaissances sur les mesures habituelles, au résultat de l'intervention et à la possibilité d'une chirurgie cardiaque

Après l'intervention

Problèmes traités en collaboration

CP – Dysrythmies
CP – Occlusion coronaire aiguë (caillot, spasme, collapsus)
CP – Infarctus du myocarde
CP – Dissection ou rupture de l'artère
CP – Hémorragie ou hématome au site de l'angioplastie
CP – Paresthésie en aval du site de l'angioplastie
CP – Thrombose artérielle
CP – Embolisation (périphérique)

Diagnostics infirmiers

Altération de la mobilité physique reliée à l'alitement prescrit et à la mobilité réduite du membre atteint

Risque élevé de prise en charge inefficace du programme thérapeutique relié à un manque de connaissances sur les soins de la plaie, les contraintes physiques imposées par l'intervention, le régime alimentaire, le traitement médicamenteux, les signes et symptômes de complications, les exercices et le suivi

ANTICOAGULOTHÉRAPIE

Problème traité en collaboration

CP – Hémorragie

Diagnostic infirmier

Risque élevé de prise en charge inefficace du programme thérapeutique relié à un manque de connaissances sur l'horaire d'administration, les mesures pouvant sauver la vie (carte ou bracelet d'identité), les contre-indications du traitement, et les signes et symptômes d'hémorragie

ARTÉRIOGRAMME

Avant l'intervention

Diagnostic infirmier

Peur face aux résultats de l'artériogramme reliée à un manque de connaissances sur les mesures normales et les sensations prévisibles

Après l'intervention

Problèmes traités en collaboration

CP – Hématome
CP – Hémorragie
CP – Accident vasculaire cérébral
CP – Thrombose (dans l'artère utilisée)
CP – Rétention urinaire
CP – Insuffisance rénale
CP – Paresthésie
CP – Embolie
CP – Réaction allergique

Diagnostic infirmier

Risque élevé de prise en charge inefficace du programme thérapeutique relié à un manque de connaissances sur les contraintes physiques imposées par l'intervention, et les signes et symptômes de complications

CATHÉTER SOUPLE DE TYPE SILASTIC (Hickman)

Problèmes traités en collaboration

CP – Embolie gazeuse
CP – Imperméabilité du cathéter

Diagnostics infirmiers

Risque élevé d'infection relié au contact direct du cathéter avec le flux sanguin
Risque élevé de prise en charge inefficace du programme thérapeutique relié à un manque de connaissances sur l'entretien du cathéter

CATHÉTÉRISME CARDIAQUE

Avant l'intervention

Diagnostic infirmier

Anxiété face au cathétérisme cardiaque imminent

Après l'intervention

Problèmes traités en collaboration

CP – Réaction allergique
CP – Trouble cardiaque (dysrythmies, infarctus du myocarde, œdème pulmonaire)
CP – Accident vasculaire cérébral
CP – Trouble hémodynamique (formation d'un hématome ou hémorragie au point d'insertion, hypovolémie, phénomène thromboembolique)

Diagnostics infirmiers

Altération du bien-être reliée aux lésions tissulaires et à l'immobilisation prescrite après l'intervention
Risque élevé de prise en charge inefficace du programme thérapeutique relié à un manque de

connaissances sur les soins de la plaie, les signes et symptômes de complications, et le suivi

CATHÉTÉRISME VEINEUX À LONG TERME

Problèmes traités en collaboration

CP – Pneumothorax
CP – Hémorragie
CP – Embolie ou thrombose
CP – Septicémie
CP – Mauvais fonctionnement du cathéter

Diagnostics infirmiers

Anxiété reliée à l'insertion imminente du cathéter et à un manque de connaissances sur l'intervention
Risque élevé de prise en charge inefficace du programme thérapeutique relié à un manque de connaissances sur les soins à dispenser à domicile, les signes et symptômes de complications, et les ressources communautaires disponibles
Risque élevé d'infection relié au contact direct du cathéter avec le flux sanguin

CHIMIOTHÉRAPIE

Voir aussi *Cancer*, p. 474.

Problèmes traités en collaboration

CP – Nécrose ou phlébite au point d'injection intraveineuse
CP – Thrombocytopénie
CP – Anémie
CP – Leucopénie
CP – Neuropathie périphérique
CP – Réaction anaphylactique
CP – Fibrose pulmonaire
CP – Toxicité du système nerveux central
CP – Insuffisance cardiaque
CP – Déséquilibre électrolytique
CP – Exsudation de médicaments vésicants
CP – Cystite hémorragique
CP – Myélosuppression
CP – Insuffisance rénale
CP – Calculs rénaux

Diagnostics infirmiers

Risque élevé de déficit de volume liquidien relié aux pertes hydriques gastro-intestinales consécutives aux vomissements

Risque élevé d'infection relié à l'altération du système immunitaire consécutive à l'accumulation d'agents cytotoxiques ou au processus morbide

Risque élevé de perturbation de la dynamique familiale relié à la déstabilisation du mode de vie en raison du traitement et de son horaire d'administration

Risque élevé de perturbation de la sexualité relié à l'aménorrhée et à la stérilité (temporaire ou permanente) consécutives aux effets de la chimiothérapie sur les testicules ou les ovaires

Risque élevé d'accident relié à une tendance à l'hémorragie

Anxiété face à la chimiothérapie reliée à un manque de connaissances sur la chimiothérapie et les soins personnels nécessaires

Fatigue reliée à l'anémie, à la malnutrition, aux vomissements persistants et à la perturbation des habitudes de sommeil

Risque élevé de constipation colique relié au dysfonctionnement du système nerveux autonome consécutif à l'administration d'antinéoplasiques alcaloïdes de la pervenche et à l'inactivité

Diarrhée reliée aux lésions des cellules intestinales, à l'inflammation et à l'augmentation de la motilité intestinale

Altération du bien-être reliée aux lésions des cellules gastro-intestinales, à la stimulation du centre du vomissement, à la peur et à l'anxiété

Risque élevé d'atteinte à l'intégrité de la peau relié à la diarrhée persistante, à la malnutrition, à la sédation prolongée et à la fatigue

Altération de la nutrition (déficit nutritionnel) reliée à l'anorexie, à la modification du goût, aux nausées ou aux vomissements persistants, et à l'accélération du métabolisme

Atteinte à l'intégrité de la muqueuse buccale reliée au dessèchement de la muqueuse et aux lésions des cellules épithéliales consécutifs à la chimiothérapie

Perturbation du concept de soi reliée aux changements de mode de vie et de rôle, à l'alopécie et aux changements pondéraux

CORTICOTHÉRAPIE

Problèmes traités en collaboration

CP – Ulcère gastroduodénal
CP – Nécrose avasculaire
CP – Diabète sucré
CP – Ostéoporose
CP – Hypertension
CP – Thromboembolie
CP – Hypokaliémie

Diagnostics infirmiers

Risque élevé d'excès de volume liquidien (œdème) relié à la rétention de sodium et d'eau
Risque élevé d'infection relié à l'immunosuppression
Altération de la nutrition (risque élevé d'excès nutritionnel) reliée à l'augmentation de l'appétit
Perturbation situationnelle de l'estime de soi reliée aux changements dans l'apparence (répartition anormale du tissu adipeux, augmentation de la production d'androgènes)
Risque élevé de prise en charge inefficace du programme thérapeutique relié à un manque de connaissances sur le traitement médicamenteux (l'horaire d'administration et les effets secondaires), les signes et symptômes de complications, l'insuffisance surrénale (ses dangers et ses causes possibles)

DIALYSE PÉRITONÉALE

Problèmes traités en collaboration

CP – Déséquilibre hydrique
CP – Déséquilibre électrolytique
CP – Hémorragie
CP – Bilan azoté négatif
CP – Perforation intestinale ou vésicale
CP – Hyperglycémie
CP – Péritonite
CP – Hypovolémie ou hypervolémie
CP – Urémie
CP – Problèmes d'introduction ou de drainage des liquides

Diagnostics infirmiers

Risque élevé d'infection relié à l'accès à la cavité péritonéale, à l'incision de la peau au point d'insertion du cathéter et à l'utilisation d'un liquide de dialyse à forte concentration de dextrose

Risque élevé d'accident au point d'insertion du cathéter relié à la vulnérabilité

Risque élevé de mode de respiration inefficace relié à l'immobilité, à la pression et à la douleur

Altération du bien-être reliée à l'insertion du cathéter, à l'instillation du liquide de dialyse, au drainage, à la succion et à l'irritation du péritoine par le liquide de dialyse

Altération de la nutrition (déficit nutritionnel) reliée à l'anorexie

Risque élevé d'excès de volume liquidien relié à la rétention liquidienne consécutive aux problèmes du cathéter (coudures, blocages) et/ou à sa position

Risque élevé de perturbation de la dynamique familiale relié à l'incapacité d'assumer les responsabilités inhérentes au rôle en raison de l'horaire d'administration des traitements

Sentiment d'impuissance face à la maladie chronique et au traitement continu nécessaire

Incapacité d'organiser et d'entretenir le domicile reliée à un manque de connaissances sur la façon d'intégrer le traitement aux activités de la vie quotidienne

Risque élevé de prise en charge inefficace du programme thérapeutique relié à un manque de connaissances sur les buts du traitement, le traitement médicamenteux, la méthode de dialyse à la maison, les signes et symptômes de complications, les ressources communautaires disponibles et le suivi

ÉLECTROCHOCS

Avant l'intervention

Diagnostic infirmier

Anxiété reliée à un manque de connaissances sur ce qui l'attend avant et après l'intervention, sur les sensations prévisibles, et sur les restrictions alimentaires et liquidiennes

Après l'intervention

Problèmes traités en collaboration

CP – Hypertension
CP – Dysrythmies

Diagnostics infirmiers

Risque élevé d'accident relié à la myoclonie, à la désorientation et à la confusion suivant l'intervention
Altération du bien-être (céphalées, douleurs musculaires, nausées) reliée aux convulsions et aux lésions tissulaires consécutives à l'induction de courant électrique
Risque élevé d'aspiration (fausse route) relié à la somnolence suivant les électrochocs
Anxiété face aux pertes de mémoire et à la désorientation reliée aux effets des électrochocs sur la fonction cérébrale

HÉMODIALYSE

Voir aussi *Insuffisance rénale chronique*, p. 449.

Problèmes traités en collaboration

CP – Déséquilibre hydrique
CP – Déséquilibre électrolytique (potassium, sodium)
CP – Nausées et/ou vomissements
CP – Réaction allergique
CP – Anévrisme
CP – Hémorragie
CP – Accès vasculaire (fistules, greffe, dérivations, cathéters veineux)
CP – Saignement
CP – Fuite du liquide de dialyse
CP – Caillot
CP – Infection
CP – Hépatite B
CP – Fièvre ou frissons
CP – Hémolyse
CP – Convulsions
CP – Hypertension ou hypotension
CP – Syndrome de déséquilibre osmotique
CP – Embolie gazeuse

CP – Septicémie
CP – Hyperthermie

Diagnostics infirmiers

Risque élevé d'accident au point d'accès (vasculaire) relié à la vulnérabilité de la personne
Risque élevé d'infection relié au contact direct avec le flux sanguin consécutif à l'accès vasculaire
Sentiment d'impuissance face à l'obligation de suivre les traitements qui assurent sa survie mais qui ont des effets indésirables sur son mode de vie
Perturbation de la dynamique familiale reliée à l'incapacité d'assumer les responsabilités inhérentes au rôle de façon continue en raison de l'horaire des traitements
Risque élevé de prise en charge inefficace du programme thérapeutique relié à un manque de connaissances sur les buts du traitement, les soins de la plaie, les soins d'urgence (en cas de débranchement, d'hémorragie, de caillot), les précautions à prendre avant le traitement, et les évaluations quotidiennes (bruits, pression artérielle, poids)
Risque élevé de contagion (infections, hépatite B) relié aux fréquents contacts du sang avec le milieu externe

IMPLANTATION D'AIGUILLES DE CÉSIUM

Période préopératoire

Diagnostic infirmier

Anxiété reliée à un manque de connaissances sur l'irradiation interne et ses effets, et sur les contraintes physiques imposées par le traitement

Période postopératoire

Problèmes traités en collaboration

CP – Hémorragie
CP – Infection
CP – Complications respiratoires
CP – Sténose vaginale
CP – Cystite provenant de l'irradiation
CP – Déplacement de la source radioactive
CP – Thrombophlébite
CP – Dysfonctionnement intestinal

Diagnostics infirmiers

Anxiété reliée à la peur des effets de l'irradiation, à l'issue imprévisible du traitement, au sentiment d'isolement, et à la douleur ou au malaise

Incapacité de se laver et d'utiliser les toilettes reliée aux contraintes physiques imposées par le traitement et à l'isolement

Risque élevé d'atteinte à l'intégrité de la peau relié à l'immobilité imposée par le traitement

Isolement social relié à l'application des mesures de protection exigées par le traitement

Risque élevé de prise en charge inefficace du programme thérapeutique relié à un manque de connaissances sur les soins à la maison, les signes et symptômes à signaler, les contraintes physiques imposées par le traitement et le suivi

INSERTION D'UN STIMULATEUR CARDIAQUE

Avant l'intervention

Diagnostic infirmier

Anxiété face à l'insertion imminente du stimulateur cardiaque reliée au pronostic incertain

Après l'intervention

Problèmes traités en collaboration

CP – Trouble cardiaque
CP – Mauvais fonctionnement du stimulateur cardiaque
CP – Rejet du stimulateur
CP – Nécrose autour du générateur d'impulsions
CP – Hémorragie au point d'insertion

Diagnostics infirmiers

Altération du bien-être reliée à la douleur au point d'insertion et à l'immobilisation prescrite après l'intervention

Perturbation du concept de soi reliée à la détérioration de la santé et à l'impression d'être dépendant du stimulateur cardiaque

Altération de la mobilité physique reliée à la douleur au siège de l'incision, aux contraintes physiques imposées par l'intervention et à la peur des déplacements d'électrodes

Risque élevé d'infection au point d'insertion
Risque élevé de prise en charge inefficace du programme thérapeutique relié à un manque de connaissances sur les contraintes physiques imposées par l'intervention, les signes et symptômes de complications, l'interférence électromagnétique et les mesures de sécurité (four à micro-ondes, appareils de soudure, appareils alimentés à l'essence, moteurs électriques, dispositifs antivol, émetteurs-récepteurs), le fonctionnement du stimulateur (prise quotidienne du pouls, signes de faiblissement de la pile) et le suivi

MONITORAGE HÉMODYNAMIQUE

Voir aussi le diagnostic médical du client.

Problèmes traités en collaboration

CP – *Septicémie*
CP – *Hémorragie*
CP – *Vasospasme*
CP – *Ischémie ou hypoxie tissulaire*
CP – *Interférence du système*
CP – *Thrombose ou thrombophlébite*
CP – *Embolie pulmonaire, embolie gazeuse*
CP – *Spasme artériel*

Diagnostics infirmiers

Risque élevé d'infection relié à la présence de lignes effractives
Altération de la mobilité physique reliée aux contraintes physiques imposées par le monitorage hémodynamique
Risque élevé de prise en charge inefficace du programme thérapeutique relié à un manque de connaissances sur le but et le déroulement de l'intervention, et les soins connexes
Anxiété face à l'intervention imminente reliée à l'impression de perte de maîtrise et à l'issue imprévisible de l'intervention

PLÂTRES

Problèmes traités en collaboration

CP – *Pression (œdème, pression mécanique)*
CP – *Syndrome compartimental*

CP – Ulcération
CP – Infection

Diagnostics infirmiers

Risque élevé d'accident relié aux dangers de la déambulation avec des béquilles et à la perte de mobilité en raison du plâtre
Risque élevé d'atteinte à l'intégrité de la peau relié à la pression exercée par le plâtre sur la peau
Risque élevé d'incapacité d'organiser et d'entretenir le domicile relié aux contraintes physiques imposées par le plâtre sur l'accomplissement des activités de la vie quotidienne et sur la prise en charge des responsabilités inhérentes au rôle
Syndrome d'incapacité de se prendre en charge (préciser) relié à la mobilité réduite
Risque élevé de mode de respiration inefficace relié à l'immobilité imposée ou à la réduction de l'amplitude respiratoire (corset plâtré)
Risque élevé de prise en charge inefficace du programme thérapeutique relié à un manque de connaissances sur les soins du plâtre, les signes et symptômes de complications, l'utilisation d'aides techniques et les causes fréquentes d'accident
Manque de loisirs relié au désœuvrement consécutif à l'incapacité de s'adonner aux activités récréatives habituelles

POMPE À BALLONNET INTRA-AORTIQUE

Avant l'intervention

Diagnostic infirmier

Anxiété reliée à un manque de connaissances sur l'intervention (préparatifs) et les soins connexes

Pendant et après l'intervention

Problèmes traités en collaboration

CP – Insuffisance ou thrombose artérielle
CP – Septicémie ou infection
CP – Neuropathie périphérique ou claudication
CP – Thrombocytopénie
CP – Saignement
CP – Embolie

CP – Hémorragie gastro-intestinale
CP – Coagulation intravasculaire disséminée
CP – Dysrythmies

Diagnostics infirmiers

Altération de la mobilité physique reliée à l'immobilisation prescrite et à la mobilité réduite du membre dans lequel la pompe a été introduite

Risque élevé d'infection relié au contact direct de la pompe avec le flux sanguin

Risque élevé de constipation colique relié à l'immobilité et à la mobilité réduite du membre dans lequel la pompe a été introduite

Peur face aux traitements et au milieu non familier reliée au caractère délicat de l'intervention et au risque de mort

Perturbation de la dynamique familiale reliée au caractère délicat de l'intervention et au pronostic incertain

PONTAGE ARTÉRIOVEINEUX EXTERNE

Problèmes traités en collaboration

CP – Thrombose
CP – Hémorragie

Diagnostic infirmier

Risque élevé de prise en charge inefficace du programme thérapeutique relié à un manque de connaissances sur les soins du cathéter, les précautions à prendre, les soins d'urgence, la prévention de l'infection, et les contraintes physiques imposées par l'intervention

RADIOTHÉRAPIE (externe)

Avant l'intervention

Diagnostic infirmier

Anxiété reliée à un manque de connaissances sur l'intervention ainsi que sur les effets secondaires locaux et systémiques de l'irradiation et les effets locaux et généralisés du traitement (site, peau, appareil gastro-intestinal, système nerveux, muqueuse buccale)

Après l'intervention

Problèmes traités en collaboration

CP – Augmentation de la pression intracrânienne
CP – Myélosuppression
CP – Malabsorption
CP – Épanchement pleural
CP – Déséquilibre hydroélectrolytique
CP – Œdème cérébral
CP – Inflammation
CP – Calculs rénaux

Diagnostics infirmiers

Anxiété face à la radiothérapie prescrite reliée à un manque de connaissances sur les traitements et les soins personnels nécessaires

Altération du bien-être reliée à la stimulation du centre du vomissement, et aux lésions des cellules de la muqueuse gastro-intestinale et des glandes sébacées et sudoripares causées par l'irradiation

Fatigue reliée aux effets systémiques de la radiothérapie

Risque élevé d'atteinte à l'intégrité de la muqueuse buccale relié au dessèchement de la bouche ou à une mauvaise hygiène buccodentaire

Atteinte à l'intégrité de la peau reliée aux effets de l'irradiation sur les cellules épithéliales et basales, et aux effets de la diarrhée sur la région périnéale

Altération de la nutrition (déficit nutritionnel) reliée à la diminution de l'apport nutritionnel par voie orale, à la salivation réduite, à la névralgie buccale, à la dysphagie, aux nausées et aux vomissements, et à l'accélération du métabolisme

Perturbation du concept de soi reliée à l'alopécie, aux changements cutanés, à la perte pondérale, à la stérilité, et aux changements dans l'exercice du rôle, les relations et le mode de vie

Chagrin (deuil) relié à la détérioration de la santé et aux changements touchant le mode de vie, le rôle, les ressources financières, la capacité fonctionnelle, l'image corporelle

Risque élevé de perturbation de la sexualité relié à la fatigue, à la faiblesse, à la douleur, aux changements dans l'image de soi, à la peine, à l'impuissance et à la dyspareunie

Perturbation de la dynamique familiale reliée aux changements de rôles et de responsabilités dans la famille, et aux changements dans les relations interpersonnelles

Diarrhée reliée à l'augmentation du péristaltisme consécutive à l'irradiation de la région abdominale et lombaire

Risque élevé d'infection relié à l'humidification de la peau en réaction à l'irradiation

Intolérance à l'activité reliée à la fatigue consécutive aux traitements ou au transport

Risque élevé de prise en charge inefficace du programme thérapeutique relié à un manque de connaissances sur les soins cutanés, et les signes et symptômes de complications

SURVEILLANCE ÉLECTRONIQUE DU FŒTUS (interne)

Voir aussi *Accouchement*, p. 506.

Avant l'intervention

Diagnostic infirmier

Anxiété reliée à la nécessité de la surveillance électronique du fœtus et à un manque d'information

Après l'intervention

Problèmes traités en collaboration

CP – Lacération du cuir chevelu du fœtus
CP – Perforation de l'utérus

Diagnostic infirmier

Altération de la mobilité physique reliée aux contraintes physiques imposées par la présence d'électrodes

TRACHÉOTOMIE

Avant l'intervention

Diagnostic infirmier

Anxiété face à l'opération imminente reliée à un manque de connaissances sur l'intervention et les conséquences (chroniques) de la maladie sur le mode de vie

Après l'intervention

Problèmes traités en collaboration

CP – Hypoxémie
CP – Hémorragie
CP – Œdème trachéal

Diagnostics infirmiers

Risque élevé de dégagement inefficace des voies respiratoires relié à l'augmentation des sécrétions consécutive à la trachéotomie, à l'obstruction de la canule interne ou au déplacement de la sonde de trachéotomie

Risque élevé d'infection relié à l'accumulation excessive de sécrétions et à l'absence de filtration de l'air par les voies respiratoires supérieures

Altération de la communication verbale reliée à l'incapacité de parler consécutive à la trachéotomie

Risque élevé de perturbation de la sexualité relié au changement d'apparence et à la peur du rejet

Risque élevé de prise en charge inefficace du programme thérapeutique relié à un manque de connaissances sur les soins de la trachéotomie, la prévention des infections, les signes et symptômes de complications, les soins d'urgence et le suivi

TRACTION

Voir aussi *Fractures*, p. 467.

Problèmes traités en collaboration

CP – Thrombophlébite
CP – Calculs rénaux
CP – Infection des voies urinaires
CP – Atteinte neurovasculaire

Diagnostics infirmiers

Risque élevé d'atteinte à l'intégrité de la peau relié à l'immobilité imposée

Risque élevé d'infection relié à la vulnérabilité aux microorganismes consécutive à la présence de tiges de traction trans-osseuses

Risque élevé de constipation colique relié à la réduction du péristaltisme consécutive à l'immobilité et aux analgésiques

Risque élevé de mode de respiration inefficace relié à l'immobilité imposée et à l'accumulation de sécrétions pulmonaires

VENTILATION ASSISTÉE

Voir aussi *Trachéotomie*, p. 575.

Problèmes traités en collaboration

CP – Acidose ou alcalose
CP – Obstruction ou atélectasie des voies respiratoires
CP – Nécrose de la trachée
CP – Infection
CP – Hémorragie gastro-intestinale
CP – Pneumothorax
CP – Toxicité de l'oxygène
CP – Insuffisance respiratoire
CP – Atélectasie
CP – Diminution du débit cardiaque

Diagnostics infirmiers

Altération de la communication verbale reliée aux effets de l'intubation sur l'élocution
Syndrome d'immobilité
Risque élevé d'infection relié à l'incision dans les voies respiratoires consécutive à la trachéotomie
Perturbation de la dynamique familiale reliée à la gravité de l'état du malade et au pronostic incertain
Peur reliée à la gravité de l'état du malade, au risque de devenir dépendant du respirateur, ou au sevrage
Risque élevé d'altération de la perception sensorielle relié aux stimuli excessifs provenant du milieu des soins intensifs et à la diminution des stimuli significatifs
Risque élevé de dégagement inefficace des voies respiratoires relié à l'augmentation des sécrétions consécutive à la trachéotomie, à l'obstruction de la canule interne, ou au déplacement de la sonde de trachéotomie
Sentiment d'impuissance relié à la dépendance envers le respirateur, à l'incapacité de parler, et à la perte de mobilité
Risque élevé d'intolérance au sevrage de la ventilation assistée relié aux échecs antérieurs de sevrage, à la fatigue des muscles de la respiration consécutive à

la ventilation assistée, à l'augmentation du travail ventilatoire, à la position de décubitus dorsal, à l'apport insuffisant en protéines et en énergie, à l'inactivité et à la fatigue

Risque élevé de perturbation du concept de soi relié à l'impossibilité de se passer de la ventilation assistée, à l'incapacité d'accomplir seul les tâches développementales et aux changements dans son mode de vie

APPENDICES

APPENDICE I

Formulaire d'évaluation initiale

Le formulaire d'évaluation initiale aide l'infirmière à recueillir des données visant à évaluer l'état de santé ou l'état fonctionnel d'une personne ou d'un groupe. Ces dossiers lui serviront également à déceler les diagnostics infirmiers actuels, les diagnostics de risque élevé et les diagnostics possibles. Lorsque la personne présente une complication physiologique, l'infirmière doit aussi recueillir des données pour assister le médecin dans la surveillance de l'évolution de ce problème.

Comme avec tout autre formulaire d'évaluation, l'infirmière doit juger si certaines données sont pertinentes ou non à la situation.

De plus, le questionnaire d'admission peut être structuré de façon à permettre à l'infirmière de s'informer plus tard sur certains aspects ou encore de ne pas poser certaines questions. Si tel est le cas, elle l'inscrira sur le formulaire en utilisant les codes suivants.

1 = Ne s'applique pas: sections qui ne sont pas pertinentes.

2 = Information non disponible: données ou sections dont l'évaluation est nécessaire, mais impossible pour l'instant. Par exemple, une personne confuse peut être incapable de fournir l'information requise.

3 = N'est pas une priorité: données ou sections qui ne sont pas nécessaires pour l'instant.

4 = Autre: données ou sections non évaluées pour des raisons autres que 2 ou 3. Par exemple, l'entrevue initiale doit être interrompue pour transporter en urgence le patient à l'unité chirurgicale. Si on utilise ce code, on fournira une explication à l'endroit prévu sur le formulaire.

Au besoin, on peut souligner les informations essentielles sur le formulaire (dans la mesure du possible, cela va de soi). Un exemple de formulaire d'évaluation initiale est fourni à la page suivante. Tel qu'il est conçu, ce questionnaire permet de reporter la collecte de certaines données, et offre un système simple où il suffit de cocher la réponse. Notons cependant que certaines données ne se prêtent pas facilement aux réponses à choix multiples, comme celles qui portent sur les réseaux de soutien, l'état émotionnel et les questions sexuelles.

À mesure que l'infirmière interroge la personne, certaines données importantes peuvent être mises en évidence. Elle doit alors poser d'autres questions (collecte des éléments d'évaluation essentiels) afin de préciser la nature du problème. Prenons l'exemple d'une personne qui affirme lors de l'entrevue initiale avoir un problème d'incontinence. L'infirmière doit lui poser des questions précises pour recueillir des informations particulières sur l'altération du mode d'élimination urinaire et choisir par la suite le diagnostic infirmier d'incontinence qui s'applique à cette situation. Après avoir analysé la situation et dégagé les facteurs d'influence, elle pourra établir son plan de soins. Pour de plus amples renseignements à ce sujet, consulter la partie II de Carpenito, Lynda Juall, *Diagnostics infirmiers : Applications cliniques*, 5e éd., Éditions du Renouveau Pédagogique Inc., 1995.

Questionnaire d'évaluation initiale

Date _______ Heure d'arrivée _______ Personne à joindre ____________________ Nº de téléphone ______________

PROVENANCE : ____ du domicile (seul) ____ d'un centre de soins de longue durée ____ du domicile avec (préciser) ______________ ____ autre ______________ ____ du domicile avec un parent ____ sans domicile ____ des urgences

MODE D'ARRIVÉE : ____ Fauteuil roulant ____ Sur pied ____ Civière

MOTIF DE L'HOSPITALISATION : ________________________________

DERNIÈRE HOSPITALISATION : Date _______ Motif ________________________

ANTÉCÉDENTS MÉDICAUX : ________________________________

MÉDICAMENTS (sur ordonnance et en vente libre)	POSOLOGIE	DERNIÈRE DOSE	FRÉQUENCE

PERCEPTION ET GESTION DE LA SANTÉ

CONSOMMATION

De tabac : ____ Non ______ A cessé (date) ____ Pipe ____ Cigare
____ Cigarette ≤ 1 paquet/jour ____ 1 à 2 paquets/jour ____ ≥ 2 paquets/jour
____ Paquets/année x années de tabagisme

D'alcool : ____ Non Type _________ Quantité ____/jour ____/sem ____/mois

D'autres drogues : ____ Non ____ Oui Type ________________ Consommation ______________

Allergies (médicaments, aliments, ruban adhésif, teinture) : ________________ Réaction ______________

ACTIVITÉ ET EXERCICE

DEGRÉ D'AUTONOMIE

0 = Autonome 1 = Aide adaptée 2 = Aide d'une personne
3 = Aide d'une personne et aide adaptée 4 = Dépendant/invalide

	0	1	2	3	4
Manger et boire					
Se laver					
Se vêtir et soigner son apparence					
Utiliser les toilettes					
Se déplacer dans le lit					
Effectuer des transferts					
Se déplacer					
Monter les escaliers					
Faire les courses					
Cuisiner					
Entretenir le domicile					

AIDES ADAPTÉES : ____ Aucune ____ Béquilles ____ Chaise d'aisances ____ Déambulateur
____ Canne ____ Attelle ou orthèse ____ Fauteuil roulant ____ Autre

CODE : (1) Ne s'applique pas (2) Information non disponible
(3) N'est pas une priorité pour le moment (4) Autre (préciser dans les notes d'observation)

NUTRITION ET MÉTABOLISME

Régime spécial/suppléments ______________________________

Diète imposée antérieurement: ____ Oui ____ Non

Appétit: ____ Normal ____ Augmentation ____ Diminution ____ Diminution du goût
____ Nausées ____ Vomissements ____ Stomatite

Variations du poids dans les dix derniers mois: ____ Non ______________kg pris ou perdus

Difficulté à avaler (dysphagie): ____ Non ____ Solides ____ Liquides

Prothèses dentaires: ____ Supérieure (____ Partielle ____ Complète) ____ Inférieure (____ Partielle ____ Complète)
Portées par la personne ____ Oui ____ Non

Antécédents de problèmes de peau ou de cicatrisation: ____ Non ____ Cicatrisation anormale ____ Éruption cutanée
____ Sécheresse ____ Transpiration abondante

ÉLIMINATION

Habitudes d'élimination intestinale: ___ Nbre de selles/jour ___ Date de la dernière selle ___ Dans les limites de la normale
___ Constipation ___ Diarrhée ___ Incontinence
___ Stomie: Type: ___ Appareil _____ Autonomie dans ses soins ___ Oui ___ Non

Habitudes d'élimination urinaire: ___ Dans la limite de la normale ___ Pollakiurie ___ Dysurie ___ Nycturie
___ Miction impérieuse ___ Hématurie ___ Rétention

Incontinence: ___ Non ___ Oui ___ Complète ___ Diurne ___ Nocturne
___ Sporadique ___ Difficulté à se retenir ___ Difficulté à atteindre les toilettes à temps

Aides techniques: ___ Cathétérisme intermittent
___ Sonde à demeure ___ Sonde externe
___ Culottes d'incontinence ___ Implant pénien: type ______________________

SOMMEIL ET REPOS

Habitudes: ___ hres/nuit ___ Sieste l'avant-midi ___ Sieste l'après-midi
Se sent reposé après avoir dormi ___ Oui ___ Non

Problèmes: ___ Non ___ Réveil précoce ___ Insomnie ___ Cauchemars

COGNITION ET PERCEPTION

État mental: ___ Alerte ___ Aphasie sensorielle (réceptive) ___ Pertes de mémoire ___ Bonne orientation
___ Confusion ___ Résistance ___ Apathie

Élocution: ___ Normale ___ Empâtée ___ Incompréhensible ___ Aphasie motrice (expressive)
Langue parlée ______________________ Interprète ______________________

Capable de lire: ___ Oui ___ Non ______________________

Capable de communiquer: ___ Oui ___ Non ______________________

Capable de comprendre: ___ Oui ___ Non ______________________

Degré d'anxiété: ___ Faible ___ Moyen ___ Grave ___ Panique

Habiletés d'interaction: ___ Appropriées ___ Autre ______________________

Ouïe: ___ Dans les limites de la normale ___ Déficience auditive (_) droite (_) gauche ___ Surdité (_) droite (_) gauche
___ Appareil auditif ___ Acouphène

Vue: ___ Dans les limites de la normale ___ Verres correcteurs ___ Lentilles cornéennes
___ Déficience visuelle (_) droite (_) gauche
___ Cécité (_) droite (_) gauche
___ Prothèse (_) droite (_) gauche

Vertiges: ___ Oui ___ Non

Malaise/Douleur: ___ Non ___ Aiguë ___ Chronique Description ______________________
____

Méthodes de soulagement de la douleur: ______________________

ADAPTATION ET TOLÉRANCE AU STRESS – PERCEPTION DE SOI ET CONCEPT DE SOI

Principales inquiétudes concernant l'hospitalisation ou la maladie (problèmes financiers, perte d'autonomie): ______________
____

Perte ou changement important au cours de la dernière année: ___ Non ___ Oui ______________________
____

SEXUALITÉ ET REPRODUCTION

Dernière menstruation (date): ____________

Troubles menstruels hormonaux: ___ Non ___ Oui ______________________________

Dernier frottis vaginal (test Pap): ______________________________

Auto-examen mensuel des seins/des testicules: ___ Oui ___ Non

Préoccupations d'ordre sexuel liées à la maladie: ______________________________

____

RELATION ET RÔLE

Profession: ______________________________

Situation professionnelle: ___ Salarié ___ Invalidité temporaire
___ Invalidité permanente ___ Sans emploi

Réseau de soutien: ___ Conjoint ___ Voisins/amis ___ Aucun
___ Membres de la famille partageant le même domicile ___ Membres de la famille résidant ailleurs
___ Autre ______________________________

Inquiétudes de la famille concernant l'hospitalisation: ______________________________

____

VALEURS ET CROYANCES

Religion: ____________________

Restrictions imposées par la religion: ___ Non ___ Oui (préciser) ______________________________

Désire rencontrer l'aumônier: ___ Non ___ Oui ______________________________

EXAMEN PHYSIQUE (DONNÉES OBJECTIVES)

1. Données cliniques

Âge ______ Taille ______ Poids ______ (réel/approximatif)

Température ______

Pouls: ___ Fort ___ Faible ___ Régulier ___ Irrégulier

Pression artérielle: ___ Bras droit ___ Bras gauche ___ Assis ___ Couché

2. Respiration/circulation

Fréquence ______

Qualité: ___ Dans les limites de la normale ___ Profonde ___ Rapide ___ Laborieuse ___ Autre ____________

Toux: ___ Non ___ Oui/Description ______________________________

Bruits respiratoires:
Lobe supérieur droit ___ Dans les limites de la normale ___ Légers ___ Absents ___ Adventices
Lobe supérieur gauche ___ Dans les limites de la normale ___ Légers ___ Absents ___ Adventices
Lobe inférieur droit ___ Dans les limites de la normale ___ Légers ___ Absents ___ Adventices
Lobe inférieur gauche ___ Dans les limites de la normale ___ Légers ___ Absents ___ Adventices

Pouls pédieux droit: ___ Bien frappé ___ Faible ___ Imperceptible

Pouls pédieux gauche: ___ Bien frappé ___ Faible ___ Imperceptible

3. Métabolisme et téguments

PEAU:
Couleur: ___ Dans les limites de la normale ___ Pâleur ___ Cyanose ___ Teint terreux ___ Ictère ___ Autre _____
Température: ___ Dans les limites de la normale ___ Chaude ___ Froide
Turgescence: ___ Dans les limites de la normale ___ Faible
Œdème: ___ Non ___ Oui/Description/Siège ____________________
Lésions: ___ Aucune ___ Oui/Description/Siège ____________________
Contusions: ___ Aucune ___ Oui/Description/Siège ____________________
Rougeurs: ___ Non ___ Oui/Description/Siège ____________________
Prurit: ___ Non ___ Oui/Description/Siège ____________________
Sondes: Préciser ______________________________

BOUCHE:
Gencives: ___ Dans les limites de la normale ___ Plaque blanche ___ Lésions ___ Autre ____________
Dentition: ___ Dans les limites de la normale ___ Autre ____________________

ABDOMEN:
Bruits intestinaux: ___ Présents ___ Absents

APPENDICE I – FORMULAIRE D'ÉVALUATION INITIALE

4. Sens et système nerveux

Pupilles :

Symétrie

Gauche • • • • • • • • •

Droite • • • • • • • • •

Réactions à la lumière

Gauche : ___ Oui ___ Non/Précisez ____________________

Droite : ___ Oui ___ Non/Précisez ____________________

Yeux : ___ Normaux ___ Écoulement ___ Rougeur ___ Autre ____________________

5. Appareil locomoteur

Amplitude des mouvements : ___ Pleine ___ Autre ____________________

Équilibre et démarche : ___ Stable ___ Instable

Force de préhension : ___ Égale ___ Forte ___ Parésie/Paralysie (Bras _ Droit _Gauche)

Muscles des jambes : ___ Égaux ___ Forts ___ Parésie/Paralysie (Jambe _ Droite _Gauche)

PLANIFICATION DU CONGÉ

Conditions de vie : Vit seul ___ Vit avec ____________ Sans résidence connue ____________

Destination prévue après le congé : ___ Domicile ___ Ne sait pas ___ Autre ____________

Recours antérieur à des services communautaires :

___ Soins à domicile/soins palliatifs ___ Centre de jour pour adultes ___ Groupe religieux ___ Autre ________

___ Cuisine roulante ___ Aide ménagère/Aide pour les soins ___ Maintien à domicile ___ Groupe de soutien

Moyen de transport pour quitter le centre hospitalier

___ Voiture ___ Ambulance ___ Autobus/Taxi

___ Ne sait pas encore

Aide financière prévue après le congé : ___ Non ___ Oui

Possibilités de difficulté dans les autosoins : ___ Non ___ Oui

Aides adaptées nécessaires ___ Non ___ Oui

Demandes de consultation : (inscrire la date)

Coordinatrice du congé ____________________ Soins à domicile ____________________

Services sociaux ____________________

Remarques ____

____

SIGNATURE/TITRE ____________________ Date ____________________

APPENDICE II

Diagnostics infirmiers approuvés par l'ANADI

Cette liste représente les diagnostics infirmiers approuvés par l'ANADI pour l'usage clinique et la validation (1992).

Les intitulés utilisés en Europe sont indiqués entre crochets.

1. Échanges

1.1.2.1	Excès nutritionnel
1.1.2.2	Déficit nutritionnel
1.1.2.3	Risque d'excès nutritionnel
1.2.1.1	Risque élevé d'infection
1.2.2.1	Risque élevé d'altération de la température corporelle
1.2.2.2	Hypothermie
1.2.2.3	Hyperthermie
1.2.2.4	Thermorégulation inefficace
1.2.3.1	Dysréflexie
1.3.1.1	Constipation
1.3.1.1.1	Pseudo-constipation
1.3.1.1.2	Constipation colique
1.3.1.2	Diarrhée
1.3.1.3	Incontinence fécale
1.3.2	Altération de l'élimination urinaire
1.3.2.1.1	Incontinence urinaire à l'effort
1.3.2.1.2	Incontinence urinaire réflexe
1.3.2.1.3	Incontinence urinaire par réduction du temps d'alerte
1.3.2.1.4	Incontinence urinaire fonctionnelle
1.3.2.1.5	Incontinence urinaire complète (vraie)
1.3.2.2	Rétention urinaire
1.4.1.1	Diminution de l'irrigation tissulaire (préciser) : cardiopulmonaire, cérébrale, gastro-intestinale, périphérique, rénale
1.4.1.2.1	Excès de volume liquidien
1.4.1.2.2.1	Déficit de volume liquidien
1.4.1.2.2.2	Risque élevé de déficit de volume liquidien
1.4.2.1	Diminution du débit cardiaque

1.5.1.1	Perturbation des échanges gazeux
1.5.1.2	Dégagement inefficace des voies respiratoires
1.5.1.3	Mode de respiration inefficace
1.5.1.3.1	Incapacité de maintenir une respiration spontanée
1.5.1.3.2	Intolérance au sevrage de la ventilation assistée
1.6.1	Risque élevé d'accident
1.6.1.1	Risque élevé de suffocation
1.6.1.2	Risque élevé d'intoxication
1.6.1.3	Risque élevé de trauma
1.6.1.4	Risque élevé d'aspiration [fausse route]
1.6.1.5	Risque élevé de syndrome d'immobilité
1.6.2	Altération des mécanismes de protection
1.6.2.1	Atteinte à l'intégrité des tissus
1.6.2.1.1	Atteinte à l'intégrité de la muqueuse buccale
1.6.2.1.2.1	Atteinte à l'intégrité de la peau
1.6.2.1.2.2	Risque élevé d'atteinte à l'intégrité de la peau

2. Communication

2.1.1.1	Altération de la communication verbale

3. Relations

3.1.1	Perturbation des interactions sociales
3.1.2	Isolement social
3.2.1	Perturbation dans l'exercice du rôle
3.2.1.1.1	Perturbation dans l'exercice du rôle parental
3.2.1.1.2	Risque élevé de perturbation dans l'exercice du rôle parental
3.2.1.2.1	Dysfonctionnement sexuel
3.2.2	Perturbation de la dynamique familiale
3.2.2.1	Défaillance dans l'exercice du rôle de l'aidant naturel
3.2.2.2	Risque élevé de défaillance dans l'exercice du rôle de l'aidant naturel
3.2.3.1	Conflit face au rôle parental
3.3	Perturbation de la sexualité

4. Valeurs

4.1.1	Détresse spirituelle

5. Choix

5.1.1.1 Stratégies d'adaptation individuelle inefficaces
5.1.1.1.1 Incapacité de s'adapter à un changement dans l'état de santé
5.1.1.1.2 Stratégies d'adaptation défensives
5.1.1.1.3 Déni non constructif
5.1.2.1.1 Stratégies d'adaptation familiale inefficaces : absence de soutien
5.1.2.1.2 Stratégies d'adaptation familiale inefficaces : soutien compromis
5.1.2.2 Stratégies d'adaptation familiale efficaces : potentiel de croissance
5.2.1 Prise en charge inefficace du programme thérapeutique
5.2.1.1 Non-observance (préciser)
5.3.1.1 Conflit décisionnel (préciser)
5.4 Recherche d'un meilleur niveau de santé (préciser les comportements)

6. Mouvement

6.1.1.1 Altération de la mobilité physique
6.1.1.1.1 Risque élevé de dysfonctionnement neurovasculaire périphérique
6.1.1.2 Intolérance à l'activité
6.1.1.2.1 Fatigue
6.1.1.3 Risque d'intolérance à l'activité
6.2.1 Perturbation des habitudes de sommeil
6.3.1.1 Manque de loisirs
6.4.1.1 Incapacité (partielle ou totale) d'organiser et d'entretenir le domicile
6.4.2 Difficulté à se maintenir en santé
6.5.1 Incapacité (partielle ou totale) de s'alimenter
6.5.1.1 Incapacité (partielle ou totale) d'avaler
6.5.1.2 Allaitement maternel inefficace
6.5.1.2.1 Allaitement maternel interrompu
6.5.1.3 Allaitement maternel efficace
6.5.1.4 Mode d'alimentation inefficace chez le nourrisson
6.5.2 Incapacité (partielle ou totale) de se laver/d'effectuer ses soins d'hygiène
6.5.3 Incapacité (partielle ou totale) de se vêtir/de soigner son apparence
6.5.4 Incapacité (partielle ou totale) d'utiliser les toilettes

6.6 Perturbation de la croissance et du développement
6.7 Syndrome d'inadaptation à un changement de milieu

7. Perceptions
7.1.1 Perturbation de l'image corporelle
7.1.2 Perturbation de l'estime de soi
7.1.2.1 Perturbation chronique de l'estime de soi
7.1.2.2 Perturbation situationnelle de l'estime de soi
7.1.3 Perturbation de l'identité personnelle
7.2 Altération de la perception sensorielle (préciser): auditive, gustative, kinesthésique, olfactive, tactile, visuelle
7.2.1.1 Négligence de l'hémicorps
7.3.1 Perte d'espoir
7.3.2 Sentiment d'impuissance

8. Connaissances
8.1.1 Manque de connaissances (préciser)
8.3 Altération des opérations de la pensée

9. Sensations et sentiments
9.1.1 Douleur
9.1.1.1 Douleur chronique
9.2.1.1 Chagrin [deuil] dysfonctionnel
9.2.1.2 Chagrin [deuil] par anticipation
9.2.2 Risque de violence envers soi ou envers les autres
9.2.2.1 Risque élevé d'automutilation
9.2.3 Réaction post-traumatique
9.2.3.1 Syndrome du traumatisme de viol
9.2.3.1.1 Syndrome du traumatisme de viol: réaction mixte
9.2.3.1.2 Syndrome du traumatisme de viol: réaction silencieuse
9.3.1 Anxiété
9.3.2 Peur

Index

Les entrées en **caractères gras** correspondent aux énoncés diagnostiques.

A

Abdomen
- hystérectomie, 497
- résection d'un anévrisme (aorte), 503

ABO, incompatibilité sanguine, 518

Accident
- **risque élevé d', 21-29**
- vasculaire cérébral, 451-453

Activité, intolérance à l', 230-237

Adaptation
- problèmes et réactions d', 552
- stratégies défensives, 369-372

Adaptation familiale
- **stratégies efficaces (potentiel de croissance), 353**
- **stratégies inefficaces**
  - **absence de soutien, 354-360**
  - **soutien compromis, 360-361**

Adaptation individuelle, stratégies inefficaces, 361-366

Adapter à un changement dans l'état de santé, incapacité de s', 29-30

Addison, maladie d', 443

Adénomectomie transuréthrale, 480

Adolescence, troubles de l', 525

Adolescent, mononucléose infectieuse chez l', 537

Affections intestinales inflammatoires, 445

Aidant naturel, rôle de l', 179-184

Alimentation
- **chez le nourrisson, mode inefficace d', 296-299**
- entérale, 560
- parentérale totale, 560

Allaitement maternel
- **efficace, 30-32**
- **inefficace, 32-35**
- **interrompu, 35-36**

Alzheimer, maladie d', 453

Amputation, membre inférieur, 481

Amygdalectomie, 482

Amygdalite, 526

ANADI, 7

Anémie, 429
pernicieuse, 429-431
Anévrisme, résection d'un, 503
Angine de poitrine, 425
Angioplastie, 561
Anorexie mentale, 551
Anticoagulothérapie, 562
Anus, chirurgie de l', 484
Anxiété, 36-43, 552
Aorte abdominale, résection d'un anévrisme, 503
Aplasie médullaire, 430
Appareil reproducteur, infections de l', 516
Apparence, soins de l', 398-400
Apprentissage, difficultés d', 557
Artère
aortique, pontage de l', 502
coronaire, pontage de l', 501
fémorale, pontage de l', 502
iliaque, pontage de l', 502
poplitée, pontage de l', 502
Artériogramme, 562
Artériopathie oblitérante, 431-432
Artérosclérose, 431
Arthroplastie, 482
Arthroscopie, 483
Arthrose en poussée inflammatoire, 466
Arthrotomie, 483
Aspiration (fausse route), risque élevé d', 25-28
Asthme, 526
Athérosclérose, 431
Attention, trouble du déficit de l', 557
Autodestruction, risque élevé d', 43-47
Automutilation, risque élevé d', 48
Avaler, incapacité d', 292-295
Avortement
provoqué, 509
spontané, 510

B

Ballonnet intra-aortique, pompe à, 572
Basedow-Graves, maladie de, 441
Bec-de-lièvre simple, 527
Bien-être, altération du, 53-55

BPCO, *voir* Bronchopneumopathie chronique obstructive
Bronchite chronique, 434
Bronchopneumopathie chronique obstructive (BPCO), 434
Brûlures, 464

C

Calculs rénaux, 450
Cancer
  annonce du diagnostic, 474
  de la prostate, 480
  phase
    intermédiaire, 475
    terminale, 477
  rectocolique, 478
Cardiopathie, 513
  congénitale, 517, 527
Carotide, endartériectomie de la, 492
Cataractes, 461
Cathéter souple de type Silastic (Hickman), 563
Cathétérisme
  cardiaque, 563
  veineux à long terme, 564
Cellulite pelvienne, 516
Césarienne, 484
Césium, implantation d'aiguilles de, 499, 569
Chagrin (deuil), 66-74
  dysfonctionnel, 71-73
  par anticipation, 73-76
Changement
  dans l'état de santé, incapacité de s'adapter à un, 29-30
  de milieu, syndrome d'inadaptation à un, 376-381
Cheville, mise en place d'une prothèse totale, 482
Chimiothérapie, 564
Chirurgie
  anorectale, 484
  crânienne, 485
  de l'oreille, 486
  ophtalmique, 486
  rénale, 487
  thoracique, 488
Cholécystectomie, 489

Cirrhose, 437-438
CID, *voir* Coagulation intravasculaire disséminée
Coagulation intravasculaire disséminée (CID), 430
Colite ulcéreuse, 445
Colostomie, 490
Communication, altération de la, 76-82
  verbale, 82
Concept de soi, perturbation du, 84-88
Conflit décisionnel, 102-107
Connaissances, manque de, 107-108
Conscience, perte de, 456
Constipation, 135-139
  colique, 139-142
  pseudo-, 148-150
Contagion, risque élevé de, 224
Cornée, greffe de, 495
Corticothérapie, 566
Crâne
  chirurgie du, 485
  traumatisme, 548
Cristallin, extraction du, 494
Croissance et développement
  étapes de la, 113-115
  perturbation, 108-117
Curage ganglionnaire cervical, 491
Curetage, 491
Cushing, syndrome de, 444
Cystite, 448
Cytomégalovirus, 523

D

Débit cardiaque, diminution du, 118-119
Décollement
  de la rétine, 461
  placentaire, 511
Décubitus, escarres de, 462
Défaillance dans l'exercice du rôle de l'aidant naturel, 179-184
  risque élevé de, 184-187

Déficit
de l'attention, trouble du, 557
de volume liquidien, 414
nutritionnel, 288-292
Dégagement inefficace des voies respiratoires, 203-205
Dégénérescence, 458
Démence présénile, 453
Déni non constructif, 367-369
Dépression, 555
Dermatite, 466
Détresse respiratoire
aiguë de l'adulte (SDRA), syndrome de, 437
du nouveau-né, syndrome de, 523
Détresse spirituelle, 119-122
Développement, trouble du, 525
voir aussi Croissance et développement
Diabète, 513
de grossesse, 514
de pospartum, 514
sucré, 438-440
Diagnostics infirmiers
approuvés par l'ANADI, 587
groupes de, 6
tableau des, 13-16
types de, 3-6, 8, 10
Dialyse péritonéale, 566
Diarrhée, 142-145
Difficultés d'apprentissage, 557
Dilatation, 491
Diverticulite, 445
Diverticulose, 445
Division palatine, 527
Domicile, incapacité d'organiser et d'entretenir le, 311
Douleur, 56-62
chronique, 63-66
Down, syndrome de, 545
Drépanocytose, 528
Dynamique familiale, perturbation de la, 122-126

Dysfonctionnement
neurovasculaire périphérique,
risque élevé de, 126-130
sexuel, 353-354
Dysréflexie, 131-134
Dystrophie musculaire, 458, 529

E

Échanges gazeux, perturbation des, 205
Eczéma, 466
Électrochocs, 567
Élimination
intestinale, altération de l', 134-150
urinaire, altération de l', 150-177
Embolie pulmonaire, 435
Emphysème, 434
Encéphalite, 472
Endartériectomie de la carotide, 492
Endocardite, 426
Endométriose, 515
Endométrite, 516
Enfant
battu, syndrome de l', 534
mauvais traitements envers l', 534
négligence envers l', 534
syndrome immunodéficitaire acquis chez l', 547
troubles comportementaux chez l', 557
Entérite régionale, 445
Énucléation, 493
Énurésie de croissance, 156-159
Épanchement pleural, 435-436
Épilepsie, 457
Épreuves diagnostiques et traitements, 560-578
Escarres de décubitus, 462
Espoir, perte d', 318-324
Estime de soi, perturbation de l', 90-95
chronique, 88-96
situationnelle, 95-107
État de santé, changement dans l', 29-30

Évaluation initiale
formulaire d', 581
questionnaire d', 583
Excès
du volume liquidien, 421
nutritionnel, 299-302
risque élevé d', 303
Exercice du rôle, perturbation dans l', 177-179
Exercice du rôle de l'aidant naturel, défaillance dans l', 179-184
risque élevé de, 184-187
Exercice du rôle parental, perturbation dans l', 187-196
Extraction du cristallin, 494

F

Fatigue, 196-199
Fémur, fracture du, 494
Fissure anale, 446
Fœtus
mort du, 513
surveillance électronique interne, 575
Fonction respiratoire, risque élevé d'altération de la, 200-216
Fracture(s), 467
de la hanche, 494
de la mâchoire, 468
du fémur, 494

G

Ganglion cervical, curage du, 491
Gastroentérite, 446
Genou, mise en place d'une prothèse totale, 482
Glaucome, 461
Glomérulonéphrite, 448, 549
Greffe
de cornée, 495
rénale, 496
Grossesse
chez l'adolescente, 510
diabète de, 514
ectopique, 511

extra-utérine, 511
hémorragie utérine pendant la, 511
Guillain et Barré, syndrome de, 458

H

Hanche
fracture de la, 494
mise en place d'une prothèse totale, 482
ostéochondrite de la, 540
Handicaps multiples, 525
Hémicorps (droit ou gauche), négligence de l', 282-284
Hémodialyse, 568
Hémophilie, 530
Hémorragie utérine pendant la grossesse, 511
Hémorroïdes, 446
Hépatite (virale), 440
Hernie hiatale, 447
Herpès, 471, 523
Hickman, cathéter, 563
Huntington, maladie d', 453
Hydrocéphalie, 530
Hygiène, soins d', 391-394
Hyperaldostéronisme primaire, 441
Hyperbilirubinémie, 518
Hypertension, 432
gravidique, 512
Hyperthermie, 403-404
Hyperthrophie bénigne de la prostate, 480
Hyperthyroïdie, 441
Hypochondrie, 558
Hypothermie, 404-406
grave, 464
Hypothyroïdie, 442
Hystérectomie (vaginale, abdominale), 497
Hystérie de conversion, 558

I

Identité personnelle, perturbation de l', 97
Iléostomie, 498
Image corporelle, perturbation de l', 97-102
Immobilité, syndrome d', 372-374
Impétigo, 463
Implantation d'aiguilles de césium, 499, 569
Impuissance, sentiment d', 108, **343-346**
Inadaptation à un changement de milieu, syndrome d', 376-381
Incapacité
- **d'avaler, 292-295**
- **d'effectuer les activités indispensables au maintien à domicile, 389-391**
- **d'organiser et d'entretenir le domicile, 311**
- **d'utiliser les toilettes, 394-397**
- **de s'alimenter, 386-388**
- **de maintenir une respiration spontanée, 207**
- **de se laver/d'effectuer des soins d'hygiène, 391-394**
- **de se prendre en charge, syndrome d', 381-386**
- **de se vêtir/de soigner son apparence, 398-400**

Incompatibilité
- Rhésus, 518
- sanguine ABO, 518

Incontinence fécale, 145-148
Incontinence urinaire
- **à l'effort, 159-161**
- **complète, 161-166**
- **fonctionnelle, 166-168**
- **par réduction du temps d'alerte, 168-171**
- **réflexe, 171-174**

Infarctus du myocarde, 426-428
Infection (s)
- congénitales, 523
- cutanées, 463
- de l'appareil reproducteur, 516
- des voies respiratoires inférieures, 531
- des voies urinaires, 448
- **risque élevé d', 220**
- troubles de l'ouïe et, 461

Inflammation(s)
de l'œil, 461
du système nerveux, 458
ophtalmiques, 461
Insuffisance
cardiaque avec œdème pulmonaire, 428
rénale
aiguë, 448
chronique, 449
Intégrité, atteinte à l'
de la muqueuse buccale, 263-267
de la peau, 267-269
risque élevé, 269-271
des tissus, 271-275
Interactions sociales, perturbation des, 108, **226-230**
Interventions chirurgicales, 479-505
Intolérance
à l'activité, 230-237
au sevrage de la ventilation assistée, 210
Intoxication, 531
risque élevé d', 28
Invalidité chronique, 525
Irrigation tissulaire
diminution de l', 237
périphérique, diminution de l', 238-243
Isolement social, 243-247

K

Kératoplastie transfixiante, 495

L

Laënnec, cirrhose de, 437-438
Laminectomie, 500
Laryngectomie, 491
Lésion(s)
de la moelle épinière, 454
non malignes, 511
thermiques, 464-466
troubles de l'ouïe et, 461
Leucémie, 532
Loisirs, manque de, 247-249

Lombalgie, 469
Lupus érythémateux (systémique), 470

M

Mâchoire, fracture de la, 468
Maintenir en santé, difficulté à se, 249-261
Maintien à domicile, 389-391
Maladie(s)
chronique, problèmes et besoins développementaux reliés à une, 525
cœliaque, 533
d'Addison, 443
d'Alzheimer, 453
de Basedow-Graves, 441
de Huntington, 453
de Parkinson, 458
infectieuses, 471
potentiellement mortelle, 525
sexuellement transmissibles, 471
transmissibles, 534
vénériennes, 471
Manie, 554
Manque de connaissances, 107
Mastectomie, 500
Mastite (du postpartum), 512
Mastoïdite, 461
Mécanismes de protection, altération des, 261-262
Membre inférieur
amputation, 481
pontage artériel dans un, 502
Méningite, 472, 536
Ménisectomie, 483
Mère
diabétique, nouveau-né d'une, 520
narcomane, nouveau-né d'une, 520
Mobilité physique, altération de la, 276-281
Modèle clinique bifocal, 6
Moelle épinière, lésion de la, 454-456
Môle hydatiforme, 511
Monitorage hémodynamique, 571
Mononucléose infectieuse (chez l'adolescent), 537
Mort du fœtus ou du nouveau-né, 513

Mucoviscidose, 537
Muqueuse buccale, atteinte à l'intégrité de la, 263-267
Myasthénie grave, 458
Mycoses, 463
Myéloméningocèle, 518, 538
Myocarde, infarctus du, 426-428
Myxœdème, 442

N

Négligence de l'hémicorps (droit ou gauche), 282-284
Néonatologie, 517
Néoplasies, 474
Néphroblastome, 539
Névrose obsessionnelle, 552
Non-observance, 284-287
Nourrisson, mode d'alimentation inefficace chez le, 296-299
Nouveau-né
- à risque élevé, 519
- hypotrophique, 521
- mère diabétique, 520
- mère narcomane, 520
- mort du, 513
- syndrome de détresse respiratoire du, 523
- trop gros pour l'âge gestationnel, 521

Nutrition, altération de la, 288

O

Obésité, 443, 539
Obstétrique, 506
Œdème pulmonaire, insuffisance cardiaque avec, 428
Œil, chirurgie de l', 486, 493, 494, 495
Œsophage, troubles de l', 447
Œsophagite, 447
Oignon, résection d'un, 483
Opérations de la pensée, altération des, 304-311
Oreille, chirurgie de l', 486
Organiser et entretenir le domicile, incapacité d', 311

Ostéochondrite de la hanche, 540
Ostéomyélite, 469, 541
Ostéoporose, 470
Ouïe
  infections de l', 461
  troubles de l', 461

P

Pancréatite, 444
Paralysie cérébrale, 541
Parasitose, 542
Parkinson, maladie de, 458
Peau, atteinte à l'intégrité de la, 267-269
  risque élevé d', 269-271
Pédiatrie, 525
Pensée, altération des opérations de la, 304-311
Perception sensorielle, altération de la, 314-318
Péricardite, 426
Péritonite, 516
Personnalité, troubles de la, 557
Perte
  d'espoir, 318-324
  de conscience, 456
Perturbation
  dans l'exercice du rôle, 177
  de l'estime de soi, 90-97
  de l'identité personnelle, 97
  de l'image corporelle, 97-102
  de la croissance et du développement, 108-117
  de la dynamique familiale, 122
  de la sexualité, 346-353
  des échanges gazeux, 205
  des habitudes de sommeil, 217
  des interactions sociales, 108, 226-230
  du concept de soi, 84-88
Peur, 325-328
Placenta prævia, 511
Plâtres, 571
Pneumonie, 346-437

Poitrine, angine de, 425
Polyarthrite rhumatoïde (juvénile), 543
Polyglobulie essentielle, 431
Pompe à ballonnet intra-aortique, 572
Pontage
aortocoronarien, 501
artériel dans un membre inférieur, 502
artérioveineux externe, 573
Postmaturité, 521
Postpartum
diabète de, 514
mastite du, 512
Prématurité, 521
Prévention primaire et secondaire, 253-259
Programme thérapeutique, prise en charge inefficace du, 329-333
Prostate
cancer de la, 480
hypertrophie bénigne de la, 480
Prothèse totale de la hanche, du genou, de la cheville, mise en place, 482
Pseudo-constipation, 148-150
Psoriasis, 466
Pyélonéphrite, 448

R

Radiothérapie (externe), 573
Raynaud, syndrome de, 433
Réaction post-traumatique, 333-336
Recherche d'un meilleur niveau de santé, 339-343
Reins, chirurgie des, 487, 496
Résection
d'un anévrisme (aorte abdominale), 503
d'un oignon, 483
Respiration
inefficace, mode de, 208
spontanée, incapacité de maintenir une, 207
Retard staturopondéral (non organique), 543
Rétention urinaire, 174-177
Rétine, décollement de la, 461

Reye, syndrome de, 546
Rhésus, incompatibilité, 518
Rhumatisme articulaire aigu, 544
Rôle de l'aidant naturel, déficit dans l'exercice du, 179-184
Rôle parental
  conflit face au, 191-196
  perturbation dans l'exercice du, 187-191
Rubéole, 523
Rupture de l'utérus, 511

S

Santé
  difficulté à se maintenir en, 249-261
  recherche d'un meilleur niveau de, 339-343
Schizophrénie, 553
Sclérose
  en plaques, 458
  latérale amyotrophique, 458
Scoliose, 545
SDRA, *voir* Syndrome de détresse respiratoire aiguë de l'adulte
Sentiment d'impuissance, 108, **343-346**
Septicémie, 522
Sevrage de la ventilation assistée, intolérance au, 210
Sexualité, perturbation de la, 346-353
SIDA, 473
  chez l'enfant, 547
Soins d'hygiène, 391-394
Somatisation, 558
Sommeil, perturbation des habitudes de, 217
Stimulateur cardiaque, insertion d'un, 570
Stratégies d'adaptation défensives, 369, 372
Stratégies d'adaptation familiale
  efficaces (potentiel de croissance), 353
  inefficaces
    absence de soutien, 354-360
    soutien compromis, 360-361

Stratégies d'adaptation individuelle inefficaces, 361-366
Stress post-traumatique, états de, 552
Suffocation, risque élevé de, 28-29
Suicide, risque élevé de, 48-53
Suralimentation, 560
Surveillance électronique du fœtus (interne), 575
Syndrome
d'immobilité, 372-374
d'inadaptation à un changement de milieu, 376-381
d'incapacité de se prendre en charge, 381-386
de Cushing, 444
de détresse respiratoire aiguë de l'adulte (SDRA), 437
de détresse respiratoire du nouveau-né, 523
de Down, 545
de Guillain et Barré, 458
de l'enfant battu, 534
de Raynaud, 433
de Reye, 546
du traumatisme de viol, 336-339
immunodéficitaire acquis (SIDA), 473, 547
néphrotique congénital, secondaire et idiopathique, 549
Syphilis, 523
Système nerveux, troubles du, 458

T

Température corporelle, risque élevé d'altération de la, 400-402
Thermorégulation inefficace, 406-409
Thorax, chirurgie du, 488
Thrombose veineuse profonde, 433
Thyrotoxicose, 441
Tissu(s)
atteinte à l'intégrité des, 271-275
conjonctif, troubles du, 466-470
Toilettes, utilisation des, 394-398
Toxicomanie, 553
Toxoplasmose, 523

Trachéotomie, 575
Traction, 576
Trauma, risque élevé de, 29
Traumatisme
  crânien, 548
  de viol, syndrome du, 336-339
Trouble(s)
  affectif, 555
  bipolaire, 554
  cardiovasculaires, 425-429
  comportementaux chez l'enfant, 557
  convulsifs, 457, 548
  de l'adolescence, 525
  de l'œsophage, 447
  de l'ouïe, 461
  de la personnalité, 557
  dermatologiques, 466
  du déficit de l'attention, 557
  du développement, 525
  du système nerveux, 458
  du tissu conjonctif, 466-470
  endocriniens, 437-445
  gastro-intestinaux, 445-447
  glomérulaires, 549
  gynécologiques, 515
  hématologiques, 428-431
  immunitaires, 470
  métaboliques, 437-445
  musculosquelettiques, 466-470
  neurologiques, 451-461
  ophtalmiques, 461
  paranoïaques, 558
  psychiatriques, 550, 551
  rénaux, 448-451
  respiratoires, 434-437
  sensoriels, 461-462
  somatoformes, 558
  tégumentaires, 462-466
  urinaires, 448-451
  vasculaires périphériques, 431-434
Tumeur
  cérébrale, 459-460
  de la vessie, 480

U

Ulcère(s)
  gastroduodénal, 447
  variqueux, 434
Urémie, 449
Urolithiase, 450
Urostomie, 504
Utérus, rupture de l', 511

V

Vagin, hystérectomie, 497
Vaginite, 516
Varices, 434
Ventilation
  assistée, 577
  assistée, intolérance au sevrage de la, 210
Vessie
  neurogène, 450
  tumeur de la, 480
Viol, syndrome du traumatisme de, 336-339
Violence, risque élevé de, 409-414
Voies respiratoires
  inférieures, infections des, 531
  dégagement inefficace des, 203-205
Voies urinaires, infection des, 448
Volume liquidien
  déficit de, 414
  excès de, 421
Vomissements gravidiques, 515
Vulvectomie radicale, 505

Z

Zona, 463